Tropon-Symposium IV

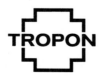

Mit freundlicher
Empfehlung
Tropon Arzneimittel
Köln

Schizoaffektive Psychosen

Diagnose, Therapie und Prophylaxe

Herausgegeben von Andreas Marneros

Mit 25 Abbildungen und 62 Tabellen

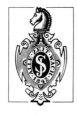

Springer-Verlag Berlin Heidelberg New York
London Paris Tokyo Hong Kong

Tropon-Symposium IV
am 4.11.1988 in Köln

Prof. Dr. med. ANDREAS MARNEROS
Psychiatrische Universitätsklinik
Sigmund-Freud-Straße 25
D-5300 Bonn 1

ISBN 3-540-51243-8 Springer-Verlag Berlin Heidelberg New York
ISBN 0-387-51243-8 Springer-Verlag New York Berlin Heidelberg

CIP-Kurztitelaufnahme der Deutschen Bibliothek:
Schizoaffektive Psychosen: Diagnose, Therapie und Prophylaxe; [an 4. 11. 1988 in Köln]/hrsg. von Andreas Marneros. – Berlin; Heidelberg; New York; London; Paris; Tokyo; Hong Kong: Springer 1989
  (Tropon-Symposium; 4)
  ISBN 3-540-51243-8 (Berlin ...) brosch.
  ISBN 0-387-51243-8 (New York ...) brosch.
NE: Marneros, Andreas [Hrsg.]; Tropon-Werke <Köln>: Tropon-Symposium

Dieses Werk ist urheberrechtlich geschützt. Die dadurch begründeten Rechte, insbesondere die der Übersetzung, des Nachdrucks, des Vortrags, der Entnahme von Abbildungen und Tabellen, der Funksendung, der Mikroverfilmung oder der Vervielfältigung auf anderen Wegen und der Speicherung in Datenverarbeitungsanlagen, bleiben, auch bei nur auszugsweiser Verwertung, vorbehalten. Eine Vervielfältigung dieses Werkes oder von Teilen dieses Werkes ist auch im Einzelfall nur in den Grenzen der gesetzlichen Bestimmungen des Urheberrechtsgesetzes der Bundesrepublik Deutschland vom 9. September 1965 in der Fassung vom 24. Juni 1985 zulässig. Sie ist grundsätzlich vergütungspflichtig. Zuwiderhandlungen unterliegen den Strafbestimmungen des Urheberrechtsgesetzes.

© Springer-Verlag Berlin Heidelberg 1989
Printed in Germany

Die Wiedergabe von Gebrauchsnamen, Handelsnamen, Warenbezeichnungen usw. in diesem Werk berechtigt auch ohne besondere Kennzeichnung nicht zu der Annahme, daß solche Namen im Sinne der Warenzeichen- und Markenschutz-Gesetzgebung als frei zu betrachten wären und daher von jedermann benutzt werden dürften.

Produkthaftung: Für Angaben über Dosierungsanweisungen und Applikationsformen kann vom Verlag keine Gewähr übernommen werden. Derartige Angaben müssen vom jeweiligen Anwender im Einzelfall anhand anderer Literaturstellen auf ihre Richtigkeit überprüft werden.

Gesamtherstellung: Brühlsche Universitätsdruckerei, Gießen
2125/3130-543210 – Gedruckt auf säurefreiem Papier

Vorwort

Das zunehmende Interesse von Klinik und Forschung an den schizoaffektiven Psychosen gab Anlaß, den Stand der Forschung, Zukunftsperspektiven, klinische, genetische und soziale Aspekte, wenn auch nur partiell, darzustellen.
Die nachfolgend aufgeführten Beiträge wurden als Referat auf dem Tropon-Symposium 1988 in Köln gehalten und hier in ergänzter und revidierter Form wiedergegeben. Ergänzungen oder Spaltungen der Thematik wurden vorgenommen, um ein komplettiertes und abgerundetes Bild zu geben.
Wir hoffen, daß diese Beiträge den Lesern – Forschern und Klinikern – von Nutzen sein werden.
Der Leitung der Tropon-Werke, v.a. Herrn Rohde und Herrn Sieberns, sei herzlichst gedankt für ihr großes Engagement und ihre großzügige Unterstützung dieses Symposiums. Einen herzlichen Dank auch an die Autoren, die rechtzeitig und engagiert ihre Beiträge geliefert haben.
Ganz besonders danken möchte ich den Mitarbeitern der Psychiatrischen Universitätsklinik Bonn, Frau Dr. A. Rohde und Herrn Dr. A. Deister, für ihre große Hilfe bei der Organisation des Symposiums und der Koordinierung der redaktionellen Arbeit dieses Buches. Allen Teilnehmern des Tropon-Symposium sei auch herzlichst gedankt für ihre Anregungen und ihre engagierte Teilnahme an den Diskussionen.

Bonn, Sommer 1989   ANDREAS MARNEROS

Inhaltsverzeichnis

1 Schizoaffektive Psychosen: Ärgernis und Realität.
   A. Marneros 1

2 Emotionspsychopathologie: Zur Problemgeschichte eines
   Widerspruchs. Über Pathos, passio, Affekt, Leidenschaft,
   Gemütsbewegung, Emotion. U.H. Peters 7

3 Definition der schizoaffektiven Psychosen. A. Marneros 21

4 Zykloide psychotische Störungen: Ihre Beziehung zu den
   schizoaffektiven Psychosen. C. Perris und M. Eisemann
   Mit 1 Abbildung und 4 Tabellen 29

   Diskussion der Vorträge 2 und 4 44

5 Der Verlauf schizoaffektiver Psychosen. J. Angst
   Mit 4 Abbildungen und 5 Tabellen 47

6 Langzeitprognose und Rückfallprophylaxe der
   schizoaffektiven Psychosen. G. Lenz, R. Wolf,
   C. Simhandl, A. Topitz und P. Berner
   Mit 9 Tabellen 55

7 Die Langzeitprognose der schizoaffektiven Psychosen
   im Vergleich zur Schizophrenie.
   A. Deister, A. Marneros und A. Rohde
   Mit 5 Tabellen 67

8 Ausgang von schizoaffektiven und schizophrenen Psychosen: Ein kausal-analytisches Modell. E.M. Steinmeyer,
   A. Marneros, A. Deister und A. Rohde
   Mit 2 Abbildungen und 2 Tabellen 73

   Diskussion der Vorträge 5–8 82

9 Die Relevanz der Verlaufsdynamik der schizoaffektiven
   Psychosen für ihre Prophylaxe und Therapie. A. Marneros
   Mit 4 Abbildungen 89

10 Suizidalität im Langzeitverlauf der schizoaffektiven
   Psychosen. A. ROHDE, A. MARNEROS, A. DEISTER und
   E.M. STEINMEYER
   Mit 3 Abbildungen und 9 Tabellen 95

11 Zur prämorbiden Persönlichkeit von Patienten mit schizoaffektiven Psychosen. H. SAUER, P. RICHTER und H. SASS
   Mit 3 Tabellen 109

12 Die schizoaffektiven Psychosen im Kindesalter. C. EGGERS
   Mit 3 Abbildungen und 9 Tabellen 119

13 Genetische Beratung bei schizoaffektiven Psychosen.
   P. PROPPING
   Mit 2 Tabellen 137

   Diskussion der Vorträge 10–13 144

14 Neuroleptika in der Behandlung schizoaffektiver
   Psychosen. B. BANDELOW und E. RÜTHER
   Mit 2 Abbildungen und 6 Tabellen 149

15 Behandlung schizodepressiver Syndrome mit Antidepressiva. H.J. MÖLLER und C. MORIN
   Mit 2 Abbildungen und 4 Tabellen 159

16 Schlafentzug bei schizoaffektiven Psychosen. B. PFLUG
   Mit 4 Abbildungen und 1 Tabelle 179

   Diskussion der Vorträge 14–16 186

17 Lithium in der Prophylaxe schizoaffektiver Psychosen.
   Erste Ergebnisse der Berliner Lithium-Katamnese.
   B. MÜLLER-OERLINGHAUSEN, K. THIES, und J. VOLK . . 191

18 Alternativen zur Lithiumprophylaxe der schizoaffektiven
   Psychosen. H.M. EMRICH
   Mit 3 Tabellen 197

   Diskussion der Vorträge 17 und 18 205

19 Stand und Perspektiven der Erforschung schizoaffektiver
   Störungen. A. MARNEROS 209

Sachverzeichnis 215

Mitarbeiterverzeichnis

ANGST, JULES, Prof. Dr. med., PUK-Forschung, Postfach 68, CH-8029 Zürich

BANDELOW, BORWIN, Dr. med. Dipl.-Psych., Psychiatrische Klinik der Universität Göttingen, v.-Siebold-Straße 5, D-3400 Göttingen

BERNER, PETER, Univ.-Prof. Dr. med., Psychiatrische Univ. Klinik Wien, Währingergürtel 18–20, A-1090 Wien

DEISTER, ARNO, Dr. med., Universitäts-Nervenklinik, Psychiatrie, Sigmund-Freud-Str. 25, D-5300 Bonn 1

EGGERS, CHRISTIAN, Prof. Dr. med., Rhein. Landes- und Hochschulklinik Essen, Hufelandstr. 55, D-4300 Essen 1

EISEMANN, MARTIN, M.D., Assoc. Prof., Department of Psychiatry & WHO Collaborating Centre for Research and Training in Mental Health, Umeå University, S-901 85 Umeå

EMRICH, HINDERK M., Prof. Dr. med., Max-Planck-Institut für Psychiatrie, Kraepelinstr. 10, D-8000 München 40

LENZ, GERHARD, Univ.-Doz. Dr. med., Psychiatrische Univ.-Klinik Wien, Währingergürtel 18–20, A-1090 Wien

MARNEROS, ANDREAS, Prof. Dr. med., Univ.-Nervenklinik, Psychiatrie, Sigmund-Freud-Str. 25, D-5300 Bonn 1

MÖLLER, HANS-JÜRGEN, Prof. Dr. med., Univ.-Nervenklinik, Psychiatrie, Sigmund-Freud-Str. 25, D-5300 Bonn 1

MORIN, CHRISTINE, Psychiatrische Klinik der Technischen Universität München, Ismaninger Straße 22, D-8000 München 80

MÜLLER-OERLINGHAUSEN, BRUNO, Prof. Dr. med., Universitätsklinikum Rudolf Virchow, Psychiatrische Klinik, Standort Charlottenburg, Lithium-Katamnese, Eschenallee 3, D-1000 Berlin 19

PERRIS, CARLO, M.D., Ph.D., Department of Psychiatry & WHO Collaborating Centre for Research and Training in Mental Health, Umeå University, S-901 85 Umeå

PETERS, UWE H., Prof. Dr. med., Nervenklinik der Universität zu Köln, Joseph-Stelzmann-Str. 9, D-5000 Köln 41

PFLUG, BURKHARD, Prof. Dr. med., Univ.-Klinikum, Zentrum der Psychiatrie, Heinrich-Hoffmann-Str. 10, D-6000 Frankfurt/M. 71

PROPPING, PETER, Prof. Dr. med., Institut für Humangenetik der Universität Bonn, Wilhelmstraße 31, D-5300 Bonn 1

RICHTER, PAUL, Dipl.-Psych., Psychiatrische Universitätsklinik, Voßstraße 4, D-6900 Heidelberg

ROHDE, ANKE, Dr. med., Univ.-Nervenklinik, Psychiatrie, Sigmund-Freud-Str. 25, D-5300 Bonn 1

RÜTHER, ECKART, Prof. Dr. med., Psychiatrische Klinik der Universität Göttingen, v.-Siebold-Straße 5, D-3400 Göttingen

SASS, HENNING, Prof. Dr. med., Psychiatrische Universitätsklinik, Nußbaumstraße 7, D-8000 München 2

SAUER, HEINRICH, Dr. med., Psychiatrische Universitätsklinik, Voßstraße 4, D-6900 Heidelberg

SIMHANDL, CHRISTIAN, Dr. med., Psychiatrische Univ.-Klinik Wien, Währingergürtel 18–20, A-1090 Wien

STEINMEYER, ECKHARD MICHAEL, Prof. Dr. phil., Psychiatrische Abteilung der Med. Fakultät der RWTH Aachen, Pauwelsstr., D-5100 Aachen

THIES, KARIN, Universitätsklinikum Rudolf Virchow, Standort Charlottenburg, Psychiatrische Klinik, Eschenallee 3, D-1000 Berlin 19

TOPITZ, ANDREA, Dr. med., Psychiatrische Univ.-Klinik Wien, Währingergürtel 18–20, A-1090 Wien

VOLK, JÜRGEN, Dipl.-Psych., Universitätsklinikum Rudolf Virchow, Standort Charlottenburg, Psychiatrische Klinik, Eschenallee 3, D-1000 Berlin 19

WOLF, RAINER, OA Dr. med., Psychiatrische Univ.-Klinik Wien, Währingergürtel 18–20, A-1090 Wien

1 Schizoaffektive Psychosen: Ärgernis und Realität

A. MARNEROS

1.1 Das theoretische Ärgernis und die klinische Realität

Die schizoaffektiven Formen psychischer Störung, diese psychopathologischen Konstellationen, sind freche Rebellen. Sie lassen sich nicht so einfach in Schablonen pressen, sie tanzen aus der Reihe, sie gehen ihren eigenen Weg, sie lassen sich nicht nach hierarchischen Prinzipien einordnen, und sie lassen sich nicht „schichtregeln".

Sie sind ein Ärgernis, aber auch eine Realität.

Eine Realität, die jedem Psychiater sehr häufig begegnet. Eine Realität, an der viele Menschen leiden. Die ersten Studien, die die schizoaffektiven Psychosen von der großen Gruppe der Schizophrenien und der affektiven Psychosen abzugrenzen versuchen, signalisieren, daß 15–30% der sog. endogenen Psychosen den schizoaffektiven Psychosen zuzurechnen sind. Überträgt man das auf die statistischen Schätzungen der WHO, dann kann man davon ausgehen, daß einige Millionen Menschen auf dieser Welt an schizoaffektiven Störungen leiden. Diese Realität kann nicht bewältigt werden, wenn man sie schlicht und einfach als Unfug apostrophiert, als Häresis bezeichnet oder einfach ignoriert. Sie kann nicht abgeschafft werden, nur weil sie nicht so gut zu einigen Theorien, hierarchischen Prinzipien und Dogmata paßt. Die Geschichte der Wissenschaft kennt solche Reaktionen seit ihrer Gründung sehr gut. Aber was geblieben ist, sind die Ergebnisse der empirischen, der experimentellen und der reproduzierbaren Forschung. Diesem Weg folgt seit mindestens 20 Jahren auch die Erforschung der schizoaffektiven Psychosen.

Dies bedeutet jedoch nicht, daß das Ärgernis und die Realität „schizoaffektive Psychose" ein neues Produkt ist, ein modischer Trend, aber auch keine Amerikanomimie.

1.2 Die Erforschung der schizoaffektiven Psychosen

1.2.1 Von Kahlbaum bis Kasanin

Die ursprüngliche Konzeption der schizoaffektiven Psychosen wird bei Kahlbaum gesehen und zwar in seinem Konzept der Vesania typica circularis, das er im Jahre 1863 in seinem Buch „Die Gruppierung der psychischen Krankheiten und die Einteilung der Seelenstörungen. Entwurf einer historisch-kritischen Darstellung der bisherigen Einteilung und Versuch zur Anbahnung einer empirisch-wissenschaftlichen Grundlage der Psychiatrie als klinische Disziplin" publiziert hat und dann später 1884 in seiner Arbeit „Über Cyklisches Irresein". Wie Angst (1986) schon hervorgehoben hat, wird in diesem Konzept von Kahlbaum nicht nur eine Querschnittsdiagnostik betrieben, sondern auch der longitudinale Aspekt berücksichtigt: In diesem ersten Konzept der schizoaffektiven Psychosen von Kahlbaum handelt es sich um melancholische und manische Episoden im Verlauf der Schizophrenie, damals noch unter dem Begriff Dementia.

Kraepelin kannte auch Zustände, die sowohl Elemente des manisch-depressiven Irreseins als auch der Dementia praecox hatten und eine von der Dementia praecox abweichende Verlaufsdynamik zeigten.

Wie so oft ließ sich Kraepelin von seinen Schülern korrigieren: Auch in diesem Falle hat sein Schüler Zendig im Jahre 1909 in seiner Arbeit „Beiträge zur Differentialdiagnose des manisch-depressiven Irreseins und der Dementia praecox" gezeigt, daß aus dem Krankengut von Kraepelin ungefähr 30% der Patienten, die nach den Kraepelianischen Richtlinien der Dementia praecox zuzuordnen waren, dennoch einen günstigen Verlauf hatten (Ähnlichkeiten mit modernen Zahlen sind nicht zu übersehen). Kraepelin sah genau in diesen Mischzuständen eine wesentliche Schwäche seines Dichotomiekonzeptes.

In seiner sehr bekannten Arbeit von 1920 „Die Erscheinungsformen des Irreseins" schreibt er: „Kein Erfahrener wird leugnen, daß die Fälle unerfreulich häufig sind, in denen es trotz sorgfältigster Beobachtung unmöglich erscheint, hier zu einem sicheren Urteil zu gelangen" (S. 26) (nämlich zwischen manisch-depressivem Irresein und Dementia praecox zu unterscheiden).

Und an einer anderen Stelle zieht er die differentialdiagnostischen Kriterien für die beiden Gruppen in Zweifel: „Es gibt aber offenbar ein immerhin ziemlich ausgedehntes Gebiet, auf dem jene Kennzeichen versagen, sei es, daß sie nicht eindeutig ausgeprägt sind, sei es, daß sie sich als unzuverlässig erweisen" (S. 27). Die Überschneidungen sind nach der Meinung Kraepelin's nicht selten, ich zitiere ihn nochmals: „Daß bei unzweifelhaft schizophrenen Erkrankungen vorübergehend, bisweilen auch längere Zeit hindurch, manische und melancholische Zustandsbilder auftreten können, die wir von den zirkulären Formen schlechterdings nicht zu unterscheiden vermögen, ist eine alltägliche Erfahrung" (S. 27).

Einige Zeilen weiter: „Wir werden uns somit an den Gedanken gewöhnen müssen, daß die von uns bisher verwerteten Krankheitszeichen nicht ausreichen, um uns die zuverlässige Abgrenzung des manisch-depressiven Irreseins von der Schizophrenie unter allen Umständen zu ermöglichen, daß viel mehr auf diesem Gebiet Überschneidungen vorkommen, die auf dem Ursprung der Krankheitserscheinungen aus gegebenen Vorbedingungen beruhen" (Kraepelin 1920, S. 28).

Eugen und Manfred Bleuler kannten die Mischpsychosen, konform jedoch zu ihrer Konzeption ordneten sie sie der Gruppe der Schizophrenien zu (E. Bleuler 1911; M. Bleuler 1972).

Bei Kurt Schneider gibt es die Zwischen-Fälle, deren Beschreibung den heutigen modernen operationalen Konzepten sehr ähnlich ist. Er schreibt:

„Von wirklichen Zwischen-Fällen möchten wir nur dann reden, wenn sich die Differentialtypologie Schizophrenie oder Zyklothymie nicht entscheiden läßt, mit anderen Worten: wenn sich beide Diagnosen mit gleichem Recht verteidigen lassen, wobei man in diesen symptomatisch uncharakteristischen Fällen eben auch den Verlauf bewerten wird. Natürlich gehen diese Zwischen-Fälle aber ohne scharfe Grenze zu den bloß atypischen Schizophrenien und Zyklothymien über. Es ist oft Sache der klinischen Auffassung, ob man noch von atypischer Schizophrenie und Zyklothymie oder schon von einem Zwischen-Fall reden will.

Eine nähere Betrachtung der Zwischen-Fälle und der angrenzenden atypischen Bilder und Verläufe ergibt folgende Typen. Die Diagnose kann unentscheidbar sein, sei es (hic et nunc) bei der gegenwärtigen Untersuchung, sei es auf die Dauer, weil Symptomatik und Verlauf nicht eindeutig für Schizophrenie oder Zyklothymie sprechen und beide Diagnosen gleich viel für sich haben. Eine Spezialform ist das Abwechseln schizophrener und zyklothymer Episoden, doch scheint es selten vorzukommen, daß, nachdem schon einmal eine schizophrene Episode da war, wieder eine zyklothyme kommt. Ferner kann die Diagnose zwar einigermaßen entscheidbar, aber doch das Mitklingen einer andersartigen Symptomatik unverkennbar sein. Die Episoden können im wesentlichen schizophren sein, aber bei zyklothym anmutender Gefühlsverfassung, die auch teils in manischer, teils depressiver Färbung wellenartig den ganzen Verlauf durchziehen kann. Oder das Bild ist im wesentlichen zyklothym, die Episoden jedoch zeigen auf ihrer Höhe eine schizophrene Färbung. Naturgemäß sind es in erster Linie periodische Formen („zirkuläres Irresein"), welche diese Schwierigkeiten machen, doch gibt es ja alle Übergänge zu mehr oder weniger chronischen Psychosen. Unter den zyklothymen Formen steht der Typus der vitalen Depression am weitesten ab von den Schizophrenien. Daß es keine vitale Manie zu geben scheint, ist ein Grund dafür, daß die zyklothyme Manie durchschnittlich schwerer von einer manischen Schizophrenie zu trennen ist als eine zyklothyme Depression von depressiven Schizophrenien.

Daß sich Zyklothymie und Schizophrenie grundsätzlich nur typologisch unterscheiden lassen, sei noch einmal betont. In den allermeisten Fällen kann man sich aber eindeutig zum einen oder anderen Typus entscheiden. Auch das heißen wir eine Diagnose" (K. Schneider 1980, S. 143 f).

Kurt Schneider betont, daß seine Zwischen-Fälle rein beschreibend gemeint sind, also untheoretisch. Er grenzt sich von der Konstitutionspsychiatrie Kretschmer's entschieden ab.

„Es liegt ihnen (den Zwischen-Fällen, Anm. d. Verf.) also nicht der Gedanke zugrunde, der Zyklothymie und Schizophrenie entsprächen zwei Konstitutionsformen oder Konstitutionskreise, die nun in solchen Zwischen-Fällen sich mischten. Der Gedanke, die endogenen Psychosen auf zwei (oder auch drei) Konstitutionsformen aufzuteilen, liegt uns fern. Unsere rein deskriptiven Aufstellungen liegen gewissermaßen vor einer konstitutions-wissenschaftlichen Erklärung und sind einer solchen gegenüber neutral" (K. Schneider 1980, S. 145).

Erstaunlicherweise verfolgte die Schule Kurt Schneider's diesen Gedanken der Zwischen-Fälle nicht weiter. Es scheint, daß diese Krankheitsbilder von einigen nicht als Zwischen-Fälle verstanden worden sind, sondern ihre Existenz als ein bedauerlicher Zwischenfall.

Dutzende von Publikationen, v. a. in den 20er und 30er Jahren, beschrieben die Eigenschaften der sog. Mischpsychosen und stellten das Dichotomiekonzept Kraepelin's in Frage, so etwa die Tübinger Schule von Kretschmer, die Wiener Schule von Wagner von Jauregg, von Paul Schröder und anderen (Angst hat 1986 diese Arbeiten in einem sehr informativen Artikel erwähnt).

Als 1933 Kasanin in den Vereinigten Staaten den Psychosen mit schizophrener und manisch-depressiver Symptomatik die Bezeichnung „schizoaffektiv" gab, waren sie in Europa schon längst bekannt. Die heutigen operationalistischen Definitionen der schizoaffektiven Psychosen haben kaum etwas gemeinsames mit der Definition Kasanin's; er berücksichtigte ja auch extrasymptomatologische, prämorbide und psychodynamische Merkmale, die sich später als definitionsfremd erwiesen. Die heutigen operationalistischen Definitionen der schizoaffektiven Psychosen sind fast identisch mit den Zwischen-Fällen Kurt Schneider's (Marneros 1983).

1.2.2 Moderne operationale Forschung der schizoaffektiven Psychosen

Als Beginn der modernen Konzepte und der modernen Forschung der schizoaffektiven Psychosen können die Arbeiten von Paula Clayton und Mitarbeitern aus dem Jahre 1968 in Amerika und die Arbeiten von Angst in den frühen 70er Jahren in Europa gelten (Clayton et al. 1968). Resümee dieses neuen Forschungsansatzes, der sich im Verlauf der Jahre entwickelte und verstärkte, war, daß die schizoaffektiven Psychosen – als Gesamtgruppe betrachtet – viel mehr Gemeinsamkeiten mit den affektiven als mit den schizophrenen Psychosen haben. Genetische, verlaufsdynamische und Ausgangsmerkmale unterstützten diese Auffassung. Die nachfolgende, sich rasch weiterentwickelnde Forschung lieferte immer wieder stärkere Argumente zur Unterstützung dieser Auffassung: Es ist wirklich sehr spannend, bei der chronologischen Betrachtung der entsprechenden Studien zu sehen – v. a. der von Jules Angst zwischen seiner Monographie von 1966 und den letzten Arbeiten von 1988 –, wie sich Steinchen für Steinchen das Mosaik komplettiert. Bis jetzt ist aber nur der kleinste Teil des Mosaiks zusammengesetzt, der größte Teil ist ein weißer unbekannter Fleck.

Verschiedene extrasymptomatologische Faktoren, wie etwa Geschlechtsverteilung, Alter bei Erstmanifestation der Erkrankung, soziodemographische Daten, prämorbide Persönlichkeitsmerkmale und Interaktionsmuster, Verlaufsregeln, psychopathologischer Ausgang und „postmorbide" soziale Konsequenzen zeigten, daß diese Form der Psychosen von einer eng definierten Schizophrenie signifikant abweicht (siehe Übersichten in Marneros u. Tsuang 1986; Marneros et al. 1989 b; Steinmeyer et al. 1989). Die Etablierung der Lithiumprophylaxe und Lithiumbehandlung von affektiven Psychosen gab einen weiteren kräftigen Aufwind für die Forschung der schizoaffektiven Psychosen.

Dutzende von Studien belegen die Wirksamkeit der Lithiumprophylaxe inzwischen auch auf diesem Gebiet. Dabei gibt es Ähnlichkeiten zu den affektiven Psychosen, aber signifikante Unterschiede zu den Schizophrenien. Dies wiederholte sich, als einige Jahre später auch das Carbamazepin als Prophylaktikum von affektiven und schizoaffektiven Psychosen in die Diskussion kam (Emrich 1986; vgl. auch Kap. 18, S. 197).

1.3 Zukünftige Forschung

Es wurde aber bald erkannt, daß es „die" schizoaffektive Psychose, die eine homogene Gruppe von Psychosen meint, gar nicht gibt. Differenzen wurden z. B. zwischen unipolaren und bipolaren schizoaffektiver Psychosen gefunden (Angst 1986; Marneros et al. 1988 d). Unterschiede wurden auch zwischen der affektdominanten und der schizodominanten Form schizoaffektiver Psychosen gefunden. Die Inhomogenität der Gruppe der schizoaffektiven Psychosen – auf deskriptivpsychopathologischer, klinisch-verlaufsdynamischer, genetischer und auch biologischer Ebene – hat die Forscher dazu gebracht, wieder über ein psychotisches Kontinuum nachzudenken (Angst 1986; Crow 1986; Marneros et al. 1988 d). Die Lehre von Griesinger aus dem Jahre 1861 von primären und sekundären Seelenstörungen ist damit wieder aktuell geworden, wie Janzarik 1980 darstellte.

Unabhängig davon, wie die zukünftige Forschung die nosologische Frage der schizoaffektiven Psychosen beantworten wird – ob sie insgesamt oder partiell eine Subgruppe der Schizophrenie oder eine Subgruppe der affektiven Psychosen darstellen oder ob sie eine getrennte Entität oder ein Spektrum von Psychosen innerhalb eines psychotischen Kontinuums sind –, aber auch unabhängig von den praktischen, klinischen, prognostischen und sozialen Gründen, die zu einer getrennten Betrachtungsweise der schizoaffektiven Psychosen zwingen, ist ihr Konzept für die Forschung eine Herausforderung und, wie Angst 1986 betonte, höchst fruchtbar und von pragmatischem Wert, weil dieses Konzept die traditionelle Dichotomie in Frage stellt und zur weiteren Erforschung des Wesens sog. endogener Psychosen anregt. Und wie Strauss 1983 schrieb, kann die Erforschung dieser „atypischen" Psychosen zur Erweiterung unseres Wissens und Verstehens der sog. „typischen" Psychosen beitragen.

Dieses Buch beschäftigt sich nicht hauptsächlich mit dem „Ärgernis schizoaffektive Psychosen", sondern mit der „Realität". Es sollen v. a. die klinische Realität „schizoaffektive Psychosen" beleuchtet und unabhängig von theoretischen Meinungsverschiedenheiten, theoretischen Hintergründen und theoretischen Konsequenzen der derzeitige Kenntnisstand über Diagnose, Therapie und Prognose der klinischen Realität „schizoaffektive Psychosen" dargestellt werden.

Literatur

Angst J (1966) Zur Ätiologie und Nosologie endogener depressiver Psychosen. Eine genetische, soziologische und klinische Studie. Springer, Berlin Heidelberg New York Tokyo (Monographien aus dem Gesamtgebiet der Neurologie und Psychiatrie, Heft 112)

Angst J (1986) The course of schizoaffective disorders. In: Marneros A, Tsuang MT (eds) Schizoaffective psychoses. Springer, Berlin Heidelberg New York Tokyo, pp 63–93

Bleuler E (1911) Dementia praecox oder Gruppe der Schizophrenien. In: Aschaffenburg G (Hrsg) Handbuch der Psychiatrie, Spezieller Teil, Bd 4. Deuticke, Leipzig

Bleuler M (1972) Die schizophrenen Geistesstörungen im Lichte langjähriger Kranken- und Familiengeschichten. Thieme, Stuttgart

Clayton PJ, Rodin L, Winokur G (1968) Family history studies: III. Schizo-affective disorders, clinical and genetic factors including a one to two years follow-up. Compr Psychiatry 9:31–49

Crow T (1986) The continuum of psychosis and its implication for the structure of the gene. Br J Psychiatry 149:419–429

Emrich HM (1986) Alternativen zur Lithiumprophylaxe. In: Müller-Oerlinghausen B, Greil W (Hrsg) Die Lithiumtherapie. Springer, Berlin Heidelberg New York Tokyo, S 356–368

Griesinger W (1861) Die Pathologie und Therapie der psychischen Krankheiten. Krabbe, Stuttgart

Janzarik W (1980) Der schizoaffektive Zwischenbereich und die Lehre von den primären und sekundären Seelenstörungen. Nervenarzt 51:272–279

Kahlbaum J (1863) Die Gruppierung der psychischen Krankheiten und die Einteilung der Seelenstörungen. Kafemann, Danzig

Kahlbaum J (1884) Über cyclisches Irresein. Allg Z Psychiatrie 40:405–406

Kasanin J (1933) The acute schizo-affective psychoses. Am J Psychiatry 13:97–126

Kraepelin E (1920) Die Erscheinungsformen des Irreseins. Z Gesamt Neurol Psychiatrie 62:1–29

Marneros A (1983) Kurt Schneider's „Zwischen-Fälle", "Mid-Cases" or "Cases-in-between". Psychiatria Clin 16:87–102

Marneros A, Tsuang MT (Hrsg) (1986) Schizoaffective psychoses. Springer, Berlin Heidelberg New York Tokyo

Marneros A, Deister A, Rohde A, Jünemann H, Fimmers R (1988 a) Long-term course of schizoaffektive disorders. Definitions, methods, frequency of episodes and cycles. Eur Arch Psychiatr Neurol Sci 237:264–275

Marneros A, Rohde A, Deister A, Jünemann H, Fimmers R (1988 b) Long-term course of schizoaffective disorders. Length of cycles, episodes and intervals. Eur Arch Psychiatr Neurol Sci 237:276–282

Marneros A, Rohde A, Deister A, Fimmers R, Jünemann H (1988 c) Long-term course of schizoaffective disorders. Onset, type of episodes and syndrome shift, precipitating factors, suicidality, seasonality, inactivity of illness and outcome. Eur Arch Psychiatry Neurol Sci 237:283–290

Marneros A, Rohde A, Deister A, Jünemann H (1988 d) Syndrome shift in long-term course of schizoaffective disorders. Eur Arch Psychiatr Neurol Sci 238:97–104

Marneros A, Deister A, Rohde A, Steinmeyer EM, Jünemann H (1989) Long-term outcome of schizoaffective and schizophrenic disorders: A comparative study. Definitions, methods, psychopathological and social outcome. Eur Arch Psychiatr Neurol Sci 238:118–125

Schneider K (1980) Klinische Psychopathologie, 12. Aufl. Thieme, Stuttgart New York

Strauss JS (1983) Schizo-affective disorders: "Just another illness" or key to understanding the psychoses? Psychiatr Clin 16:286–296

Steinmeyer EM, Marneros A, Deister A, Rohde A, Jünemann H (1989) Long-term outcome of schizoaffective and schizophrenic investigations. A comparative study. Causal-analytical investigations. Eur Arch Psychiatr Neurol Sci 238:126–134

Zendig (1909) Beiträge zur Differentialdiagnose des manisch-depressiven Irreseins und der Dementia praecox. Allg Z Psychiatrie 66:47–49

2 Emotionspsychopathologie:
Zur Problemgeschichte eines Widerspruchs
Über Pathos, passio, Affekt, Leidenschaft, Gemütsbewegung, Emotion

U. H. Peters

> Arzneikunst heilt des Leibes Krankheiten,
> Weisheit (σοφιη) befreit die Seele von Affekt
> Demokritos (460–371 v. Chr.)

2.1 Einleitung

Auf der Tagung der DGPN (1988) in Erlangen, die den affektiven und schizoaffektiven Psychosen gewidmet war, wurde eine Frage nicht behandelt, weil offenbar jeder annahm, daß jeder die Antwort wußte. Die Frage lautet: Was ist Affekt? Demgegenüber möchte ich als erstes folgendes Statement vorbringen.

„Es gibt nichts, woran man besser die Mängel der Wissenschaft, wie wir sie nach einer langen Tradition am Ende des 20. Jahrhunderts vorfinden, aufzeigen kann, als an dem, was sie über Affekte aussagt. Obgleich es sich um eine Materie handelt, um deren Aufhellung man sich immer intensiv bemüht hat und die nicht zu den schwierigsten zu gehören scheint, ist das, was die ältere Wissenschaft darüber erforscht hat, so wenig und zum größten Teil so wenig überzeugend, daß man meint, man müsse noch einmal ganz von vorne anfangen. Die scheinbare Einfachheit rührt daher, daß es nicht nötig ist, analoge Beobachtungen zu benutzen, um die Natur der Affekte zu kennzeichnen, weil jeder sie in sich selbst wahrnimmt" (vgl. Hammacher 1984, S. 3)[1].

Dieser Text ist nicht von mir, sondern im Jahre 1648 von René Descartes verfaßt worden und gibt die einleitenden Sätze seines Buches „Die Leidenschaften der Seele" wieder, das 1649, unmittelbar vor seinem Tode veröffentlicht worden ist. Ich habe an dem kleinen Text lediglich einige redaktionelle Änderungen vorgenommen, damit nicht sofort erkennbar wird, daß er nicht der Gegenwart entstammt. An sich ist die Situation aber trotz der Bemühungen von Descartes wenig verändert geblieben, wie denn auch „Die Leidenschaften der Seele" zu den weniger bekannten Werken des Descartes gehören. Daß Descartes bei seiner Kritik in erster Linie die Medizin der Antike und des Mittelalters meint, geht aus einzelnen Passagen des „Discours de la Méthode" hervor. Er kann sich dabei im besonderen auf die Säftelehre der hippokratischen Schriften beziehen, welche bereits fast dieselben „passions" nennt, die Descartes auch nennt (vgl. Riese 1965). Aber auch Galen hat ein Werk „Über die Leidenschaften und Irrtümer der Seele" verfaßt.

---

[1] Der Text heißt im Original bei René Descartes: „Il n'y a rien en quoy paroisse mieux combien les sciences que nous avons des Anciens sont defectueuses, qu'en ce qu'ils ont escrit des Passions. Car bien que ce soit une matiere dont la connoissance a tousiours esté fort recherchée; & qu'elle ne semble pas estre des plus difficiles, à cause que, chacun les sentant en soy mesme, on n'a point besoin d'emprunter d'ailleurs aucune observation pour en decouvrir la nature: toutefois ce que les Anciens en ont enseigné est si peu de chose, & pour la plus part si peu croyable, […] que je seray obligé d'escrire icy en mesme façon, que si je traitois d'une matiere que jamais personne avant moy n'eust touchée."

Der scholastische Kölner Gelehrte Albertus Magnus (1193–1280) hat in seinem Buch „summa de bono" die antike Lehre der „passiones" zusammengefaßt und damit überliefert. Er vertrat als erster mittelalterlicher Wissenschaftler die Forschungsmethode der Beobachtung, in der Form der liebevollen Versenkung in die lebendige Fülle der Schöpfung. Mein historisch-philosophisches Vorgehen wird im übrigen notwendig, weil Krankheiten stets kulturabhängig sind und weil Krankheitskonzeptionen zusätzlich noch philosophieabhängig sind. Es wird also die Frage untersucht, welche kulturellen und philosophischen Konzepte in dem Wortteil „affectiv" stecken, während der Wortteil „schizo" hier nicht näher untersucht werden soll.

Zuerst muß ich noch auf nomenklatorische Schwierigkeiten aufmerksam machen. Descartes verwendet als Oberbegriff das französische Wort „passions" und damit die lateinische Form (passio), die sich in dieser Zeit gegenüber der älteren griechischen „pathos" und lateinischen „affectus animi" oder „affectus mentis" durchgesetzt hatte. Für „passions" gibt es im Deutschen keine genaue Entsprechung und hat es nie gegeben. Gemeint ist wörtlich die „Seelenbewegung", es sind alle in der Seele wahrnehmbaren, nicht der Ratio angehörenden Vorgänge. Man stellte sich vor, daß es die Anteile des Seelenlebens sind, denen man passiv ausgeliefert ist. Daher der Vergleich mit der Passion Christi. Zwar sind die „passions" bereits 1643, also vor Descartes, mit „Leidenschaft" verdeutscht worden[2]. „Passio" konnte aber auch das Gegenteil der heutigen Leidenschaft, nämlich Leiden, bedeuten. Der Ausdruck „Leidenschaft" wird in der Gegenwart in einer so verengten Bedeutung benutzt, daß Mißverständnisse fast unausbleiblich sind. Zugleich sind die Ausdrücke Affekt und Gemütsbewegung mit exakt – sofern in diesem Bereich überhaupt von exakt geredet werden kann – der alten Bedeutung in Gebrauch geblieben[3]. Für den gegebenen Zusammenhang bleibt festzuhalten, daß „passio" und „Affekt" Begriffe mit gleicher Bedeutung sind.

Um den Bedeutungshorizont dessen abzustecken, was mit „passions" gemeint ist, sollen hier nur die Begriffe genannt werden, welche Descartes ihnen zuordnet. Sie sind im wesentlichen eine Wiederholung dessen, was aus der Antike überkommen ist.

---

[2] Von Philipp von Zesen (1619–1689) in seinem Werk „Hochdeutsche Sprachübung" (Hamburg, 1643). Zesen, oder wie er sich auch selbst nannte, Filip Zese (latinisiert: Caesius), war ein früher Sprachpurist, der hunderte von Fremdworten eingedeutscht hat, worüber er in 40 publizierten Werken ausführlich berichtet hat. Es kann davon ausgegangen werden, daß sich daneben die lateinische Form passio noch lange gehalten hat, obwohl das Verhältnis des Gebrauchs beider Begriffe schwer nachzuweisen ist.

[3] Das Hauptproblem der Übersetzung liegt indessen nicht darin, daß es für „passions" keine genaue deutsche Entsprechung gibt, sondern daß in diesem Wort für Descartes eine ganze Theorie enthalten ist, auf die er sich meist indirekt immer wieder bezieht. Hierzu bemerkt Hammacher (1981), daß „Descartes von dem aristotelischen Kategorienpaar ‚poiein' und ‚paschein' – ‚Tun' und ‚Leiden' ausgeht, um die Körper-Geist-Beziehung in ihrer Eigentümlichkeit zu bezeichnen". Weiter heißt es: „Der Doppelsinn von ‚passion' als ‚Leiden' und ‚Leidenschaft' bildet für Descartes die Grundlage, die Erscheinungen seelischer Erregungen kategorial zu erfassen" (Hammacher 1984, S. 327). C. Lange, der eigentliche Erfinder der Lithiumprophylaxe, hat ebenfalls den Ausdruck „Gemütsbewegung" benutzt: Periodische Depressionszustände und ihre Pathogenesis auf dem Boden der harnsauren Diathese. Übers. v. H. Kurella. Voss, Hamburg Leipzig 1896. – Ders., Über Gemüthsbewegungen. Eine psychophysiologische Studie. Übers. v. H. Kurella. Thomas, Leipzig 1887.

Die Verwunderung[4]	53.[5] L'Admiration
Die Achtung und Mißachtung, der Edelmut und der Hochmut, die Demut und die Niedrigkeit	54. L'Estime & le Mespris, la Generosité ou l'Orgueil, & l'Humilité ou la Bassesse
Die Verehrung und die Geringschätzung	55. La Veneration & le Dedain
Liebe und Haß	56. L'Amour & la Haine
Die Begierde	57. Le Desir
Die Hoffnung, die Furcht, die Eifersucht, die Seelenruhe und die Verzweiflung[6]	58. L'Esperance, la Crainte, la Ialousie, la Securité, & le Desespoir
Die Unentschiedenheit, der Mut, die Kühnheit, der Wetteifer, die Schlaffheit und der Schrecken	59. L'Irresolution, le Courage, la Hardiesse, L'Emulation, la Lasché, & l'Espouvante
Der Gewissensbiß	60. Le Remors
Die Freude und die Trauer[7]	61. La Ioye & la Tristesse
Die Spottsucht, der Neid und das Mitleid	62. La Moquerie, l'Envie, la Pitié
Die Selbstzufriedenheit [genauer: innere Zufriedenheit] und die Reue	63. La Satisfaction de soymesme & le Repentir
Die Gunst und Dankbarkeit	64. La Faveur & la Reconnaissance
Der Unwille und der Zorn	65. L'Indignation & la Colere
Die Ruhmsucht und die Schande	66. La Gloire & la Honte
Der Widerwille, der Verdruß und die Heiterkeit	67. Le Degoust, le Regret & l'Allegresse

---

[4] Kenner der französischen Sprache werden nicht in jedem Fall mit der deutschen Übersetzung einverstanden sein. Die Aufzählung folgt hier Hammacher, der auch Begründungen dafür abgibt, warum er im Einzelfall von der üblichen Übersetzung abweicht.
[5] Die Nummern bezeichnen die Kapitel bei Descartes. Jedem der aufgeführten Begriffe ist ein eigenes Kapitel gewidmet.
[6] Eine Unterscheidung von Furcht und Angst läßt sich nicht aufrechterhalten. Descartes erklärt dies aber nicht weiter. Verzweiflung ist nach Descartes „äußerste Furcht" (l'extrême crainte).
[7] „Trauer" in diesem Zusammenhang ist ungewohnt. Der volle Text erklärt, was damit gemeint ist. „Et la consideration du bien présent excite en nous de la Ioye, celle du mal de la Tristesse, lors que c'est un bien ou un mal qui nous est représenté comme nous apartenant." Deutsch: „Die Betrachtung eines gegenwärtigen Gutes erregt in uns Freude, die eines Übels Trauer, wenn es sich um ein Gut oder Übel handelt, dessen wir uns als teilhaftig ansehen" (vgl. Hammacher 1984, S. 100 f.).

Descartes bemerkt hierzu ausdrücklich, daß diese Aufzählung keineswegs vollständig sei: „Ich spreche nur von den grundlegenden [passions], weil man noch viele andere speziellere unterscheiden kann, und ihre Zahl unbestimmt ist" (vgl. Hammacher 1984, S. 107). Es kann auch nicht meine Aufgabe sein, die Berechtigung oder Nichtberechtigung jeder einzelnen Kategorie zu diskutieren. Ich hoffe aber, daß aus der Zusammenstellung eindrucksmäßig deutlich wird, wie groß der Bereich des Seelischen ist, der mit „passions" umgriffen wird.

Es hat im darauf folgenden Jahrhundert durchaus einige Versuche gegeben, die passions-Lehre des Descartes zur Grundlage einer dynamischen Psychiatrie und daraus folgend einer therapeutischen Strategie zu machen, wie es zum Beispiel in der ersten preisgekrönten medizinischen Schrift überhaupt geschehen ist, einer Arbeit von William Falconer (1744–1824) aus dem Jahre 1788 mit dem Titel "A Dissertation on the Influence of the Passions upon Disorders of the Body", die bereits im Jahre darauf in deutscher Übersetzung vorlag. Ein anderes Beispiel stammt von Scheidemantel in Deutschland, der im gleichen Jahre, 1787, eine Arbeit mit dem Titel „Die Leidenschaften als Heilmittel betrachtet" veröffentlichte (1787, zit. nach Reil 1803, der ihn als einen seiner Vorgänger nennt).

Zum zentralen Thema einer dynamischen Psychiatrielehre werden die „passions" jedoch erst bei Esquirol und zwar mit einem Werk, das man im allgemeinen als den Ausgangspunkt der gegenwärtigen Psychiatrie betrachtet. Wie schon die „Passions de l'âme" von Descartes nicht zu seinen bekannteren Werken gehört, ist auch das gleich zu nennende Werk von Esquirol weniger bekannt geblieben, obwohl es gegenwärtig wieder im Buchhandel erhältlich ist. Es handelt sich um „Des Passions Considérées comme Causes, Symptômes et Moyens curatifs de l'Aliénation mentale" (1805, 1980) (Die Leidenschaften als Ursache, Symptom und Heilmittel des Irreseins). Darin heißt es zum Beispiel „En poursuivant l'étude des passions, nous les verrons en rapport constant avec l'aliénation" (S. 14) (Etwa: Bei unserer Untersuchung der Leidenschaften werden wir sehen, daß sie in einer festen Beziehung zum Irresein stehen, Übers. d. Autors). An anderer Stelle heißt es, daß bisher wenige Autoren die Beziehungen zwischen den Leidenschaften und dem Irresein untersucht hätten, wobei Esquirol hier auf Crichton verweist. Crichton folgend habe nämlich sein Lehrer Pinel die Leidenschaften als die häufigste Ursache von – um es mit einem heutigen Begriff zu sagen – kognitiven Störungen angesehen. Der Kontext macht klar, daß die Denkstörungen von Krankheiten mit endogenen Psychosen gemeint sind [8]. Allerdings geschieht der Hinweis auf Crichton und Pinel mehr aus der Höflichkeit des Schülers, in Wirklichkeit war es Esquirol selbst, der diese Beziehung herstellte [9]. Esquirol fährt dann, nunmehr die

---

[8] „Peu d'auteurs ont étudié les rapports de l'aliénation mentale avec les passions. Crichton donne des idées exactes sur l'origine et le dévelopment des passions, leurs effects sur l'organisme. Le professeur Pinel les regarde avec lui comme la cause la plus fréquente du bouleversement des facultés intellectuelles" (Esquirol, S. 20).

[9] Gemeint ist folgendes, meist nicht mit vollständigem Titel zitiertes Buch: Sir Alexander Crichton: An Inquiry into the Nature and Origin of Mental Derangement. Corresponding a Concise System of the Physiology and Pathology of the Human Mind and a History of the Passions and Their Effects. T. Cadell, and W. Davies: London 1798. – Dieses Buch wurde in Europa allgemein viel beachtet und von J. C. Hoffbauer ins Deutsche übersetzt und mit Anmerkungen und Zusätzen versehen (Leipzig 1810). Gerade von diesem Buch sagt allerdings Pinel in einem Kapitel, in welchem er sich mit dem Anspruch der Engländer auseinandersetzt, die „moralische Behand-

eigenen Erfahrungen nennend, fort: „En résumant le tableau général des aliénés confiés à mes soins, je trouve le nombre des causes morales bien supérieur à celui des causes physiques" (S. 20) (Freie Übersetzung d. Autors: Auf Grund meiner eigenen Erfahrungen kann ich feststellen, daß die moralischen [10] Ursachen des Irreseins sehr viel häufiger sind als die biologischen). Diesen Feststellungen folgt eine Statistik aus der Salpêtrière, welche bei 611 Fällen von „Mélancholie et Manie" 374 Mal eine „moralische" Ursache feststellt. Solcher Art von dynamischer Psychiatrie wurde durch den positivistischen Umbruch, der sich ziemlich genau auf die Jahre 1845–1848 datieren läßt, ein plötzliches Ende zuteil, dem ein Vergessen folgte [11].

2.1 Exkurs über die Leidenschaft im heutigen (Kantschen und Goetheschen) Sinne

Das Vergessen bezieht sich allerdings hauptsächlich auf die offizielle medizinische Literatur. In einem nicht unbedeutenden anderen Teil derselben Kultur entwickelten sich die Dinge weiter. Die Leidenschaft im heutigen eingeengten Sinne einer das Leben beherrschenden unvernünftigen Idee wird schon von Goethe so gebraucht und wird ihrerseits als etwas Ungesundes und Ursache vieler psychischer Krankheiten gesehen. So heißt es bei Goethe in den „Wahlverwandtschaften":

„Große Leidenschaften sind Krankheiten ohne Hoffnung. Was sie heilen könnte, macht sie erst recht gefährlich. Die Leidenschaft erhöht und mildert sich durchs Bekennen" (II, 4).
Oder: „Das Äußerste liegt der Leidenschaft zuallernächst" (I, 16).
Oder schließlich: „Die Leidenschaft bringt Leiden" (woraus die Redensart, „Die Eifersucht ist eine Leidenschaft, die mit Eifer sucht, was Leiden schafft" geworden ist).

Ganz ähnlich hatte Immanuel Kant in seinem psychiatrischen Hauptwerk, der Anthropologie, geurteilt. Er definierte: „Die Neigung, durch welche die Vernunft verhindert wird [...] ist die Leidenschaft (passio animi)" und bezeichnete die Leidenschaften als „Krebsschäden für die reine praktische Vernunft und mehrenteils unheilbar" und fand, sie seien „ohne Ausnahme böse" (vgl. Weischedel, Bd 12, S. 599).

Die anschaulichste Darstellung von einer solchen Leidenschaft als Ursache psychischer Erkrankungen habe ich im „Brockhaus" aus dem Jahre 1868 gefunden.

---

lung" bereits vor ihm erfunden zu haben, ironisch: „Man muß die Kühnheit des Doctor Crichton bewundern, der zwey Bände über den Wahnsinn und melancholische Krankheiten herausgegeben hat, ohne andere Materialien dazu zu haben, als einige aus einem deutschen Journal geschöpfte Beobachtungen (Moritz's Magazin zur Erfahrungsseelenkunde), einige scharfsinnige Auseinandersetzungen der Lehrsätze der neueren Physiologie, und ein Gemählde der moralischen und physischen Wirkungen der Leidenschaften." Zit. nach Ph. Pinel: Philosophisch-medicinische Abhandlung über Geistesverirrungen oder Manie. Deutsch von M. Wagner. Schaumburg, Wien 1801, S. 53.
[10] „moralisch" hier als Gegensatz zu „physisch" gemeint. Diese Bedeutung hat sich etwa noch in der Redewendung „jemanden moralisch ohrfeigen" erhalten.
[11] Die Geschichte wurde neu entdeckt und erzählt (vgl. Gauchet u. Swain 1980).

„Leidenschaft ist die eingewurzelte Gewohnheit gewisser Triebe oder Begierden, welche durch eine lange und allmähliche Steigerung eine solche Herrschaft in der Seele erlangt haben, daß die geringsten Veranlassungen zu einem erneuerten Hervortreten derselben genügen und so das Seelenleben in seinem gesunden Gleichgewichte gestört wird. Die Leidenschaft hindert an der Ausübung der höhern Willensthätigkeit, macht den Menschen unfrei, raubt die ruhige Besinnung und den unbefangenen Blick in die Welt, obgleich sie in Beziehung auf ihr eigenes Ziel den Verstand schärft. [...] Die Steigerungsgrade, innerhalb deren sich eine Leidenschaft auszubilden pflegt, bezeichnet man als Neigung, Hang und Sucht, je nachdem der leidenschaftliche Trieb nur auf directe oder auch schon auf indirecte Veranlassung wiederkehrt, oder in einem steten Halbbewußtstein zugegen ist. Die Leidenschaften zerfallen in solche des Verlangens und des Abscheues. Die Grundrichtungen innerhalb deren sich die Leidenschaften des Verlangens ausbilden, sind Genußsucht, Ehrsucht, Herrschsucht und Habsucht [...] Leidenschaften des Abscheues sind Rachsucht, Neid u. dgl. Es gibt aber viele Übergänge und Combinationen, z. B. Spielwuth als Combination von Genußsucht und Habsucht, Eifersucht als Combination von Liebe und Rachsucht u. dgl. Ferner können Leidenschaften mit moralischen Anlagen in Verbindung treten, ja die letztern selbst zu Leidenschaften werden. So gibt es eine leidenschaftliche Vaterlandsliebe, Religiosität, Freundschaft. Auch die leidenschaftliche Liebe der Geschlechter, sobald sie eine dauernde Neigung für das ganze Leben ist, gehört in diesen Rang. [...] Wird ihr [der Leidenschaft] der Gegenstand ihrer Befriedigung dauernd entzogen, so kann der gequälte Zustand der Seele leicht in Geistesstörung übergehen, wobei dann das die Seele gänzlich gefangen nehmende Bild des Ziels, an welchem sie allein hängt, als fixe Idee hervortritt. Am leichtesten führen unbefriedigter Ehrgeiz und verschmähte Liebe dem Irrenhause zu. Man umfaßt die Leidenschaften mit den Affecten zusammen unter dem Begriff der Gemüthsstörungen (perturbationes animi), indem diese beiden in einem ähnlichen Verhältnisse stehen wie chronische zu acuten Krankheiten. Denn während der Affect rasch kommt und rasch wieder vergeht, brennt die Leidenschaft als eine unaufhörliche Quelle von Begehrungen einer gewissen Art in steter langsamer Steigerung in der Seele fort. Durch Unbefriedigung wird die leidenschaftliche Begierde momentan zur Höhe des Affects gesteigert, aber nicht nachhaltig genährt. Vielmehr besteht ihre Nahrung theils in häufiger Befriedigung, theils in den Empfindungen und Begriffen, welche die Hoffnung auf baldige Befriedigung beständig aufs neue erregen und wach halten. [Therapie:] Zur Bekämpfung und Abschwächung der Leidenschaft dient alles, was die Aufmerksamkeit von den ihnen Nahrung gebenden Gegenden ablenkt, also angespannte Thätigkeit, Richtung aller Kräfte auf die Ausführung großer und interessanter Zwecke, Vermeidung aller Veranlassungen zur Wiederaufregung" (S. 350 f).

2.2 Entwicklung in England

Mit dem bisher Gesagten befanden wir uns sozusagen auf einem gemeinsamen europäischen Boden, obwohl die Erinnerung an die Antike sowie Descartes und seine Folgen in Frankreich und Deutschland sehr viel lebhafter geblieben ist als beispielsweise in England und Amerika. Die „Encyclopaedia Britannica" erwähnt die „Passions de l'âme" nur einmal und das ganz am Rande [12]. In England waren die Verhältnisse nicht immer so. Bereits 1664, also nur 15 Jahre nach den „Passions de l'âme" erschien in England das Werk von Everard Maynwaring (1626–1699), das in einem eigenen Kapitel, wenn auch schon sehr britisch, vor den Gefahren unkontrollierter „Passions of Mind" warnt [13]. Diese Warnung wurde zu

---

[12] The New Encyclopædia Britannica. Encyclopædia Britannica Inc. London 1987. Bd. 25, Sp. 759. Der Ausdruck passio bildet in dem Lexikon kein eigenes Stichwort. Dagegen gibt es ein ausführliches Kapitel Human Emotion and Motivation (Bd. 18, S. 347–365).
[13] Es handelt sich um das Kapitel: Hygiastic Præcautions and Rules Appropriate to the various discrasyes or passions of Mind. In: Everard Maynwaring: Tutela sanitatis ... The protection of long life, and detection of its brevity, from diætetic causes and common customs. Hygiastic præcautions and rules appropriate to the constitutions of bodyes; and various discrasyes or passions of minde; dayly to be oeberved for the preservation of health and prolongation of life. Thompson & Basset, London 1664.

einem medizinischen Topos und wurde auch Gegenstand der bereits genannten Preisschrift von Falconer. Crichton schlägt 1798 zwar eine eher sachlich-beobachtende Vorgehensweise vor, kommt aber ebenfalls auf die Warnungen zurück[14]. Walter Charleton (1619–1707) verwendet in seinem Werk „Natural History of the Passions" (1674) die Ausdrücke „Passions" und „Affections" weiterhin vollkommen als synonyme Begriffe. Der englische Pastor Edward Young leitete dann sogar mit seinem Buch "The Complaint, or Night Thoughts of Life, Death and Immortality" (1742–1745) nicht nur das Zeitalter der Sentimentalität[15] ein, sondern bildete damit gleichfalls den Ausgangspunkt für die deutsche Romantik mit ihrer Vorliebe für die „Nachtseiten der menschlichen Natur" auch in deren medizinischen Aspekten (vgl. Peters 1988)[16]. Diese Enwicklung kommt aber um 1850 ziemlich abrupt zu einem Ende. Vorbereitet war diese Wende sicher schon durch die empiristische Philosophie von David Hume (1711–1776) und John Locke (1632–1704) und vollendet durch die sog. schottische Schule, welche den common sense entwickelte, weil diese Philosophien noch heute weitgehend die englische Kultur prägen.

2.3 Frankreich und Italien

Die französische Philosophie und damit die französische Psychiatrie standen zunächst noch lange Zeit unter dem Einfluß von Descartes. Sowohl die große Enzyklopädie[17] wie auch das große „Dictionnaire de Médecine"[18] behandeln den Stoff noch ganz im Sinne der Tradition. Aber bereits bei Pinel (vgl. Riese 1964,

---

[14] Sir Alexander Crichton (zit. nach Hunter u. Macalpine 1963, S. 559). Die entscheidende Stelle lautet: "The passions are to be considered, in a medical point of view, as a part of our constitution, which is to be examined with the eye of a natural historian, and the spirit and impartiality of a philosopher. It is of no concern in this work whether passions be esteemed natural or unnatural, or moral or immoral affections. They are mere phenomena, the natural causes of which are to be inquired into; they produce constant effects on our corporeal frame, and change the state of our health, sometimes occasioning dreadful distempers, sometimes freeing us from them; these facts are to be carefully observed, examined, and enumerated. They produce beneficial and injurious effects on the faculties of the mind, sometimes exalting them, sometimes occasioning temporary derangement, and permanent ruin: the progress to these different states also deserves serious consideration."
[15] Bekannter ist vielleicht noch das folgende Werk: Sterne, L.: A Sentimental Journey Through France and Italy. By Mr. Yorick. London 1768. – Dt.: Yoricks empfindsame Reise durch Frankreich und Italien. Hamburg 1768. – Eine empfindsame Reise durch Frankreich und Italien. Winkler München, 1963.
[16] Von den von Young unmittelbar beeinflußten Werken sollen hier nur folgende genannt werden: Novalis (i.e. Georg Friedrich Philipp Freiherr von Hardenberg) Hymnen an die Nacht. Berlin 1800. (in: Athenäum vol. 3); Bonaventura: Nachtwachen. 1804 anonym erschienen. Neue Ausgabe: Nachtwachen von Bonaventura. „Betrachtungen über das allgemeine Irrenhaus der Welt. Ein kleines Meisterwerk der schwarzen Frühromantik", Greno, Nördlingen 1987. – Gotthilf Heinrich Schubert: Ansichten von der Nachtseite der Naturwissenschaft. Dresden 1808, 1840 – Klingemann, A (1974) Nachtwachen von Bonaventura, Insel, Frankfurt.
[17] Denis Diderot et Jean le Rond D'Alembert (Eds.) Encyclopédie ou dictionnaire raisonné des sciences, des arts et des métiers, 1751. Neue Kompakt-Edition: Pergamon Press, Elmsford New York, Bd. 2, S. 1276–1278.
[18] Dictionnaire de Médecine. Béchet, Paris 1826. 21 Bde. Stichworte affections von Guersent (Bd. 1, S. 366–379) und passion von Rostan (Bd. 16, S. 187–204).

S. 321 ff.) macht sich gleichzeitig der Einfluß von Etienne Bonnot de Condillac (1714–1780), auf den er sich vielfach beruft, und der von Marie Jean Antoine Condorcet (1743–1794) bemerkbar. Riese (1951) hat dargestellt, daß sich ganze Partien bei Pinel lesen, als habe er sie bei Condillac abgeschrieben. Der Sensualismus Condillacs geht von den Eindrücken der Sinne aus und versucht von dorther, Denken und Fühlen zu erklären (vgl. Le Roy 1937). Diese Sinneseindrücke werden anschließend einer Analyse unterzogen. Diese besteht daraus, daß man jede klinische Beobachtung einzeln betrachtet und beschreibt und dann in ein klassifikatorisches System einordnet. Es ist in dieser Analyse, die auch auf die passions angewendet wird, bereits das Ideal der Exaktheit der Naturwissenschaften (vgl. Hübner 1963, S. 94ff.) enthalten. Dieses wird um die Mitte des Jahrhunderts in allen Wissenschaften vorherrschend, so daß auch in Frankreich der Gegenstand der passions allmählich aus der wissenschaftlichen Diskussion ausscheidet. Kurz zuvor hat aber noch Th. Ribot (1839–1916), der den gegenwärtigen Psychiatern hauptsächlich noch aus der organischen Psychiatrie (Ribotsches Gesetz) bekannt ist [19], ein Werk über die passions verfaßt (Ribot 1907). Hierin führt Ribot eine Unterscheidung in 3 Begriffe ein, die weitgehend übernommen wurden und auch heute noch die Psychologie der Gefühle bestimmen: (1) Die „sentiments" oder „états affectifs" sind normale Zustände. (2) Die „émotions" sind eruptiv ausbrechende Gefühlszustände. (3) Die „passions" schließlich sind chronifizierte und intellektualisierte Emotionen.

Für Italien fehlen mir etwas die literarischen Mittel, um die Entwicklung nachzuzeichnen. In der Literatur, welche ich einsehen konnte, fand ich aber nichts anderes als das, was auch schon für die französische gesagt wurde.

2.4 Deutschland

Wie sich die Dinge in Deutschland entwickelt haben, läßt sich aus dem Grimmschen Wörterbuch (1897, 1984) ablesen. Dort finden wir die „passions" unter dem deutschen Stichwort „Gemütsbewegung" wieder, wo außer „Leidenschaft" noch als weiteres Synonym „affectus" hinzugefügt wird. Es handelt sich aber nur um einen wenige Zeilen umfassenden Eintrag. Das Stichwort „Emotion" gibt es im Grimmschen Wörterbuch nicht. Dagegen wird alles, was zum alten Begriff der passiones gehört, unter dem unübersetzbar deutschen Stichwort „Gemüt" abgehandelt, dem 26 lange Seiten gewidmet sind.

„Gemüt" bedeutet danach ursprünglich „unser inneres überhaupt im Unterschied vom Körper, daher Leib und Gemüt, wie Leib und Seele" (1897, Bd. 5, Sp. 3294). Der Wortteil „mut" entstammt dem Mittelhochdeutschen, „muot" und „gemuot", und ist in heutigen Wortzusammensetzungen wie wohlgemut und mutlos noch als Rest in seiner alten Bedeutung enthalten. Genau diese ursprüngliche Bedeutung taucht in DSM-III-R wieder auf, welches die bisherigen "Affective Disorders" umbenennt in "Mood Disorders", weshalb eigentlich auch im Deutschen von „Mutstörungen" und dementsprechend von „Schizomut-Störungen"

---

[19] Nach dem Ribotschen Gesetz geht bei Hirnkrankheiten der Abbau des Gedächtnisbesitzes in umgekehrter Reihenfolge wie der Aufbau vonstatten.

zu sprechen wäre. Auch DSM-III-R stellt sich diese Frage und behält schizoaffektive Störungen aus „nur historischen Gründen" als Begriff bei. Schon aus diesen Bemerkungen geht allerdings hervor, daß sich der Begriff „Gemüt" weit von seinen Wurzeln entfernt hat, auch wenn diese noch weiterhin vorhanden sind. Wir müssen aber, deswegen führe ich dies hier alles auf, davon ausgehen, daß der ganze alte Bedeutungshintergrund mitschwingt, wenn wir von Affekt sprechen. Wir müssen ferner damit rechnen, daß dieser sprachlich-kulturelle Hintergrund in Deutschland, Frankreich und England-Amerika jeweils völlig verschieden ist, woraus nicht enden wollende Mißverständnisse resultieren.

Man kann von Menschen ohne Gemüt sprechen, wie man von Menschen ohne Verstand spricht (vgl. die „gemütlosen Psychopathen" bei K. Schneider), so daß „Das gemüth eigentlich die menschheit in dem menschen macht" (Grimmsches Wörterbuch, Bd. 5, Sp. 3322). Damit ist schon das „deutsche Gemüt" gemeint, von dem dann Fichte (1808) sagt: daß die Germanen „zum Geiste auch noch Gemüth haben, während die Romanen nur Geist haben, also kein Gemüth". Von einer anderen Konnotation ist dagegen die Anwendung „auf menschen von reichem oder weichem gefühlsleben, aber mit der stillen voraussetzung, dass darüber bei ihnen einerseits scharfes denken, andererseits die thatkraft zu kurz kommen" (Grimmsches Wörterbuch, Bd. 5, Sp. 3326). Es ist besonders diese Bedeutung von Gemüt, welche in dem Begriff der Emotionspsychosen gemeint ist, auf die ich hier nicht näher eingehen will, obwohl sie ebenfalls zum Themenbereich gehören (vgl. Peters 1984, 1988).

Eine neue Schwierigkeit hat Immanuel Kant hineingetragen, indem er die alten Synonyme Affekt und Leidenschaft auftrennte.

„Affekten und *Leidenschaften* sind wesentlich von einander unterschieden; die erstern [die Affekte] gehören zum Gefühl, so fern es, vor der Überlegung einhergehend, diese selbst unmöglich oder schwerer macht. Daher heißt der Affekt jäh oder jach (animus praeceps) und die Vernunft sagt durch den Tugendbegriff, man solle sich fassen; doch ist diese Schwäche im Gebrauch seines Verstandes, verbunden mit der Stärke der Gemütsbewegung, nur eine *Untugend* und gleichsam etwas Kindisches und Schwaches, was mit dem besten Willen gar wohl zusammen bestehen kann, und das einzige Gute noch an sich hat, daß dieser Sturm bald aufhört. Der Hang zum Affekt (z. B. Zorn) verschwistert sich daher nicht so sehr mit dem Laster, als die Leidenschaft. Leidenschaft *dagegen* ist die zur bleibenden Neigung gewordene sinnliche Begierde (z. B. der Haß im Gegensatz des Zorns)" (Hervorhebungen durch Kant, vgl. Weischedel o. J., Bd. 8, S. 539).

Wie sieht es nun mit den Stichworten Passion, Affekt, Leidenschaft, Gemütsbewegung, Gemüt und Emotion in der modernen psychologischen oder auch philosophischen Literatur aus? Man muß zugeben, daß sie kaum behandelt werden. Ich glaube, daß Lasslop (1974) die Situation richtig wiedergibt, wenn er schreibt: „Gemüt ist ein durch vielfältige, oft wenig explizite Konnotationen vorbelastetes Konzept kaum noch Gegenstand der neueren experimentalpsychologischen Forschung, der an eindeutiger operationaler Definition ihrer Begriffe gelegen ist" (S. 263). Hinzu kommt, daß der Ausdruck Emotion aus der englischen und französischen Literatur auch in die deutsche Wissenschaftsliteratur eingedrungen ist, obwohl er in ihr keine eigene Tradition besitzt und damit auch weitere Bedeutungsnuancen bereits in unser vorwissenschaftliches Verständnis hineingetragen werden.

Sehen wir nun nach, was von der jahrhundertealten Geschichte des Gemüts und der Leidenschaften in die Kriterienkataloge der Gegenwart eingegangen ist.

2.5 Kriterienkataloge

2.5.1 ICD-9

Wenig übersichtlich ist in dieser Frage ICD-9. Dort heißt es unter dem Stichwort „295.7 Schizoaffektive Psychose".

> „Eine Psychose, in der auffällige manische und depressive Symptome vermischt sind mit schizophrenen Symptomen. Gewöhnlich tritt eine Rückbildung ohne Dauerdefekt ein, aber die Rückfallgefahr ist groß. Die Diagnose sollte nur dann gestellt werden, wenn affektive und schizophrene Symptome ausgeprägt sind.
>
> Dazugehörige Begriffe:
> Zykloide Psychose
> Mischpsychose
> Schizophreniforme Psychose, affektiver Typ".

Hier ist eigentlich nur das alte Mißverständnis festgehalten, daß die schizoaffektive Psychose eine Mischung aus schizophrenen und „affektiven" Symptomen ist, wobei mit „affektiv" die depressiven und manischen Schwankungen der Stimmung gemeint sind.

2.5.2 DSM-III-R

DSM-III-R geht trotz aller Vorankündigungen die Sache mit Vorsicht an, bringt dann aber doch eine kurze Kriterienliste. Danach besteht eine Schizoaffektive Störung bei Bestehen folgender Bedingungen:

> „A. Eine Störung, bei der zu einem bestimmten Zeitpunkt neben einem Syndrom einer Major Depression oder Manie zugleich Symptome auftreten, die das A-Kriterium der Schizophrenie erfüllen.
> B. Während einer Episode der Störung treten Wahn oder Halluzinationen mindestens zwei Wochen lang auf, ohne daß auffallende affektive Symptome vorhanden sind.
> C. Schizophrenie wurde ausgeschlossen, d. h. die Dauer aller Episoden *des Affektiven Syndroms* (Original: *of a mood syndrome*) ist im Vergleich zur Gesamtdauer der psychotischen Störung nicht kurz gewesen.
> D. Es kann nicht nachgewiesen werden, daß ein organischer Faktor die Störung hervorgerufen und aufrechterhalten hat."

Außer dem nun leider unübersetzbaren „mood" (mhd. muot) kommt nichts von dem, was ich vorher genannt hatte, darin vor. Nach dem ganzen Text muß man annehmen, daß mit diesem Krankheitsbild das gemeint ist, was in der deutschen Literatur nach Gruhle als Hyperphase und Hypophase bekannt ist. Mit anderen Worten, es sind die häufigen klinischen Bilder damit gemeint, wenn bei einer Schizophrenie im späteren Verlauf Depression und/oder Manie auftreten, während gleichzeitig die schizophrenen Erscheinungen bis zur Unkenntlichkeit zurücktreten. Ich würde dann allerdings immer noch sagen, daß sie in Form der

Basisstörungen und auch von Zerfahrenheit gleichzeitig immer noch vorhanden sind, was sich aber schwer in Kriterien münzen läßt.

2.5.3 Kriterien für zykloide psychotische Störungen nach Perris

Ein anderes Kriterienbild für zykloide psychotische Störungen findet sich bei Perris u. Brockington (1981). Es lautet:

1. Ein akuter psychotischer Zustand[20] ohne Bezug auf Verabreichung oder Mißbrauch jeglicher Drogen/Arzneimittel oder Gehirnverletzungen; zum ersten Mal bei Patienten der Altersgruppe 15 bis 50 Jahren auftretend;
2. Der Zustand zeigt einen plötzlichen Ausbruch mit raschem Wechsel vom gesunden zu einem völlig psychotischen Zustand innerhalb weniger Stunden oder höchstens ein paar Tagen;
3. Zumindest vier der folgenden Symptome müssen vorliegen:
   a) eine gewisse Verwirrung[21], meistens Form von Perplexität[22];
   b) stimmungsinkongruente Wahnvorstellungen[23] jeglicher Art; meist mit verfolgungswahnhaftem Inhalt;
   c) halluzinatorische Erlebnisse jedweder Art, meist in bezug auf Themen des Todes;
   d) ein überwältigendes schreckenerregendes Angstgefühl[24] ohne Bezug auf bestimmte Situationen oder Umstände (Panangst);
   e) intensive Gefühle von Glückseligkeit[25] oder Ekstase[26], meist religiös gefärbt;
   f) Motilitätsstörungen jedweden akinetischen oder hyperkinetischen Typs;
   g) ein besonderes Interesse am Tod;
   h) Gemütsschwankungen[27] im Hintergrund, die nicht so ausgeprägt sind, daß sie die Diagnose einer affektiven Störung rechtfertigen.
4. Es liegt keine bestimmte symptomatologische Kombination vor. Im Gegenteil, die Symptomatologie kann während der Episode häufig wechseln und ein bipolares Bild aufweisen. Die Störung hat die Tendenz, erneut aufzutreten. Nach jeder Episode erfolgt doch eine Genesung.

---

[20] Wann es sich nicht nur um Angst, sondern um einen psychotischen Zustand von Angst handelt, ist offenbar der Beurteilung des Untersuchers überlassen. Kriterien sind dafür nicht angegeben.
[21] Perris hat dazu die mündliche Erklärung abgegeben, daß damit die Denkstörung der Amentia gemeint ist, also die Verwirrtheit im engen Sinne dieses Wortes.
[22] Hiermit ist nach mündlicher Erklärung von Perris das Phänomen der Ratlosigkeit gemeint.
[23] Nach Wernicke (1894) ist der bei diesen Psychosen gebildete Wahn vielmehr in hohem Grade stimmungskongruent. Der Inhalt des Wahns entspricht dem Grade der Angst.
[24] Wahrscheinlich ist mit einem „schreckenerregenden Angstgefühl" ein hoher Grad an Angst gemeint.
[25] Erst Leonhard (1966) hat in diesem Zusammenhang das Glücksgefühl dem Angstgefühl polar gegenübergestellt. In der aufgezeigten historischen Entwicklung kam dies noch nicht vor.
[26] Das sonst in keinem Kriterienkatalog vorkommende Moment der Ekstase ist von Kleist herausgearbeitet worden.
[27] Vgl. das oben über das Gemüt Gesagte.

Nach dem vorher Gesagten ist verhältnismäßig leicht ersichtlich, daß es sich hierbei nicht um dasselbe Krankheitsbild handelt wie in DSM-III-R. Vielmehr handelt es sich um eine Operationalisierung der zykloiden Psychosen von Leonhard (1966), der seinerseits damit wiederum auf Kleist und Wernicke (1894) zurückgeht. Es handelt sich also um eine Kriterientabelle, welche die deutsche Kulturgeschichte in dem vorher aufgezeigten Sinne zum Hintergrund hat, obwohl Perris ein Italiener ist, der in Schweden lebt, das allerdings nach der Vorstellung von Jakob Grimm auch ein deutsches Land darstellt.

2.6 Schlußfolgerungen

Es gibt in den schizoaffektiven Psychosen 2 verschiedenartige Konzeptionen. Beide können sich auf eine jeweils andere europäische Tradition berufen.

Konzeption 1. Schizoaffektive Psychosen sind Psychosen, bei denen im Beginn (Kasanin 1933) oder im weiteren Verlauf heitere oder traurige Verstimmungen zu den schizophrenen hinzutreten. Während dieser Zeiten können die schizophrenen Erscheinungen so weit zurücktreten, daß man sie kaum noch bemerken kann. Der Erfahrene bemerkt sie allerdings doch noch. Diese Psychosen werden anderen schizophrenen Psychosen gegenübergestellt, bei denen die schizophrenen Äußerungen des Denkens weitgehend losgelöst wirken von den Bewegungen des Gemüts. Nachdem DSM-III-R den Begriff der "mood disorders" für die krankhaften Bewegungen des Gemüts eingeführt hat, könnte diese Unterart der schizoaffektiven Störungen unter Verwendung des gleichbedeutenden mittelhochdeutschen muot als schizo-muot-Störungen bezeichnet werden. Im Englischen hat sich teilweise das Wort affect für mood durchgesetzt, so daß damit zu rechnen ist, daß im Englischen der Ausdruck schizo-affektiv weiterhin gebraucht wird. Es ist folgerichtig, bei dieser Unterform, aber nur bei ihr, von Schizodepression und Schizomanie zu sprechen.

Konzeption 2. Schizoaffektive Psychosen sind Psychosen, bei denen die Affekte Angst und/oder ekstatisches Glücksgefühl in psychotischem Ausmaß vorhanden sind. Diese können auf ihrem Höhepunkt schizophrenieähnliche Phänomene hervorbringen, die stets wieder abklingen, wenn der Affekt abklingt. Unter jeweils verschiedenen ätiologischen und theoretischen Konzeptionen läßt sich diese Unterart der schizoaffektiven Psychosen in der Reihe Wernicke-Kleist-Leonhard-Perris (Perris 1974), aber auch bei der Kieler Schule (Störring, Völkel, Suchenwirth, Boeters, Peters, vgl. Peters 1984, 1988) finden. Die Tradition dieser Unterform beschränkt sich offenbar auf den deutschen Kulturkreis, dem auch Perris sich insoweit zugehörig fühlt. Man könnte analog, wenn auch ebenso häßlich, von schizoaffektiven Angstpsychosen oder Schizo-Angst-Psychosen sprechen. Die Einordnung dieser Psychosengruppe erfolgt offenbar in anderen Klassifikationssystemen bei den Katatonien (Angst 1988, persönliche Mitteilung), den schizophrenen Katatonien oder bei atypischen Psychosen.

Literatur

Albertus Magnus: Summa de bono. In der neuen kritischen Ausgabe durch das Albertus Magnus-Institut in Köln, in 40 Bänden: Opera Omnia, Tom XXVIII. Aschendorff: Münster 1951

Brockhaus: Allgemeine deutsche Real-Encyklopädie für die gebildeten Stände. Conversations-Lexikon. F. A. Brockhaus, Leipzig 1868, Bd 9

Esquirol JDE (1980) Des passions, considérées comme causes, symptômes et moyens curatifs de l'aliénation mentale. 1805. Neudruck. Librairie des Deux Mondes, Paris

Fichte JG (1808) Reden an die deutsche Nation. Realschulbuchhandlung, Berlin

Galen: Galeni de Affectuum et peccatorum dignotione libros. In: Wilko de Boer (edidit) Galeni de propiorum animi cuiuslibet affectuum dignotione et curatione / De animi cuiuslibet peccatorum dignotione et curatione / De atra bile. Lipsiae et Berolini in Aedibus B. G. Teubneri MCMXXXVII

Gauchet M, Swain G (1980) La pratique de l'esprit humain. L'institution asilaire et la révolution démocratique. Gallimard, Paris

Grimmsches Wörterbuch. Nachdruck (1984). dtv, München

Hammacher K (Hrsg) (1984) Die Leidenschaften der Seele (Descartes, René: Les passions de l'âme). Meiner, Hamburg

Hübner K (1963) Das Ideal der Exaktheit und die Wissenschaft. Universitätstage. de Gruyter, Berlin

Hunter R, Macalpine I (1963) Three hundred years of psychiatry 1535–1860. Oxford University Press, London New York Toronto

Kasanin J (1933) The acute schizoaffective psychoses. Am J Psychiatr 13:97–126

Lasslop P (1974) Stichwort „Gemüt". In: Joachim Ritter (Hrsg) Historisches Wörterbuch der Philosophie. Wissenschaftliche Buchgesellschaft, Darmstadt

Le Roy G (1937) La psychologie de Condillac. Boivin, Paris

Leonhard K (1966) Aufteilung der endogenen Psychosen. Akademie-Verlag, Berlin

Perris C (1974) A study of cycloid psychoses. Acta Psychiatr Scand (Suppl) 253

Peters UH (1984) Emotionspsychosen (schizoaffektive Psychosen, zykloide Psychosen, atypische Psychosen, Mischpsychosen). In: Freedman AM, Kaplan HI, Sadock BJ, Peters UH (Hrsg) Psychiatrie in Praxis und Klinik, Bd 1: Schizophrenie, affektive Erkrankungen, Verlust und Trauer. Thieme, Stuttgart

Peters UH (1988) Zur Psychopathologie der Angstpsychosen. In: Heinrich K, Bogers B (Hrsg) Angstsyndrome. Ursachen, Erscheinungsformen, Therapie. Schattauer, Stuttgart New York, S 1–22

Peters UH (1989) Studies in German romantic psychiatry. E. T. A. Hoffmann as a psychiatric theorist. Justinus Kerner as a psychiatric practitioner. London

Ribot T (1907) Essai sur les passions. Paris

Riese W (1951) Philippe Pinel (1745–1826). His views on human nature and disease, his medical thought. J Nerv Ment Dis 114:313–323

Riese W (1964) La méthode analytique de Condillac et ses rapports avec l'oevre de Philippe Pinel. Revue philosophique de la France et de l'étranger. Presses Universitaires de France, Paris

Riese W (1965) La théorie des passions à la lumière de la pensée médicale du XVIIe siècle. Karger, Basel New York

Weischedel W (Hrsg) (oJ) Kant. Werke. Suhrkamp, Frankfurt

Wernicke C (1894) Grundriß der Psychiatrie. Thieme, Leipzig

3 Definition der schizoaffektiven Psychosen

A. MARNEROS

3.1 Definition

Wir definieren als schizoaffektive Psychosen (bzw. schizoaffektive Störungen) die psychopathologischen Syndrome, die entweder konkurrent oder sequentiell sowohl eine schizophrene als auch eine melancholische bzw. manische Symptomkonstellation aufweisen. Die Kriterien sind im Anhang dieses Kapitels dargestellt.

Die Erfassung der schizophrenen Symptomkonstellation erfolgt nach leicht modifizierten Kriterien von DSM-III bzw. DSM-III-R. Die melancholische Symptomkonstellation entspricht den Kriterien der "Melancholic Type of Major Depression" von DSM-III bzw. DSM-III-R (APA 1980, 1987) und die manische Symptomkonstellation den leicht modifizierten Kriterien der "Manic Episode" von DSM-III bzw. DSM-III-R (siehe Anhang).

Die Vorteile einer solchen Definition zeigen sich in 3 Aspekten: 1. Enge Definition der schizoaffektiven Psychosen, 2. Berücksichtigung des longitudinalen Aspektes und 3. Unterscheidung zwischen „Episode" und „Erkrankung".

3.2 Enge Definition der schizoaffektiven Psychosen

Eine der wesentlichen Schwächen der bisherigen Erforschung der schizoaffektiven Psychosen betrifft die teilweise verwendeten sehr breiten Definitionen. Die Übereinstimmung der Definitionen der schizoaffektiven Psychosen zwischen den verschiedenen Systemen ist recht schwach (Marneros et al. 1989b). Vor allem der affektive Teil der Symptomatologie wird häufig sehr breit definiert. Natürlich gibt es Systeme, die die depressive Symptomatik mit der Bezeichnung Melancholie oder Zyklothymie eng definieren, wie etwa die Wiener Schule (Berner et al. 1983) oder die Kriterien von Kendell (Kendell u. Gourlay 1970). Andere Systeme jedoch definieren die depressive Symptomatik der schizoaffektiven Psychosen entweder nur sehr ungenau mit der Bezeichnung „depressive Symptomatologie" oder sehr weit mit den Kriterien der "Major Depression", so etwa das DSM-III-R (APA 1987), die RDC (Spitzer et al. 1978), die St.-Louis-Kriterien (Feighner et al. 1972) und auch die WHO-Definition (WHO 1979) (siehe ausführliche Darstellung in Marneros et al. 1989 a). Ähnliches gilt auch für die manische Symptomatik.

Wie wir schon andernorts gezeigt haben, erschwert die breite Definition der schizoaffektiven Psychosen die Validierung der Diagnose „schizoaffektive Psychose"; sie erschwert auch die Bildung von homogenen Gruppen zum Zwecke der

Forschung und führt zu Widersprüchen und Unzufriedenheiten bei der Entwicklung von Therapiestrategien, rehabilitativen Maßnahmen usw. Bei einer breiten Definition der affektiven Symptomatik sind viele Psychosen, die dadurch als schizoaffektiv erfaßt werden, nichts anderes als Schizophrenien. Dies wiederum spiegelt sich in den Ergebnissen der Verlaufsforschung wider, die dann einen nicht mehr so günstigen Verlauf zeigen. In einer empirischen Studie (Marneros et al. 1989 a) haben wir gezeigt, daß nicht jede affektive Symptomatologie in der Lage ist, eine schizophrene Symptomatik als schizoaffektiv zu qualifizieren. Schizophrene Symptomkonstellationen, die von einer „einfachen" depressiven oder „einfachen" manischen Symptomatik begleitet werden, unterscheiden sich überhaupt nicht von schizophrenen Psychosen, die eine solche affektive Symptomatik überhaupt nicht haben, weder im prämorbiden noch im „postmorbiden" Bereich. (Als „einfache" depressive Symptomatik wird jede depressive Symptomkonstellation angesehen, die *nicht* die Kriterien der Melancholie erfüllt; „einfache" maniforme Symptomatik wird jede andere Symptomatik genannt, die nicht die Kriterien der manischen Episode erfüllt, wie sie im Anhang dieses Beitrages dargestellt ist.) Schizophrene Symptomkonstellationen dagegen, die von melancholischer oder manischer Symptomatik begleitet sind (vgl. Kriterien im Anhang), unterscheiden sich signifikant sowohl auf „postmorbider" als auch prämorbider Ebene von beiden anderen Formen: Sowohl von der Schizophrenie mit „einfacher" affektiver Symptomatik als auch von der Schizophrenie ohne jede affektive Symptomatik (Marneros et al. 1986c; 1989 a). In der genannten Arbeit wird gezeigt, daß nur eine enge Definition der schizoaffektiven Psychosen zu einer Validierung des Konzeptes beitragen kann. Die von uns vorgeschlagenen Definitionen erfüllen weitgehend die Kriterien einer engen Definition.

3.3 Berücksichtigung des longitudinalen Aspektes

Wie schon Angst 1986 hervorgehoben hat, betrifft eine der wesentlichen Schwächen der bisherigen Konzepte der schizoaffektiven Psychosen die Restriktion auf eine Querschnittsdiagnose, die den Syndromwechsel in den nachfolgenden Episoden ignoriert (Angst 1986; Marneros et al. 1988 d, 1989). Wie wir an anderer Stelle gezeigt haben, sind die schizoaffektiven Psychosen in ihrer Majorität polymorph, das bedeutet, sie bieten in ihrem Verlauf mehr als einen Episodentyp (Marneros et al. 1988 d). Viel weniger als die Hälfte der von uns untersuchten schizoaffektiven Psychosen boten einen monomorphen Verlauf, d. h. nur einen einzigen Episodentyp. Viele Definitionen berücksichtigen nicht den Syndromwechsel im Verlauf der schizoaffektiven Psychosen und sprechen aufgrund von Indexaufnahmen von „Schizodepression" oder „Schizomanie". Empirische Untersuchungen haben jedoch bestätigt, daß polymorphe und monomorphe schizoaffektive Psychosen gleichberechtigt eine Stellung innerhalb der breiteren Gruppe der schizoaffektiven Psychosen besitzen müssen. Dies gilt auch, wenn man zwischen sequentiellen und konkurrenten Formen unterscheidet: Konkurrente Formen (d. h. mit gleichzeitigem Vorhandensein von schizophrenen und affektiven Symptomen) unterscheiden sich weder in prämorbiden noch in „postmorbiden" Dimensionen von sequentiellen Formen der schizoaffektiven Psychosen (also mit einem Abwechseln von schizophrener und affektiver Symptomatik) (Marneros et al. 1986c, 1988a–d). Übrigens tendieren nach unseren Untersuchungen sequentielle Formen im langjährigen Verlauf in der Regel auch zu konkurrenten Episoden (Marneros et al. 1988d).

Die Berücksichtigung des longitudinalen Aspektes beinhaltet auch die Unterscheidung zwischen „Episode" und „Erkrankung". Eine Episode macht noch keine Erkrankung. Dies bedeutet, eine melancholische Episode macht noch keine Melancholie, wenn der Patient in seiner Anamnese oder in nachfolgenden Zeiten schizophrene Episoden bietet. In diesem Zusammenhang muß man von einer sequentiellen schizoaffektiven Psychose sprechen. Die empirische Forschung hat die Berechtigung einer solchen longitudinalen Diagnostik aufgezeigt (Marneros et al. 1986c, 1988a–d, 1989a,b).

3.4 Schlußfolgerungen

Die Diagnose „schizoaffektive Psychose" muß eng gefaßt werden. Eine „einfache" depressive oder maniforme Symptomatik kann bei Vorhandensein von schizophrenen Symptomen die Diagnose schizoaffektive Psychose *nicht* stützen. Nur die melancholische bzw. „endogen" manische Symptomatik (wie im Anhang dieses Beitrages definiert) berechtigt zur Diagnose „schizoaffektive Psychose". Die bisherige empirische Forschung bestätigte, daß sich die eng definierten schizoaffektiven Psychosen von schizophrenen Syndromen mit „einfacher" affektiver Symptomatik unterscheiden. Schizophrene Syndrome mit „einfacher" affektiver Symptomatik dagegen unterscheiden sich überhaupt nicht von schizophrenen Syndromen, die keinerlei depressive oder maniforme Symptomatik aufweisen. Sequentielle und konkurrente Formen schizoaffektiver Psychosen sind nach den Resultaten der empirischen Forschung gleichberechtigte Formen.

Literatur

American Psychiatric Association (APA) (1980) Diagnostic and statistical manual of mental disorders, 3rd ed. APA, Washington DC
American Psychiatric Association (APA) (1987) Diagnostic and statistical manual of mental disorders, 3rd ed (revised). APA, Washington DC
Angst J (1986) The course of schizoaffective disorders. In: Marneros A, Tsuang MT (eds) Schizoaffective psychoses. Springer, Berlin Heidelberg New York Tokyo, pp 63–93
Berner P, Gabriel E, Katschnig H, Kieffer W, Koehler K, Lenz G, Simhandl C (1983) Diagnosekriterien für schizophrene und affektive Psychosen. APA, Washington DC
Feighner JP, Robins E, Guze SB, Woodruf RA, Winokur G, Munoz R (1972) Diagnostic criteria for use in psychiatric research. Arch Gen Psychiatry 26:57–63
Kendell RE, Gourlay J (1970) The clinical distinction between the affective psychoses and schizophrenia. Br J Psychiatry 117:261–266
Kendell RE (1986) The relationship of schizoaffective illnesses to schizophrenic and affective disorders. In: Marneros A, Tsuang MT (eds) Schizoaffective psychoses. Springer, Berlin Heidelberg New York Tokyo, pp 18–30
Marneros A, Deister A, Rohde A (1986a) The Cologne study on schizoaffective disorders and schizophrenia suspecta. In: Marneros A, Tsuang MT (eds) Schizoaffective psychoses. Springer, Berlin Heidelberg New York Tokyo, pp 123–142

Marneros A, Rohde A, Deister A (1986b) Features of schizoaffective disorders: The "cases-in-between". In: Marneros A, Tsuang MT (eds) Schizoaffective psychoses. Springer, Berlin Heidelberg New York Tokyo, pp 143–154

Marneros A, Rohde A, Deister A, Risse A (1986c) Schizoaffective disorders: The prognostic value of the affective component. In: Marneros A, Tsuang MT (eds) Schizoaffective psychoses. Springer, Berlin Heidelberg New York Tokyo, pp 155–163

Marneros A, Deister A, Rohde A, Jünemann H, Fimmers R (1988a) Long-term course of schizoaffective disorders. Definitions, methods, frequency of episodes and cycles. Eur Arch Psychiatr Neurol Sci 237:264–275

Marneros A, Rohde A, Deister A, Jünemann H, Fimmers R (1988b) Long-term course of schizoaffective disorders. Length of cycles, episodes and intervals. Eur Arch Psychiatr Neurol Sci 237:276–282

Marneros A, Rohde A, Deister A, Fimmers R, Jünemann H (1988c) Long-term course of schizoaffective disorders. Onset, type of episodes and syndrome shift, precipitating factors, suicidality, seasonality, inactivity of illness and outcome. Eur Arch Psychiatry Neurol Sci 237:283–290

Marneros A, Rohde A, Deister A, Jünemann H (1988d) Syndrome shift in long-term course of schizoaffective disorders. Eur Arch Psychiatr Neurol Sci 238:97–104

Marneros A, Deister A, Rohde A (1989a) Quality of affective symptomatology and its importance for the definition of schizoaffective disorders. Psychopathology 22:152–160

Marneros A, Rohde A, Deister A, Steinmeyer EM (1989b) Behinderung und Residuum bei schizoaffektiven Psychosen: Daten, methodische Probleme und Hinweise für zukünftige Forschung. Fortschr Neurol Psychiatr 57 (im Druck)

Spitzer RL, Endicott J, Robins E (1978) Research diagnostic criteria: Rationale and reliability. Arch Gen Psychiatry 35:773–782

World Health Organization (WHO) (1979) Mental disorders: Glossary and guide to their classification in accordance with the 9th revision of the international classification of diseases. WHO, Geneve

Definition der schizoaffektiven Psychosen

Anhang: Kriterien

1 Diagnostische Kriterien einer Episode

1.1 Schizophrene Episode

A. Mindestens eines der folgenden Merkmale während der Episode:
   1. Wahnphänomene der Beeinflussung und des Gemachten, Gedankenausbreitung, Gedankeneingebung, Gedankenentzug
   2. Wahnphänomene mit Verfolgungs- oder Eifersuchtsinhalten, körperbezogene, Größen-, religiöse, nihilistische oder andere Wahnphänomene, wenn sie mit mindestens einem der folgenden Merkmale einhergehen:
      a) Halluzinationen
      b) abgestumpfter, verflachter oder inadäquater Affekt
      c) katatones oder sonst grob desorganisiertes Verhalten.
   3. Akustische Halluzinationen, bei denen entweder eine Stimme das Verhalten oder die Gedanken des Betroffenen kommentiert oder zwei oder mehr Stimmen sich miteinander unterhalten oder Gedanken laut werden.
   4. Akustische Halluzinationen bei verschiedenen Gelegenheiten und mit mehr als einem oder zwei Worten Umfang, ohne offensichtlichen Zusammenhang mit Depression oder Stimmungshebung.
   5. Inkohärenz, deutliche Lockerung der Assoziationen, ausgeprägt unlogisches Denken oder ausgeprägte Verarmung der sprachlichen Äußerungen, wenn sie mit mindestens einem der folgenden Merkmale einhergehen:
      a) abgestumpfter, verflachter oder inadäquater Affekt
      b) Wahn oder Halluzinationen
      c) katatones oder sonst grob desorganisiertes Verhalten.
B. Dauer: Mindestens eine Woche.
C. Fehlen der Kriterien der melancholischen, manischen oder manisch-depressiven Episode – wie hier definiert – während, unmittelbar vor oder unmittelbar nach (ohne freies Intervall) den unter A. aufgeführten Symptomen.
D. Nicht Folge einer organisch bedingten psychischen Störung.

1.2 Paranoide Episode

A. Anhaltender Verfolgungswahn, Eifersuchtswahn, Größenwahn, religiöser oder nihilistischer Wahn oder andere Wahnphänomene, aber kein Wahn, wie unter A.1. der schizophrenen Episode aufgeführt (d.h. kein Wahnphänomen der Beeinflussung und des Gemachten, Gedankenausbreitung, Gedankeneingebung oder Gedankenentzug).
B. Emotionalität und Verhalten entsprechen dem Inhalt des Wahnsystems.
C. Dauer: Mindestens eine Woche.
D. Keines der Symptome von Kriterium A der schizophrenen Episode.
E. Keine dominierenden Halluzinationen.
F. Fehlen der Kriterien der melancholischen, manischen oder manisch-depressiven Episode – wie hier definiert – während, unmittelbar vor oder unmittelbar nach (ohne freies Intervall) den unter A. aufgeführten Symptomen.
G. Nicht Folge einer organisch bedingten psychischen Störung.

1.3 Melancholische Episode

A. Verlust der Freude an allen oder fast allen Aktivitäten.
B. Mangel an Reagibilität auf üblicherweise angenehme Reize.

C. Mindestens 3 der folgenden Merkmale:
   1. Eine besondere Qualität der depressiven Stimmung, d. h. die depressive Stimmung wird als deutlich anders empfunden als etwa die Gefühle nach dem Tod eines geliebten Menschen.
   2. Die Depression ist in der Regel morgens schlimmer.
   3. Frühes Erwachen am Morgen (deutlich früher als üblich).
   4. Ausgeprägte psychomotorische Hemmung oder Erregung.
   5. Erhebliche Appetitlosigkeit oder Gewichtsverlust.
   6. Sehr starke oder unangemessene Schuld- oder Insuffizienzgefühle.
D. Dauer: Mindestens eine Woche.
E. Fehlen der Kriterien der schizophrenen, paranoiden, manischen oder manisch-depressiven Episode – wie hier definiert – während, unmittelbar vor oder unmittelbar nach (ohne freies Intervall) der melancholischen Episode.
F. Nicht Folge einer organisch bedingten psychischen Störung.

1.4 Manische Episode

A. Eine oder mehrere abgegrenzte Perioden mit überwiegend gehobener, expansiver oder reizbarer Stimmung.
B. Dauer mindestens eine Woche (oder beliebige Dauer, wenn eine Klinikaufnahme erforderlich ist), während der in der überwiegenden Zeit mindestens 3 der folgenden Symptome (bzw. 4, wenn die Stimmung nur reizbar war) und in ausgeprägtem Maße bestanden haben:
   1. Steigerung der Aktivität (sozial, bei der Arbeit oder sexuell) oder körperliche Unruhe.
   2. Redseliger als gewöhnlich oder Drang, dauernd weiterzureden.
   3. Ideenflucht oder die subjektive Erfahrung des Gedankenjagens.
   4. Gesteigertes Selbstbewußtsein (Größengedanken, die wahnhaft sein können).
   5. Vermindertes Schlafbedürfnis.
   6. Ablenkbarkeit, d. h. die Aufmerksamkeit wird zu leicht von unwichtigen oder irrelevanten äußeren Reizen angezogen.
   7. Exzessive Beschäftigung mit Aktivitäten, die mit großer Wahrscheinlichkeit unangenehme Konsequenzen haben, worauf aber keine Rücksicht genommen wird, etwa „Runden ausgeben", sexuelle Indiskretionen, törichte geschäftliche Investitionen, grob fahrlässiges Autofahren.
C. Fehlen der Kriterien der schizophrenen, paranoiden, melancholischen oder manisch-depressiven Episode – wie hier definiert – während, unmittelbar vor oder unmittelbar nach (ohne freies Intervall) der manischen Episode.
D. Nicht Folge einer organisch bedingten psychischen Störung.

1.5 Manisch-depressive Episode

A. Die Episode umfaßt sowohl die Symptomatik der melancholischen als auch die der manischen Episode, gleichzeitig oder abwechselnd ohne freies Intervall.
B. Nicht Folge einer organisch bedingten psychischen Störung.

1.6 Schizodepressive Episode

A. Die Episode umfaßt sowohl die Symptomatik der schizophrenen oder paranoiden Episode als auch die der melancholischen Episode, gleichzeitig oder abwechselnd ohne freies Intervall.
B. Wenn die Symptomatik eine Mischung der Symptomatik der paranoiden und der melancholischen Episode darstellt, dann müssen auch Wahnphänomene vorhanden sein, die stim-

mungsinkongruent sind (d. h. nicht nur nihilistischer Wahn, Schuldwahn, wahnhafte Insuffizienzgefühle oder andere melancholische Wahnphänomene).
C. Nicht Folge einer organisch bedingten psychischen Störung.

1.7 Schizomanische Episode

A. Die Episode umfaßt sowohl die Symptomatik der schizophrenen oder paranoiden Episode als auch die der manischen Episode, gleichzeitig oder abwechselnd ohne freies Intervall.
B. Wenn die Symptomatik eine Mischung der Symptomatik der paranoiden und der manischen Episode darstellt, dann müssen auch Wahnphänomene vorhanden sein, die stimmungsinkongruent sind (d. h. nicht nur Größenwahn oder andere manische Wahnphänomene).
C. Nicht Folge einer organisch bedingten psychischen Störung.

1.8 Schizomanisch-depressive Episode

A. Die Episode umfaßt sowohl die Symptomatik der schizophrenen oder paranoiden Episode als auch die der manisch-depressiven Episode, gleichzeitig oder abwechselnd ohne freies Intervall.
B. Wenn die Symptomatik eine Mischung der Symptomatik der paranoiden und der manisch-depressiven Episode darstellt, dann müssen auch Wahnphänomene vorhanden sein, die stimmungsinkongruent sind (wie bei der schizodepressiven und schizomanischen Episode).
C. Nicht Folge einer organisch bedingten psychischen Störung.

1.9 Uncharakteristische Episode

Episoden, die die Kriterien einer der anderen Episoden nicht erfüllen, werden als „uncharakteristisch" klassifiziert.

2 Diagnostische Kriterien einer Erkrankung

2.1 Schizoaffektive Psychose

Während des gesamten Verlaufs:
A. Vorhandensein mindestens einer schizoaffektiven Episode, d. h. einer schizodepressiven, schizomanischen oder schizomanisch-depressiven Episode, wie hier definiert.
   oder
B. Auftreten von schizophrenen (oder paranoiden) Episoden und affektiven Episoden im Wechsel, unabhängig von ihrer Anzahl, Reihenfolge oder anteiligen Häufigkeit.
C. Wenn A. oder B. erfüllt sind, dürfen im Verlauf uncharakteristische Episoden vorkommen. Ihr Vorkommen hat keinen Einfluß auf die Diagnosenstellung.

2.2 Schizophrenie

Während des gesamten Verlaufs:
A. Vorkommen von schizophrenen Episoden.
B. Fehlen von schizoaffektiven oder affektiven Episoden, wie hier definiert.
C. Wenn A. und B. erfüllt sind, dann hat das Vorhandensein von paranoiden oder uncharakteristischen Episoden keinen Einfluß auf die Diagnosenstellung.

2.3 Affektive Psychose

Während des gesamten Verlaufs:
A. Vorhandensein von affektiven Episoden.
B. Fehlen von schizoaffektiven, schizophrenen oder paranoiden Episoden, wie hier definiert.
C. Wenn A. und B. erfüllt sind, dann hat das Vorkommen von uncharakteristischen Episoden keinen Einfluß auf die Disgnosenstellung.

2.4 Paranoide Psychose

Während des gesamten Verlaufs:
A. Vorhandensein von paranoiden Episoden, wie hier definiert.
B. Fehlen von schizophrenen, affektiven oder schizoaffektiven Episoden, wie hier definiert.
C. Wenn A. und B. erfüllt sind, dann macht das Vorkommen von uncharakteristischen Episoden die Diagnose unsicher.

4 Zykloide psychotische Störungen: Ihre Beziehung zu den schizoaffektiven Psychosen

C. Perris und M. Eisemann

Der Zweck dieses Artikels ist, innerhalb der uns zur Verfügung stehenden Seiten eine begriffliche Unterscheidung der zykloiden psychotischen Störungen von den anderen großen Psychosen und insbesondere von den schizoaffektiven Störungen zu geben. Wenn auch der diagnostische Begriff der „zykloiden Psychose" eine sehr lange Vergangenheit hat (Perris 1973, 1986a, 1988; Maj 1984 für neue Übersichten), ist er doch noch sehr wenig verstanden. In der angloamerikanischen Literatur, wo die Konzepte der „schizoaffektiven", „atypischen" oder „schizophreniformen" Psychosen mehr Beliebtheit erlangt haben, wird er uneinheitlich benutzt und fälschlicherweise als mit dem der „zykloiden Psychose" austauschbar betrachtet. Ein Grund für diese momentane diagnostische Unsicherheit bezüglich der zykloiden Psychosen mag darin liegen, daß diese Kategorie bis vor kurzem weder in den aufeinanderfolgenden Überarbeitungen der Internationalen Klassifikation (ICD 5–9) der Weltgesundheitsorganisation noch in den Klassifikationshandbüchern der Amerikanischen Psychiatrischen Gesellschaft (DSM) erschienen ist. Die zykloiden Psychosen sind erst jetzt unter der Rubrik „Akute oder vorübergehende psychotische Störungen" (F23) in der 10. Überarbeitung der ICD (1988), die z.Z. Gegenstand von Feldstudien ist, enthalten. Da diese Aufnahme in offizielle Klassifikationssysteme wahrscheinlich zu einer weiter verbreiteten Anwendung dieses diagnostischen Konzepts führen wird, scheint eine nähere Betrachtung der unterscheidenden Merkmale angebracht.

In der vorliegenden Arbeit wird die Betonung auf 3 miteinander zusammenhängenden Punkten liegen: der Begriffsentwicklung der zykloiden psychotischen Störungen und deren gegenwärtige Diagnosekriterien, der Unterscheidung der zykloiden Psychosen von den schizoaffektiven Syndromen und auf der Bedeutung der Identifikation der zykloiden Psychosen für die Behandlung.

4.1 Die Entstehung und Entwicklung des Begriffs der zykloiden psychotischen Störungen

Aus Abb. 1 geht hervor, daß die Wurzeln des Konzepts der zykloiden Psychose bis auf die Arbeiten von Morel (1860) und dessen Begriff der „Degeneration" zurückreichen. Die Entwicklung dieses Begriffs verlief Hand in Hand mit Kraepelins Klassifikationsarbeit, die ebenfalls Ausdruck der Unzufriedenheit vieler Psychiater war angesichts der schwierigen Aufgabe, alle Fälle von „endogenen" Psychosen in eine dichotome Klassifikation zu zwingen.

Magnan (1893) beschrieb zum ersten Mal einen psychopathologischen Zustand, „bouffée délirante de les dégénérées", der gekennzeichnet ist durch einen

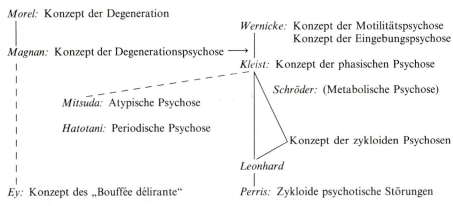

Abb. 1. Zykloide Psychosen: Ursprünge des Konzepts (vereinfacht)

plötzlichen Ausbruch, ein vielgestaltiges psychotisches Symptombild und ein periodisch wiederkehrendes Auftreten in den nachfolgenden Generationen. Mangans Konzept des „bouffée délirante" ist, wenn auch ohne weitere Verbindung zu dem hinfälligen Degenerationskonzept, in der französischen Klassifikation der Geisteskrankheiten noch lebendig. Hier werden Syndrome der von Magnan beschriebenen Art in einen Subtyp von möglicherweise reaktiver Natur („bouffée délirante réactive"), im großen und ganzen der „akuten reaktiven Psychose" des DSM-III entsprechend, und in einen Subtyp (bouffée délirante-Magnantyp") in naher Übereinstimmung mit der zykloiden Psychose (Pichot 1982; Pull et al. 1983) eingeteilt.

Der Begriff „zykloide Psychosen" wurde erstmals von Kleist (1928) verwendet, um einige gutartige Formen der endogenen Psychosen in Rahmen der größeren Gruppe der „Degenerationspsychosen" im Sinne Wernickes (1900) abzugrenzen. Kleist identifizierte 3 wichtige Untergruppen von zykloiden Psychosen und schlug vor, diese sowohl von dem manisch-depressiven Irresein als auch von der Schizophrenie zu unterscheiden. Später wechselte Leonhard (1957), der früher dem Begriff der „atypischen endogenen Psychose" den Vorzug gegeben hatte, zu dem der zykloiden Psychose über und behielt unter dieser Rubrik die von Kleist beschriebenen und früher von ihm selbst untersuchten 3 hauptsächlichen Untergruppen bei. Leonards Einteilung umfaßt die „Angst-Glück-Psychose", die „Erregtgehemmte Verwirrtheit", und die „Akinetisch-hyperkinetische Motilitätspsychose", bei allen einen bipolaren Verlauf voraussetzend. Es muß betont werden, daß sich der Ausdruck „bipolar" in diesem Zusammenhang mehr auf das Auftreten innerhalb derselben Episoden phänomenologisch bipolarer Äußerungen bezieht als auf Vorkommen klar abgegrenzter Episoden bipolarer Art, wie es bei der manisch-depressiven Krankheit der Fall ist.

Offensichtlich hatten Kleists und Leonhards Konzepte auch einigen Einfluß in Japan. So wurden Leonhards Hypothesen von Mitsuda (Mitsuda 1962, 1979) in die genetische Forschung integriert und von Hatotani et al. (Hatotani u. Nomara 1983) in klinischen und biologischen Untersuchungen geprüft. Die japanischen Autoren haben jedoch überwiegend den Begriff „atypische Psychosen" oder „periodische Psychosen" benutzt, um auf zykloide psychotische Störungen zu verweisen. Einige Informationen bezüglich des geschichtlichen Hintergrunds für das Konzept der zykloiden Psychose in den USA sind aus den Übersichten von Valliant (1964), Maj (1984) und Perris (1986a) ersichtlich. Außer dem klassischen Konzept der „schizoaffektiven Psychose", ursprünglich 1933 von Kasanin eingeführt, wurden die Bezeichnungen "remitting schizophrenia" bzw. "good prognosis schizophrenia" benutzt, um psychotische Zustände zu benennen, die wahrscheinlich als zykloide Psychosen diagnostiziert hätten werden können, falls diese Diagnose gebräuchlich gewesen wäre. Wir möchten jedoch nicht behaupten, daß alle soeben genannten Bezeichnungen Synonyme seien. So waren die ursprünglich von Kasanin beschriebenen „schizoaffektiven" Psychosen, der das Auftreten von Umweltstressoren vor dem Ausbruch betonte, wahrscheinlich Beispiele akuter reaktiver Psychosen, wohingegen sowohl "remitting schizophrenia" und "good prognosis schizophrenia" anscheinend auch dazu benutzt wurden, wiederkehrende affektive Störungen mit psychotischen Merkmalen zu klassifizieren. Neuere Interpretationen des Konzepts der „schizoaffektiven Psychose" sind bei Maj (1984), Perris (1984, 1986a) und Maj u. Perris (1985) zu finden, wo auch die Inkonsistenz seiner Anwendung diskutiert und ein Ausweg aus der Sackgasse angezeigt wird.

Neben der klinisch-diagnostischen Begriffsbildung besteht Leonhards Hauptbeitrag darin, den prognostischen Wert des Begriffs der zykloiden Psychosen hervorgehoben zu haben. Sowohl in seinem Lehrbuch als auch in verschiedenen anderen Arbeiten (z. B. Leonhard u. von Trostorff 1964) hat Leonhard sorgfältig dokumentiert, daß die als zykloid diagnostizierten Psychosen in der Regel einen periodisch wiederkehrenden Verlauf zeigen, der nicht zum Defekt führt. Diese Resultate wurden von mehreren anderen Forschern bestätigt (Krüger 1968; Kirov 1972; Cutting et al. 1978; Brockington et al. 1982a; Armbruster et al. 1983). Die Forschung, die von unserer Gruppe seit Beginn der 70er Jahre an der Psychiatrischen Universitätsklinik Umeå durchgeführt wurde, ist auf Leonhards Konzept gegründet und hat zum Ziel, die Gültigkeit des Begriffs der zykloiden Psychosen nachzuweisen (Perris 1973, 1974, 1984, 1986a, b, 1988; Brockington et al. 1982b; Perris u. Brockington 1981; Perris u. Eisemann 1986) und deren klinische und biologische Eigenschaften näher zu definieren (Perris et al. 1979; Beckman et al. 1980; Perris u. Eisemann 1980).

Keiner der älteren deutschen Autoren hat jemals irgendeine Reihe formeller Diagnosekriterien präsentiert. Ein solcher Ansatz wäre für diese äußerst geschickten Kliniker, die einen Großteil ihres aktiven Lebens im direkten Kontakt mit ihren Patienten verbrachten, undenkbar gewesen. Seit die St.-Louis-Gruppe (Feighner et al. 1972) jedoch die Begriffsbestimmung klinischer Diagnosen mittels definierter Kriterien vorschlug, ist deren Anwendung als ein großer Fortschritt in Richtung einer zunehmenden diagnostischen Übereinstimmung und Verständigungserleichterung allgemein anerkannt worden. Demgemäß bestand eines unserer Ziele darin, eine Reihe diagnostischer Kriterien für zykloide Psychosen zu entwickeln, die zu Forschungszwecken verwendet werden könnten. Eine vorläufige Aufstellung wurde im Zusammenhang mit einer umfassenden Studie benutzt, die Perris (1974) durchführte. Da jedoch einige dieser Formulierungen mißverstanden werden konnten, wurde 1981 eine neue Aufstellung von Perris u. Brockington vorgelegt. Diese Kriterien, aus Tabelle 1 ersichtlich, bildeten später

Tabelle 1. Diagnostische Kriterien für zykloide psychotische Störungen. (Nach Perris u. Brockington 1981)

---

1. Ein akuter psychotischer Zustand ohne Bezug auf Verabreichung oder Mißbrauch jeglicher Drogen/Arzneimittel oder Gehirnverletzungen; zum ersten Mal bei Patienten der Altersgruppe 15–50 Jahren auftretend;
2. Der Zustand zeigt einen plötzlichen Ausbruch mit raschem Wechsel vom gesunden zu einem völlig psychotischen Zustand innerhalb weniger Stunden oder höchstens einiger Tage;
3. Zumindest 4 der folgenden Symptome müssen vorliegen:
    a) Eine gewisse Verwirrtheit, meistens in Form von Ratlosigkeit;
    b) Stimmungskongruente Wahnvorstellungen jeglicher Art; meist mit verfolgungswahnhaftem Inhalt;
    c) Halluzinatorische Erlebnisse jedweder Art, meist in bezug auf Themen des Todes;
    d) Ein überwältigendes schreckenerregendes Angstgefühl ohne Bezug auf bestimmte Situationen oder Umstände (Panangst, psychotische Angst);
    e) Intensive Gefühle von Glückseligkeit oder Ekstase, meist religiös gefärbt;
    f) Motilitätsstörungen jedweden akinetischen oder hyperkinetischen Typs;
    g) Ein besonderes Interesse am Tod;
    h) Gemütsschwankungen im Hintergrund, die nicht so ausgeprägt sind, daß sie die Diagnose einer affektiven Störung rechtfertigen;
4. Es liegt keine bestimmte symptomatologische Kombination vor. Im Gegenteil, die Symptomatologie kann während der Episode häufig wechseln und ein bipolares Bild aufweisen. Die Störung hat die Tendenz, erneut aufzutreten. Nach jeder Episode erfolgt doch eine Genesung

---

den Grund für die weitere Verfeinerung der diagnostischen Definition, wie sie in der ICD-10 der Weltgesundheitsorganisation enthalten ist (Tabelle 2). Somit haben die zykloiden psychotischen Störungen schließlich nach mehr als einem halben Jahrhundert seit Kleists (1928) ursprünglicher Identifizierung Zutritt in ein offizielles Klassifikationssystem erlangt.

4.2 Allgemeine klinische Charakteristika

Die Studie von Perris (1974) basiert auf einer gründlichen Untersuchung von 60 Patienten und deren Verwandten 1. und 2. Grades. Hierbei wurde offenbar, daß eine eindeutige Unterscheidung zwischen 3 verschiedenen Untergruppen von zykloiden Psychosen, wie ursprünglich von Leonhard vorgeschlagen, nicht immer durchführbar war. Obwohl einige Patienten aufgrund ihrer vorherrschenden Symptomatologie während mehrerer Episoden einer der Untergruppen zugeordnet werden konnten, scheint eine Mischung von allen 3 von Leonhard beschriebenen klinischen Formen eher die Regel als die Ausnahme zu sein. In einer persönlichen Mitteilung (1984) stimmte Leonhard dieser Schlußfolgerung zu und betonte, daß er insbesondere bezüglich der früher angenommenen Unabhängigkeit der akinetisch-hyperkinetischen Typen zu einer ähnlichen Auffassung gelangt war. Ehe wir zum Thema der Konkordanz zwischen unseren Kriterien für zykloide Störungen und Kriterien aus der Literatur für andere Störungen übergehen, seien noch kurz einige allgemeine klinische Eigenschaften kommentiert.

Zykloide psychotische Störungen

Tabelle 2. Definition der „Akuten oder vorübergehenden psychotischen Störung (zykloide Psychose; Bouffée délirante)" im ICD-10-Entwurf der WHO für Feldstudien

Eine akute psychotische Störung, die sich rasch, im allgemeinen innerhalb weniger Tage zu ihrem Höhepunkt entwickelt und sich ebenso rasch mit vollständiger Genesung innerhalb von ein paar Wochen oder Monaten auflöst. Gewöhnlich tritt sie bei jungen Erwachsenen auf ohne jegliche bemerkbare Abnormalität der früheren Persönlichkeit. In der Mehrzahl der Fälle fehlen auslösende Faktoren. Ein Rückfallrisiko liegt vor, die Prognose der individuellen Episode ist jedoch gleichbleibend gut. Der Zustand kommt nicht bei Kindern vor und selten nach dem Alter von 50

Diagnostische Richtlinien
Die folgenden Merkmale sind für die Diagnose erforderlich:
- a) Plötzlicher Ausbruch („wie ein Blitz aus heiterem Himmel") voll ausgebildeter Wahnvorstellungen ohne jeglichen Streß;
- b) Das klinische Bild wird von schlecht organisierten Wahnvorstellungen polymorpher Natur bestimmt, oft mit Verfolgungs-, grandiosem, religiösem oder erotischem Inhalt, die fluktuieren und die Themen rasch wechseln;
- c) Fehlen einer merkbaren Beeinträchtigung des Bewußtseins, der Aufmerksamkeit und Konzentration, obwohl Perplexität und falsche Identifizierungen gewöhnlich sind;
- d) Gefühlsmäßiger Aufruhr mit intensiven Gefühlen von Glück oder Ekstase, Angst oder Irritation;

Zusätzlich zu den obigen Merkmalen können folgende vorkommen:
- e) Halluzinationen und/oder andere Wahrnehmungsstörungen jedweder Art (z. B. Illusionen, Depersonalisationsphänomene);
- f) Wahnstimmung oder Erfahrung plötzlicher Erleuchtung oder Einsicht in die Bedeutsamkeit von Ereignissen aus der Umgebung;
- g) Erhöhte oder verminderte Motilität und Steigerung oder Senkung der Gestik oder anderer Ausdrucksbewegungen in Einklang mit dem dominierenden Gefühl.

Akute psychotische Episoden, die sich als Nachwirkung ernsthafter seelischer Traumata entwickeln, sollten als psychogene Wahnstörung kodiert werden

Hervorzuheben ist v. a. der äußerst akute Ausbruch der zykloiden Störungen. Einer unserer Patienten, den wir nun seit mehreren Jahren und über mehrere Episoden hinweg beobachtet haben, erkrankt stets mitten in der Nacht, nachdem er in gesundem Zustand zu Bett gegangen war. Nur 27 von 209 Episoden bei den o. g. 60 Patienten zeigten einen weniger akuten Verlauf. Prodromalsymptome sind sehr selten und falls sie vorkommen, bestehen sie meist aus Reizbarkeit und schlechtem Schlaf.

Ein weiteres übliches und unterscheidendes Merkmal der zykloiden Psychose besteht darin, daß alle psychopathologischen Symptome gleichzeitig auftreten. Diese sind ohne jegliches klar erkennbares Muster miteinander vermischt, verändern sich ständig, nicht nur von Tag zu Tag, sondern auch stündlich. In diesem Zusammenhang muß erwähnt werden, daß, wenn Leonhard von einem „bipolaren" Verlauf der zykloiden Psychosen sprach, er nicht nur das aufeinanderfolgende Auftreten von Episoden verschiedener klinischer Polarität meinte (z. B. Angst vs. Glück und Ekstase, retardierte vs. agitierte Verwirrtheit, Hyperkinesie vs. Akinesie), sondern auch einen Wechsel in der Polarität innerhalb ein und derselben Episode. Unglücklicherweise ist eben eine solche markante Variabilität im klinischen Bild in keinem der diagnostischen Kriterien für psychische Störungen enthalten. Infolgedessen ist es schwierig, zykloide Psychosen zu klassifizieren. Es ist sehr schwierig, schriftlich den Unterschied zwischen der Glücks- bzw. ekstatischen Erfahrung eines zykloiden Patienten, insbesondere wenn von Größenwahnvorstellungen begleitet, und der Stimmungserhöhung eines manischen Patienten zu vermitteln. Wir möchten betonen, daß der „glückliche" (zykloide) Patient nicht übertrieben selbstsicher, ausgelassen und ungehemmt ist, wie es häufig beim manischen Patienten der Fall ist. Der zykloide Patient ist im Zustand von Glück/Ekstase kaum zudringlich oder aggressiv, sondern stets bemüht, anderen zu „helfen" oder andere zu „retten". Schneiders Symptome ersten Ranges sind sehr verbreitet, obwohl deren Häufigkeit wahrscheinlich geringer ist als bei schizophrenen Syndromen (Marneros 1984). Von den zykloiden Patienten der nachher beschriebenen englischen Serie erlebten 41% Gedankenbeeinflussung und 42% fühlten sich von fremden Kräften kontrolliert.

4.3 Unterscheidung der zykloiden psychotischen Störungen von den schizoaffektiven Psychosen

Das Konzept der „schizoaffektiven Psychose" wurde Mitte der 30er Jahre in der USA von Kasanin (1933) eingeführt. Wenn auch der Begriff ursprünglich dafür gedacht war, akute psychotische Zustände mit polymorpher Symptomatologie und günstigem Ausgang (somit im klinischen Bild der zykloiden Psychosen ähnlich) zu sichten, welche gemäß Kasanin sowohl von den Schizophrenien als auch von den manisch-depressiven Psychosen unterschieden werden müssen, wurden „schizoaffektive Psychosen" als eine Untergruppe der Schizophrenien, sowohl in aufeinanderfolgenden Ausgaben des DSM der Amerikanischen Psychiatrischen Gesellschaft als auch im ICD der Weltgesundheitsorganisation berücksichtigt.

In den USA hat sich jedoch in jüngster Zeit eine Tendenz bemerkbar gemacht, den bisherigen sehr breiten Schizophreniebegriff durch einen sehr engen zu ersetzen. Leider hat dieser Prozeß jedoch dazu geführt, daß ein großer Teil von bisher als „schizoaffektiv" bezeichneten Patienten aus der Gruppe der Schizophrenien nunmehr in die Gruppe der affektiven Störungen fällt, besonders durch die Hinzunahme der „stimmungsinkongruenten Wahnvorstellungen" zu den Kriterien der "Major affective disorder" entweder manischen oder depressiven Typs. Andererseits wurde eine getrennte Kategorie für schizoaffektive Störungen in der amerikanischen Klassifikation beibehalten, wenn auch ohne ausführliche diagnostische Kriterien. Wir kommen später auf das verwirrende Thema der Definition der schizoaffektiven Störungen zurück. Wir möchten jedoch schon jetzt ein mögliches Hindernis für das korrekte Erkennen von zykloiden psychotischen Störungen unterstreichen, nämlich die Tendenz, dieses Konzept dem der schizoaffektiven Störungen gleichzustellen und es der nosologischen Unbeständigkeit der schizoaffektiven Psychosen folgen zu lassen.

Das Kasaninsche Konzept der schizoaffektiven Psychosen hatte in der Tat eine große Ähnlichkeit mit dem des „bouffée délirante" und dem der zykloiden Psychosen, z. B. was den akuten Ausbruch, das vielgestaltige Symptombild und den günstigen Verlauf angeht. Ebenso können Patienten mit als zykloid bezeichneten Psychosen klinische Merkmale aufweisen, wie sie bei schizoaffektiven Patienten

Tabelle 3. Konkordanz (Cohen „K") zwischen zykloiden psychotischen Störungen und anderen Psychosen, eingeteilt gemäß verschiedener Diagnosekriterien (Camberwell-Serie, $n=119$)

Diagnosekriterien	Cohen K	Diagnosekriterien	Cohen K
Hospital mania	−0,11	Hospital schizophrenia	+0,05
Catego mania	−0,10	Catego S	+0,06
Feighner mania	+0,03	Catego P.O	+0,13
WHO (ICD) mania	+0,12	Catego S.P.O	+0,11
		Schneider schizophrenia	−0,01
Hospital schizoaffective	−0,03	Feighner schizophrenia	+0,01
Catego SA	+0,13	Langfeldt nuclear schizophrenia	−0,03
Welner schizoaffective	+0,29	Carpenter schizophrenia	+0,16
Kasanin schizoaffective	+0,43	Astrachan schizophrenia	+0,17
Spitzer schizoaffective	+0,12	Taylor schizophrenia	−0,05

vorkommen. Zykloide Psychosen erfüllen jedoch nicht die gegenwärtig üblichen forschungsdiagnostischen Kriterien für schizoaffektive Störungen. Diese Annahme wird durch Ergebnisse einer in Großbritannien durchgeführten Untersuchung an 3 verschiedenen Serien psychotischer Patienten (Brockington et al. 1982a) bestätigt. Eine Serie enthielt 119 Patienten, die am Camberwell-Hospital in London erstmalig wegen einer psychotischen Störung aufgenommen worden waren. Die 2. Serie bestand aus 134 psychotischen Patienten aus dem Netherne-Hospital (London) und die 3. aus 108 Patienten aus verschiedenen Londoner Krankenhäusern. Sie erfüllten die Studiendefinition einer schizoaffektiven Psychose (Brokkington et al. 1980). Informationen bezüglich Krankengeschichte und/oder Follow-up, eine Voraussetzung für die prognostischen Studien, war jedoch nur für die beiden letztgenannten Serien erhältlich. Nachdem Einzelheiten über die Studie anderswo ersichtlich sind (Brockington et al. 1982a, b) möchten wir hier nur einige wenige der hauptsächlichen Ergebnisse nennen.

Wir waren v. a. daran interessiert, inwieweit sich das diagnostische Konzept der zykloiden Psychose mit anderen Konzepten überschneidet. Zu diesem Zweck wurden die Daten von blind ausgewählten zykloiden Patienten mittels Computeranalyse mit anderen gängigen Definitionen der Schizophrenie, manisch-depressiven und schizoaffektiven Psychosen verglichen, um festzustellen, in welchem Ausmaß sie diese diagnostischen Kriterien erfüllten. Die Ergebnisse aus der Camberwell-Serie gehen in Form der „Kappa-Koeffizienten" aus Tabelle 3 hervor.

Sie zeigen, daß die einzige, wenn auch schwache, statistisch signifikante Korrelation für die Kriterien der ursprünglich von Kasanin beschriebenen schizoaffektiven Psychosen gefunden wurde. Erwähnenswert ist auch die schwache Konkordanz mit Manie und Schizophrenie. Die Analyse der 18 zykloiden Patienten dieser Serie ergab, daß die meisten aus der ursprünglichen Gruppe mit einer Schizophreniediagnose stammten. Dahingegen waren die 11 zykloiden Patienten der Netherne-Seric gleichmäßig zwischen jenen, die die Diagnose Schizophrenie bzw. bipolare schizoaffektive Störungen erhalten hatten, verteilt.

Mit den unsrigen übereinstimmende Resultate wurden auch von anderen Verfassern berichtet (z. B. Cutting et al. 1978; Zaudig u. Vogl 1983). So verwendeten, z. B. in Deutschland, Zaudig u. Vogl verschiedene operationale Definitionen für

Tabelle 4. Eine multiaxiale Klassifikation der schizoaffektiven Störungen zu Forschungszwecken; vgl. im Umriß (genauere Beschreibung Maj u. Perris 1985)

Typ I
Psychotischer Zustand, gekennzeichnet durch ein aufeinanderfolgendes unabhängiges Auftreten eines affektiven und schizophrenen Syndroms:
– affektiver Subtyp
– schizophrener Subtyp

Typ II
Psychotischer Zustand gekennzeichnet durch das gleichzeitige Erscheinen eines kompletten schizophrenen und affektiven Syndroms:

Achse 1
  manischer Subtyp
  depressiver Subtyp

Achse 2 (Verlauf)
  affektiver Subtyp
  schizophrener Subtyp
  übriger Subtyp nicht näher bestimmt

Achse 3 (beigeordnete Faktoren)
  kein Faktor vorhanden
  ein oder mehrere Faktoren vorhanden (organische zerebrale Störungen, Alkoholmißbrauch, Drogenmißbrauch, Langzeitbehandlung mit Antipsychotika oder Antidepressiva)
  keine Information über solche Faktoren vorhanden

---

schizoaffektive Störungen in einer Münchner Serie von 128 psychotischen Patienten: Von den 30 Patienten, welche die diagnostischen Kriterien einer schizoaffektiven Psychose erfüllten, genügten nur 30% Perris' (1974) Kriterien für zykloide Psychosen. Wenn auch eine gründlichere Diskussion des Konzepts der schizoaffektiven Störungen über den Rahmen des vorliegenden Artikels hinausgeht, möchten wir doch anregen, bei Patienten, bei denen man eine solche Störung vermutet, die Klassifikation insbesondere zu Forschungszwecken entsprechend der von Maj u. Perris (1985) vorgeschlagenen multiaxialen Methode durchzuführen (Tabelle 4).

Eine solche Klassifikation erlaubt uns, zwischen jenen psychotischen Zuständen zu unterscheiden, die durch ein aufeinanderfolgendes und unabhängiges Auftreten eines affektiven und schizophrenen Syndroms gekennzeichnet sind, und jenen, die durch ein gleichzeitiges Auftreten „schizophrener" und affektiver Merkmale gekennzeichnet sind. Außerdem ermöglicht sie, was den zweiten Typ angeht, eine nähere Beschreibung des Symptomprofils, des Verlaufs und des möglichen Auftretens begleitender Faktoren. Die von Maj (1984, 1988) vorgelegten Forschungsergebnisse bestätigen den heuristischen Wert dieser multiaxialen diagnostischen Methode.

4.4 Die prognostische Validität des Konzepts der zykloiden Psychosen

Das wichtigste Merkmal des Konzepts der zykloiden psychotischen Störungen ist zweifellos dessen prognostische Validität. In dieser Hinsicht sind sich alle Autoren, die sich mit diesem Konzept befaßten, einig. Aus den Fallbeschreibungen, die Leonhard (1957) in seinem Handbuch gibt, und aus anderen seiner Studien geht klar hervor, daß zykloide psychotische Störungen eine relativ gute Prognose haben, sowohl jede einzelne Episode als auch den Gesamtverlauf betreffend. Das bedeutet, daß in den meisten Fällen kein augenfälliger Defekt der Art, wie man ihn von eng definierten schizophrenen Syndromen kennt, vorkommt.

Unsere Studie über die Prognose berücksichtigt sowohl die Folgen der einzelnen Episoden als auch die des Verlaufs auf längere Sicht.

Was die einzelne Episode angeht, erlebten alle Patienten aus der 1974er Serie eine vollständige Genesung während der Indexepisode. Von den Patienten der englischen Serie (insgesamt 52) wurden 90% nach Entlassung aus dem Krankenhaus nach der Indexepisode als genesen beurteilt.

Die 1974er Serie wurde über durchschnittlich 10 Jahre hinweg nachuntersucht. Am Ende der Nachuntersuchung hatte 1 Patient Selbstmord begangen. Leichte Restsymptome, meist in Form einer affektiven Labilität, einer Tendenz zu grübeln und einer erhöhten Vulnerabilität gegenüber externen Ereignissen konnten in ein paar Fällen gefunden werden. Sozial gesehen erhielten nur wenige Patienten eine Krankenrente, und die meisten von ihnen waren immer noch in ihrem Beruf tätig. Ein besonderes Kennzeichen der zykloiden Psychosen ist deren große Anzahl an Rückfällen, womit sie sich von den akuten reaktiven Psychosen unterscheiden. In der o.g. Serie von 1974 erstreckte sich die Zahl der Episoden bis auf 11. Leonhard u. von Trostorff (1964) haben von Fällen mit über 30 Episoden berichtet, die alle von einer Genesung gefolgt waren.

Eine Bewertung des Langzeitverlaufs war in der englischen Serie für 2 Patienten möglich, für die Daten erhältlich waren. In einem Teil dieser Studie (Brokkington et al. 1982a) wurde der Krankheitsausgang von 30 zykloiden Patienten mit dem der übrigen 203 psychotischen Patienten (schizophrene, manisch-depressive und schizoaffektive) aus der Serie verglichen. Die folgenden Ausgangsmaßstäbe wurden in Betracht gezogen:

1. Allgemeine Ausgangsmaßstäbe: nachfolgende Aufnahmen, Anteil der Zeit an Krankenhausaufenthalten, Bewertung der Gesamtgenesung von Krankheitsepisoden;
2. Bewertung der Psychopathologie: gegründet auf Symptome während anderer Aufnahmen und bei Check-ups während Besserung;
3. Soziale Anpassung: d.h. Bewertung der Arbeitspapiere und sozialen Kontakte;
4. Summenscores:
   a) allgemeiner Ausgangsregressionsscore;
   b) schizophrenisch/affektiver Psychopathologiediskriminanzscore;
   c) schizophrenisch/nicht-psychotischer Diskriminanzscore.

Verglichen mit anderen Patienten zeigten die zykloiden Patienten signifikant bessere Resultate in allen Maßstäben, mit Ausnahme des 1. Maßstabs: Anteil der Zeit an Krankenhausaufenthalten während der Periode der Nachuntersuchung.

In allen Psychopathologieskalen und im allgemeinen Ausgangsregressionsscore lagen die zykloiden Patienten signifikant niedriger als die nichtzykloiden. In der Defektskala wurden die zykloiden Patienten ebenfalls signifikant niedriger eingestuft als die übrigen. Beim Vergleich der zykloiden mit anderen Patienten, die gemäß verschiedener Schizophreniekriterien (z. B. Carpenters flexiblem System, Carpenter et al. 1973; Langfeldts Definition, Langfeldt 1960; RDC) klassifiziert wurden, lagen die erstgenannten bei allen Maßstäben niedriger, unabhängig davon, wie die anderen Patienten eingeteilt worden waren. Verglichen mit manischen Patienten ($n=23$) zeigten die zykloiden Patienten auf den Psychopathologieskalen mehr Passivität, Gehörhalluzinationen und Wahnbildungen. Keiner dieser Unterschiede war jedoch statistisch signifikant. Der allgemeine Regressionsscore deutete auf einen etwas besseren Ausgang bei den zykloiden als bei den nichtzykloiden manischen Patienten hin.

Die Langzeitresultate aus unseren Serien stimmen mit denen anderer Autoren, die sich an einem ähnlichen klinischen Konzept orientiert hatten (Cutting et al. 1978) überein. Hatotani et al. (Fujii et al. 1983) haben eingehend den klinischen Verlauf und Ausgang von 102 an periodischen Psychosen leidenden Patienten studiert, die sie im Durchschnitt 21 Jahre ($SD=8,1$) nachuntersuchten. Die Autoren machen geltend, daß ihr Konzept der periodischen Psychose dem der zykloiden Psychose i. S. dieses Artikels entspricht. Die japanischen Kollegen fanden, daß ihre Patienten im Schnitt an 6,6 ($SD=3,4$) psychotischen Episoden gelitten hatten, aber daß 76% der Patienten einen stationären Aufenthalt von weniger als 3 Monaten bei jeder Episode benötigten. Am Ende des Follow-ups waren 5% der Patienten verstorben. Von den verbleibenden zeigten 60% einen vollauf befriedigenden Grad an sozialer Anpassung. „Restzustände", gekennzeichnet durch Persönlichkeitsverflachung, restliche produktive Symptome, Durchbruch dysfunktionaler prämorbider Persönlichkeitseigenschaften, wurden nur bei 15% der Patienten gefunden. Die Autoren hatten „chronische" Fälle jedoch bereits ausgesondert.

Ähnliche Ergebnisse wurden auch von Armbruster et al. (1983) berichtet. Diese Autoren haben die schizophrenen Patienten der Bonner Studie hinsichtlich zykloider Fälle reanalysiert. Die wichtigsten Resultate dieser Analyse von 107 zykloiden Patienten, die gemäß den in diesem Artikel genannten Kriterien vergleichbar definiert wurden, zeigten, daß 45% der Patienten vollständig genesen waren, 38% nichtcharakteristische Restsymptome aufwiesen und 17% charakteristische (schizophrene) Restsymptome hatten. Somit stimmen die Resultate der o. g. Untersuchungen darin überein, daß als zykloide Psychotiker diagnostizierte Patienten sich gut erholen und in der großen Mehrzahl der Fälle keinerlei Tendenz zu einer Verschlechterung haben. Es sollte jedoch bei der Bewertung der Gesamtprognose das Suizidrisiko in Betracht gezogen werden, wie Roth u. McClelland (1979) betonen.

Den Resultaten von Armbruster et al. (1983), wonach 17% der Patienten typische (schizophrene) Restsymptome aufzeigen, muß Beachtung geschenkt werden. Diese sind jedoch schwierig zu interpretieren, da die zykloiden Patienten der Bonner Serie retrospektiv aus einer ursprünglich unter der Rubrik „Schizophrenie" gesammelten Serie herausgefiltert wurden und es somit unmöglich machen herauszufinden, welche Faktoren außer denen der ursprünglichen Störung den Ausgang beeinflußt haben könnten. Es ist auch möglich, daß ein Defektausgang auf längere Sicht auch bei anderen psychotischen Zuständen als den schizophrenen Syndromen auftreten kann. Es gibt keine eindeutigen Anhaltspunkte dafür, daß sich zykloide Patienten durch ein besonderes prämorbides Persönlichkeitsbild auszeichnen (Perris 1974). Im Gegenteil wurden bei zykloiden Patienten verschiedene Konstellationen von Persönlichkeitseigenschaften beschrieben. Es scheint durchaus möglich, daß besondere Persönlichkeitseigenschaften zusammen mit dem Einfluß mehrerer psychotischer Episoden, Hospitalisierung usw. zu einem Ausgang führen können, der dem bei schizophrenen Patienten beobachteten ähnlich ist.

4.5 Die Bedeutung des Konzepts der zykloiden Psychosen für die Behandlung

Schließlich möchten wir noch auf die Bedeutung für die Behandlung, die mit der Betrachtung der zykloiden Psychosen als gesonderter Störung einhergeht, zu sprechen kommen. Sowohl gemäß Leonhards Originalkonzept und als auch den Ergebnissen mehrerer Untersuchungen zufolge, die sich mit den Langzeitfolgen befassen (Perris 1974; Cutting et al. 1978; Brockington et al. 1982; Fujii et al. 1983; Armbruster et al. 1983), haben zykloide psychotische Störungen eine relativ gute Prognose, sowohl was die einzelne Episode als auch was den Gesamtverlauf, betrifft. Das bedeutet, daß in der Mehrzahl der Fälle (85%) keine der für an eng definierten schizophrenen Syndromen leidenden Patienten charakteristischen Defekte vorkommen. Andererseits stimmen alle Verfasser darin überein, daß zykloide Psychosen einen periodisch wiederkehrenden Verlauf haben. Folglich stellen sich Fragen nach einer geeigneten Behandlung sowohl bezüglich einzelner Episoden als auch bezüglich einer möglicherweise morbiditätsvermindernden Behandlung auf längere Sicht. Bis jetzt sind noch keine kontrollierten Studien über die akute Behandlung zykloider Patienten veröffentlicht worden. Dies mag teilweise an der Tatsache liegen, daß zykloide Patienten nicht als solche erkannt wurden (und deshalb irrtümlicherweise in Untersuchungen über Patienten mit einer anderen Hauptdiagnose eingeschlossen wurden) und daß deren Zahl in den einzelnen Zentren zu gering ist, um kontrollierte Blindstudien zu erlauben.

Frühe einzelne Berichte (siehe Übersicht bei Perris 1974) legen nahe, daß Elektrokrampftherapie durchgehend schon nach einigen Anwendungen zu einer drastischen Verbesserung führt. Zwar stimmen unsere Erfahrungen damit überein, es sollte jedoch betont werden, daß ein Rückfall wahrscheinlich ist, falls die Behandlung nicht mindestens 6–8 Anwendungen umfaßt. Seit einiger Zeit scheint der Gebrauch von Neuroleptika die Behandlung der Wahl zu sein, wenn es auch noch an vergleichenden Studien verschiedener Behandlungsverfahren (oder auch der Wirkung verschiedener Psychopharmaka) mangelt. An unserer Klinik besteht die Behandlung der Wahl in einer raschen Neuroleptikaverabreichung mit anschließender Dosissenkung. Wir haben diese Art von Behandlung wiederholt mit Lithium kombiniert. Unser klinischer Eindruck deutet jedoch auf keine eindeutigen Vorteile dieser Kombination hin. In den meisten Fällen ist eine komplette Genesung innerhalb weniger Behandlungswochen zu beobachten, gelegentlich aber auch erst nach einigen Behandlungsmonaten.

Wiederholte Studien sowohl von unserer Gruppe (Perris 1978; Perris u.Smigan 1984) als auch von anderen Vefassern (Wålinder 1972; Maj 1984) deuten darauf hin, daß Lithium allein oder, ausnahmsweise, in Kombination mit oralen Neuroleptika, besonders wirksam ist, um die Morbidität auf Dauer zu vermindern. Andererseits wurde kein morbiditätsreduzierender Effekt bei Patienten beobachtet, die ausschließlich eine Langzeitbehandlung mit Depotneuroleptika erhielten. In diesem letzteren Zusammenhang ist es erwähnenswert, daß zykloide Patienten mit Langzeitdepotneuroleptikabehandlung nach Aussetzen derselben eine markante Zunahme an Rückfällen zeigten (Albert 1986). Andererseits haben sowohl retrospektive (Perris u. Smigan 1984) als auch prospektive (Maj 1988) Studien an eng definierten schizoaffektiven Patienten unter Langzeitlithiumbehandlung gezeigt, daß diese Behandlung bei Patienten mit einer überwiegend schizophrenieähnlichen Komponente im klinischen Bild und bei als schizodepressiv diagnostizierten Patienten relativ ineffektiv zu sein scheint. In Majs prospektiver Studie (1988) war der einzige erfolgreiche Prädiktor für ein Ansprechen ein vorausgehender bipolarer Krankheitsverlauf mit einer ausgesprochenen affektiven Symptomatologie.

4.6 Schlußbetrachtung

Je nachdem, ob man eine weitere Konzeption der Schizophrenie oder der affektiven Störungen annimmt, sind die schizoaffektiven Störungen einer dieser Hauptgruppen zuzuordnen. Gleichzeitig ist es offensichtlich, daß „schizoaffektive Störungen" eine Diagnose darstellen, die einer heterogenen Gruppe von Zuständen gegeben wird, die noch einer näheren Definition bedarf. Bis eine solch nähere Definition verwirklicht ist, wäre es unserer Meinung nach unangebracht, die schizoaffektiven Störungen einfach aus der Gruppe der Schizophrenien in die der affektiven Störungen und vice versa zu versetzen. Unglücklicherweise scheint jedoch das Aristotelische Gesetz der ausgeschlossenen Mitte die Klassifikation der großen nichtorganischen Psychosen für lange Zeit zu dominieren. Offensichtlich werden schizophrene und affektive Störungen, trotz einer Vielzahl widersprüchlicher Hinweise, immer noch als 2 getrennte Krankheitsgruppen betrachtet. Deshalb glaubt man, es sei natürlicherweise nicht zulässig, das Auftreten gemischter Syndrome, die weder schizophren noch affektiv sein können, in Erwägung zu ziehen.
    Eine ähnliche Einstellung scheint auch bezüglich des Konzepts der zykloiden psychotischen Störungen vorzuliegen, welches entweder völlig außer acht gelassen oder einer der 2 Hauptpsychosen einverleibt wurde, v. a. weil es als mit dem Konzept der schizoaffektiven Störungen austauschbar betrachtet worden war. Forschungsergebnisse unserer Gruppe und auch anderer Autoren, welche in diesem Artikel nur äußerst begrenzt erwähnt wurden, zeigen deutlich, daß zykloide psychotische Störungen und schizoaffektive Erkrankungen keine austauschbaren Begriffe sind, die sich auf das gleiche Krankheitsbild beziehen. Aufgrund ihres akuten Ausbruchs und ihrer sich rasch und voll entfaltenden Symptomatologie erfüllten die zykloiden psychotischen Störungen nicht die DSM-III- (bzw. DSM-III-R-) Kriterien der Schizophrenie oder schizophrenieähnlicher Störungen, die beide eine längere Dauer erfordern. Außerdem entspricht sie nicht den diagnostischen Kriterien affektiver Störungen, da diese eine manisch-gehobene oder eine

depressive Stimmung als herausragendes Kennzeichen und von einer gewissen Dauer (von Tag zu Tag gleichbleibend) voraussetzen. Andererseits bestätigen Untersuchungsergebnisse (Perris 1986, 1988) die Beständigkeit und Gültigkeit des Konzepts der zykloiden Psychosen als eigenen Krankheitstyp.

Die günstige Langzeitwirkung der Lithiumbehandlung bei als zykloid klassifizierten Patienten mag dazu verleiten, die zykloiden Störungen den affektiven zuzuordnen. Außer der wohlbekannten Gefahr, aus Behandlungsresultaten Schlüsse auf die Diagnose zu ziehen, würden auch andere Folgerungen aus einem solchen Entschluß entstehen. Man müßte die gegenwärtige Auffassung des Begriffs „affektiv" revidieren, da dieser sich in seinem derzeitigen Gebrauch fast ausschließlich auf Gemütsstörungen, d.h. Depressionen oder Manien, bezieht. Andererseits sind die am meisten hervortretenden Affekte bei zykloiden psychotischen Zuständen entweder Angst oder Glücksgefühle und nicht manisch-erhöhte Stimmung und Depression. Wenn wir „affektiv" mit „emotional" gleichstellen und wenn wir in das frühere Konzept alle Arten von Emotionen einschließen würden, könnten zykloide psychotische Störungen als affektive Störungen betrachtet werden. In diesem Fall sollten dann auch alle Angststörungen in den Bereich der affektiven Störungen einbezogen werden.

Literatur

Albert E (1986) Über den Einfluß von neuroleptischer Langzeitmedikation auf den Verlauf von phasischen und remittierenden Unterformen endogener Psychosen. In: Seidel K, Neumärker KI, Schulze HAF (Hrsg) Zur Klassifikation endogener Psychosen. Leipzig, Hirzel, S 97–107

Armbruster B, Gross G, Huber G (1983) Long-term prognosis and course of schizoaffective, schizophreniform and cycloid psychosis. Psychiatr Clin 16:156–158

Beckman L, Beckman G, Perris C (1980) Gc serum groups and schizophrenia. Clin Genet 17:149–152

Brockington IF, Kendell RE, Wainwright S (1980) Manic patients with schizophrenic or paranoid symptoms. Psychol Med 10:73–83

Brockington IF, Perris C, Kendell RE, Hillier VE, Wainwright S (1982a) The course and outcome of cycloid psychosis. Psychol Med 12:97–105

Brockington IF, Perric C, Meltzer HY (1982b) Cycloid psychoses. Diagnosis and heuristic value. J Nerv Med Dis 170:651–656

Carpenter WT, Strauss JS, Bartko JJ (1973) Flexible system for the diagnosis of schizophrenia. Report from the WHO, Pilot study of schizophrenia. Science 182:1275–1278

Cutting IC, Clare AW, Mann AH (1978) Cycloid psychosis: An investigation of the diagnostic concept. Psychol Med 8:637–648

Feighner JP, Robins E, Guze SB et al. (1972) Diagnostic criteria for use in psychiatric research. Arch Gen Psychiat 26:57–63

Fujii H, Wkoh T, Hatotani N (1983) Clinical course and prognosis of periodic psychoses. In: Hatotani N, Numura J (eds) Neurobiology of periodic psychoses. Tokyo, IgaKu-Shoin, pp 67–76

Hatotani N, Nomura J (1983) Neurobiology of periodic psychoses. Tokyo: Igaku-Shoin

ICD-10 (1988) Mental, behavioural and developmental disorders. Draft och chapter V, Categories FOO-F99. Clinical Descriptions and Diagnostic Guideline. World Health Organization, Division of Mental Health. Geneva (MNH/MEP/87.1 Rev.2)

Kasanin J (1933) The acute affective psychoses. Am J Psychiatr 13:97–126

Kirov K (1972) Untersuchungen über den Verlauf zykloider Psychosen. Psychiatr Neurol Med Psychol 24:726–732

Kleist K (1928) Über zykloide, paranoide und epileptoide Psychosen und über die Frage der Degenerationspsychosen. Arch Neurol Psychiatr 23–27

Krüger H (1968) Nachuntersuchungen bei Psychosen, die im Sinne der Kraeplin-Bleulerschen Psychiatrie als Schizophrenien aufgefaßt wurden. Psychiat Neurol Med Psychol 20:135–144

Langfeldt G (1960) Diagnosis and prognosis in schizophrenia. Proc R Soc Lond Med 53:1047–1052

Leonhard K (1957) Aufteilung der endogenen Psychosen. Akademie Verlag, Berlin

Leonhard K, Trostorff S von (1964) Prognostische Diagnose der endogenen Psychosen. Fischer, Jena

Magnan V (1893) Leçons cliniques sur des maladies mentales, 2 ème ed. Bartaille, Paris

Maj M (1984) The evolution of some European diagnostic concepts relevant to the category of schizoaffective psychoses. Psychopathology 17:158–167

Maj M (1988) Clinical course and outcome of cycloid psychotic disorders: a three-year prospective study. Acta Psychiatr Scand 78:182–187

Maj M, Perris C (1985) An approach to the diagnosis and classification of schizoaffective disorders for research purposes. Acta Psychiatr Scand 72:405–417

Marneros A (1984) Frequency of occurrence of Schneider's first rank symptoms in schizophrenia. Eur Arch Psychiatr Neurol 234:78–82

Mitsuda H (1962) The concept on atypical psychoses, from the aspect of clinical genetics. Folia Psychiatr Neurol Jap 16:214–221

Mitsuda H (1979) Clinical genetic view on the biology of the schizophrenias. In: Fukuda T, Mitsuda H (eds) World issues in the problems of schizophrenic psychoses. Igaku-Shoin, Tokyo

Morel BA (1860) Traité des maladies mentales. Masson, Paris

Perris C (1973) Cycloid psychoses. Historical background and nosology. Nord Psykiatr Tidsskr 27:369–373

Perris C (1974) A study of cycloid psychosis. Acta Psychiatr Scand suppl. 253

Perris C (1984) Relation of cycloid psychoses to schizophrenic disorders of schizoaffective type. In: Proceedings of International Symposium on "schizophrenia", Athens, October 1984

Perris C (1986a) The diagnostic concept of cycloid psychotic disorder. In: Shagass C et al. (eds) Biological psychiatry 1985. Elsevier, Amsterdam, pp 1030–1032

Perris C (1986b) The case of the independence of cycloid psychotic disorder from the schizoaffective disorders. In: Marneros A, Tsuang MT (eds) Schizoaffective psychoses. Springer, Berlin Heidelberg New York Tokyo, pp 272–308

Perris C (1988) The concept of cycloid psychotic disorder. Psychiatr Dev 1:37–56

Perris C, Brockington IF (1981) Cycloid psychoses and their relation to the major psychoses. In: Perris C, Struwe G, Jansson B (eds) Biological psychiatry. Elsevier, Amsterdam, pp 447–450

Perris C, Eisemann M (1980) Serum groups in psychiatric disorders of the affective, cycloid and schizophrenic type. In: Brambilla F et al. (eds) Progress in psychoneuroendocrinology. Elsevier, Amsterdam, pp 499–505

Perris C, Eisemann M (1986) Über zykloide Psychosen und deren Stellung im Rahmen der Klassifikation endogener Psychosen. Psychiatr Neurol Med Psychol 33:48–53

Perris C, Smigan L (1984) The use of Lithium in the long-term morbidity suppressive treatment of cycloid and schizoaffective psychoses. In: Pichot P et al. (eds) Psychiatry: The state of the art, vol 3, pharmacopsychiatry. Plenum, New York

Perris C, Strandman E, Wählby L (1979) HLA antigens in affective disorders and cycloid psychoses. In: Saletu B (ed) Neuro-psychopharmacology. Pergamon, Oxford, pp 205–208

Pichot P (1982) The diagnosis and classification of mental disorders in French-speaking countries: Background, current views and comparison with other nomenclatures. Psychol Med 12:475–492

Pichot P (1986) The concept of "bouffée déliriante" with special reference to the Scandinavian concept of reactive psychosis. Psychopathology 19:35–43

Pull CB, Pull MC, Pichot P (1983) Nosological position of schizoaffective psychoses in France. Psychiatr Clin 16:141–148

Roth M, McClelland H (1979) The relationsship of "nuclear" and "atypical" psychoses. Psychiatr Clin 12:23–54

Valliant GE (1964) A historical review of the remitting schizophrenias. J Nerv Ment Dis 138:48–56
Wernicke C (1900) Grundriss der Psychiatrie in klinischen Vorlesungen. Thieme, Leipzig
Wing JK, Cooper JE, Sartorius N (1974) The measurement and classification of psychiatric symptoms. Cambridge University Press, London
Wålinder J (1972) Lithium treatment on atypical indication. A preliminary report. Round table conference on lithium therapy. Jansson B (ed) Oct 2–3, 1972. Gothenburg, pp 31–35
Zaudig M, Vogl G (1983) Zur Frage der operationalisierten Diagnostik schizoaffektiver und zykloider Psychosen. Arch Psychiatr Nervenkr 233:385–396

Diskussion der Vorträge 2 und 4

von Prof. Dr. Peters und Prof. Dr. Perris

Prof. Dr. H. Saß
Hinter den terminologischen Aspekten, die Herr Peters angeschnitten hat, hinsichtlich des Gebrauchs der Begriffe Affektivität, Emotionalität usw., stehen nicht nur terminologische, sondern im Grunde auch konzeptionelle Probleme. In der Tat hat uns der Wechsel der amerikanischen Psychiatrie vom Begriff der "affective disorders" zu dem der "mood disorders" ganz erhebliche Schwierigkeiten gebracht. Ein Grund für diesen Wechsel war sicherlich, daß man in später Rückbesinnung auf die klassische Definition Kurt Schneiders dem Umstand Rechnung tragen wollte, daß „Affekt" bei strengem Verständnis bedeutet: kurze, heftige Gemütserregung. "Affective disorders" umfassen aber nicht nur diese, sondern auch länger dauernde Veränderungen.

Wir haben andere Begriffe wie Verstimmtheit, Verstimmungszustände, Gemütsstörungen und ähnliches versucht, aber keine praktikable Lösung erreicht. Wir haben uns dann darauf besonnen, daß es nicht immer auf die absolute Begriffstreue ankommt, sondern auch auf die Berücksichtigung von Veränderungen, die ein Begriff im Sprachgebrauch allmählich erfährt. Wir sind der Auffassung, daß der Terminus „affektiv" durch den Sprachgebrauch zu einem brauchbaren, allgemein verständlichen Oberbegriff geworden ist, so daß es künftig wohl bei den Begriffen „affektive Störung" und „schizoaffektive Störung" bleiben wird.

Wir fühlen uns darin bestärkt, weil es sich in den Diskussionen mit maßgeblichen amerikanischen Psychiatern wie Francis, der für DSM-IV zuständig sein wird, gezeigt hat, daß man dort über diese Änderung selbst nicht glücklich ist und wahrscheinlich ebenfalls von "mood" zu "affective" zurückkehren wird.

Prof. Dr. G. Huber
Kurt-Schneider-Schüler diagnostizieren schizoaffektive Psychosen deswegen so selten, weil sie sich an die Definition Kurt Schneiders halten, die schon eine fast ganz durchoperationalisierte Definition der Schizophrenie war, die besagt: Wenn bestimmte Symptome, eben die Symptome ersten Ranges, vorliegen, heiße ich den Zustand Schizophrenie, sofern eine körperliche Grundkrankheit ausgeschlossen ist.

Dies war für Kurt Schneider eine provisorische Konvention. Vorläufige Konvention bedeutet aber, daß sie jederzeit geändert werden kann, wenn neue Kenntnisse und Erfahrungen vorliegen. Auch die Jaspersche Schichtregel ist kein Dogma. Sie kann auch jederzeit geändert werden. Sie kann auf den Kopf gestellt werden, wie es Herr Berner und seine Wiener Kollegen mit dem endogenomorph-zyklothymen Achsensyndrom getan haben.

Kurt Schneider selbst, so kann man in seiner „Klinischen Psychopathologie" nachlesen, hat nur 1–2% schizoaffektive Psychosen diagnostiziert, also Zwischenfälle in seinem Sinne. Eben weil er sich an seine eigene Definition der Schizophrenie, seine vorläufige, gehalten hat.

Ein Wort noch zu Herrn Perris: Wir haben mit der Bonn-Studie auch versucht, in einem polydiagnostischen Vergleich die wenigen Definitionen von schizoaffektiven Psychosen, die klare operationalisierbare Definitionen geliefert haben, an diesen 502 im Schneiderschen Sinne schizophrenen Patienten nachzuvollziehen. Wir haben etwa 15% zykloide Psychosen im Sinne von Perris gefunden.

Hinsichtlich dieser 15% konnten wir Sie weitgehend bestätigen. Mit einer kleinen Einschränkung: Etwa $2/3$ dieser zykloiden Psychosen heilten nicht vollständig aus. Es gibt etwa 15% mit schizophrenietypischen Defektpsychosen.

Dr. G. Lenz
In der Diagnose muß man unterscheiden zwischen Querschnittdiagnose und Längsschnittdiagnose. Mich würde interessieren, ob es irgendwelche Untersuchungen darüber gibt, wie reliabel die Längsschnittdiagnose „zykloide Psychose" eigentlich ist. Wir haben in einer Untersuchung an schizoaffektiven Patienten gefunden, daß Patienten, die bei der Erstuntersuchung als schizoaffektiv diagnostiziert werden, nur etwa in der Hälfte der Fälle auch im weiteren Verlauf schizoaffektiv bleiben. Die anderen Patienten erhalten im weiteren Verlauf andere Längsschnittdiagnosen. Wie sieht das bei den zykloiden Psychosen aus?

Prof. C. Perris
Wir überblicken bei diesen 3 britischen Untersuchungen einen Nachbeobachtungszeitraum von lediglich 5 Jahren. In all diesen Fällen war die Diagnose konstant. Es kam nicht zu einem Syndromshift.

5 Der Verlauf schizoaffektiver Psychosen

J. ANGST

5.1 Zur Klassifikation und Terminologie

Schizoaffektive Psychosen (SA) können nach der Dominanz schizophrener oder affektiver Symptomatik sowie nach Polarität dichotomiert werden. Es resultiert daraus die in Tabelle 1 aufgeführte Klassifikation in schizodominante und affektdominante sowie in bipolare und unipolare schizoaffektive Psychosen. Studien, die von schizophrenen Kranken ausgehen, enthalten in der Regel eher schizodominante, solche die von Affektpsychosen ausgehen affektdominante SA.

Die Herauslösung und genauere Abgrenzung der SA aus den Schizophrenien bzw. Affektpsychosen ist oft schwierig und zum Teil operational noch nicht hinreichend gelöst. Die Präsenz eines manischen Syndroms im Quer- oder Längsschnitt zusammen mit schizophrener Symptomatik läßt eine schizomanische oder schizobipolare Psychose (SAM) diagnostizieren. Viel schwieriger ist jedoch die Abgrenzung eines depressiven Syndroms innerhalb schizophrener Erkrankungen (SAD), angesichts der Negativsymptome bzw. uncharakteristischen Residuen der Schizophrenien sowie allfälliger pharmakogener Parkinson-Syndrome.

Die Abgrenzung der SA gegen die Affektpsychosen geschieht am besten durch das Kriterium der parathymen Wahngedanken oder Halluzinationen. Die differentialdiagnostische Bedeutung katatoner Symptome ist noch ungeklärt.

Manische Syndrome werden im allgemeinen eher unterdiagnostiziert. Ihre Präsenz ist diagnostisch stets als Bipolarität zu werten, auch wenn – was meines Erachtens falsch ist – eine pharmakogene Entstehung vermutet wird.

Tabelle 1. Klassifikation schizoaffektiver Psychosen (SA)

Schizophrenien	
Schizodominante SA	Bipolare
	Unipolare
Affektdominante SA	Bipolare
	Unipolare
Affektpsychosen	Bipolare
	Unipolare

Tabelle 2. Diagnosenwechsel 1959–1985

Indexdiagnose	n	Enddiagnose			
		UP	SAD	BP	SAM
		%			
Unipolare Depression (UP)	207	67	4	27	2
Bipolare Psychose (BP)	47	–	–	94	6
SA Depression (SAD)	64	9	52	3	36
SA Manie (SAM)	81	–	–	4	96
Manie (M)	7	–	–	86	14

5.2 Stichprobe und diagnostische Stabilität

Bei der Bewertung von Studien über SA ist stets zu berücksichtigen, ob die Autoren primär von Schizophrenien, von Affektpsychosen oder unausgelesen von beiden Krankheitsgruppen ausgegangen sind. In Zürich ist eine umfangreiche Untersuchung, ausgehend von beiden Gruppen noch im Gange (Scharfetter u. Nüsperli 1980). Berichtet werden kann daher jetzt erst über eine vorläufig abgeschlossene Studie, die von Affektpsychosen ausging. Die Ergebnisse sollen im Vergleich zur Kölner Studie von Marneros et al. (1988 a–c) diskutiert werden.

Unsere *Stichprobe* besteht aus sämtlichen 406 in den Jahren 1959–1963 in die Klinik Burghölzli aufgenommenen Affektpsychosen. Bei der Klinikaufnahme wurde in allen Fällen eine Depression oder Manie diagnostiziert. Tabelle 2 gibt den *diagnostischen Wandel* von 1959 bis zur letzten Katamnese im Jahre 1985 wieder. Von den ursprünglichen 207 unipolar Depressiven wurden im Laufe der Katamnese nur 67% in der Diagnose bestätigt, 27% wurden bipolar, 4% schizodepressiv und 2% schizomanisch. Ähnlich häufig, nämlich in 36% schlugen SAD in SAM um. Von den ursprünglich bipolaren Affektpsychosen wurden 6% schizomanisch. Wenn man vom Wechsel der Diagnosen von unipolaren zu bipolaren Verlaufsformen absieht, ist eine bemerkenswert hohe Stabilität der Diagnosen vorhanden. Nur 6% der Affektpsychosen wechselten in schizoaffektive: In 12% der schizodepressiven und 4% der schizomanischen Fälle wurde später die Diagnose in eine reine Affektpsychose korrigiert. Die Diagnosen „affektive bzw. schizoaffektive Psychose" bleiben also ungefähr in 90–95% der Fälle über 25 Jahre stabil. Die Stabilität der Diagnose hängt wahrscheinlich wesentlich davon ab, ob beim Studium von SA von Querschnitts- oder Längsschnittsdiagnosen oder beiden zusammen, wie in unserem Fall, ausgegangen wird. Die diagnostische Stabilität von Längsschnittdiagnosen ist wahrscheinlich höher.

5.3 Erkrankungsbeginn und Verlauf

Der Verlauf schizoaffektiver Psychosen ist in vielen Charakteristika ähnlich den Affektpsychosen, wobei aber die Dichotomie in manische (SAM) oder bipolare und rein depressive (SAD) grundlegend ist.

Tabelle 3. Verlaufscharakteristika von SA

	UP	SAD	BP	SAM
Erstmanifestationsalter	49	38	33	26
Phasenzahl	4	6,5	10	11
Phasendauer (Monate)	5,5	4,9	4,2	4,0
Zyklusdauer (Jahre)	4,8	4,9	2,8	2,8
Zyklen/Beobachtungsjahr	0,21	0,21	0,36	0,36

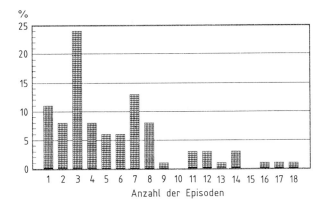

Abb. 1. Episodenhäufigkeit bei schizoaffektiven Störungen nach dem Kölner Material (Marneros et al. 1988)

SAM und SAD unterscheiden sich in ihrem Erstmanifestationsalter recht beträchtlich, was auch für den Vergleich von unipolar depressiven mit bipolaren Affektpsychosen gilt. Tabelle 3 zeigt, daß schizomanische Erkrankungen im Median 12 Jahre früher beginnen als schizodepressive. Sie manifestieren sich auch früher als reine bipolare Erkrankungen. Wegen ihres frühen Beginns ereignen sich bei schizoaffektiven Psychosen auch die meisten Phasen. Ferner ist die Phasenzahl bipolarer Störungen ungefähr doppelt so hoch wie diejenige von unipolaren. Im Material von Marneros et al. (1988a–c) wurden im Median 4 Phasen über eine Beobachtungszeit von 25 Jahren gefunden, was deutlich weniger ist als in unserem Material. Aufteilung nach Polarität erfolgte hier nicht. In Abb. 1 ist die Episodenhäufigkeit pro Patient des Kölner Materials, in Abb. 2 diejenige des Zürcher Materials wiedergegeben. Die Unterschiede sind eklatant. Besonders interessant ist aber aus dem Zürcher Material die Gegenüberstellung von schizodepressiven (Abb. 3) und schizobipolaren (Abb. 4) Psychosen. Die Verteilung in unserem schizodepressiven Material gleicht mehr demjenigen der Kölner Studie, unsere schizobipolaren Fälle aber haben sehr viel mehr Phasen durchgemacht. Die beiden schizoaffektiven Störungen verlaufen also sehr unterschiedlich.

Bezüglich des Verlaufs sind besonders die Zyklen interessant. Man versteht darunter die Abstände von Phasenbeginn zu Phasenbeginn. Die Mediane der intraindividuellen Mittel sind erstaunlicherweise gleich für UP und SAD einerseits (4,8 Jahre), sowie für BP und SAM andererseits (2,8 Jahre). Dies deutet auf eine

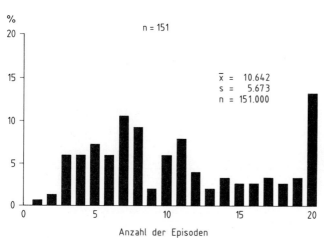

Abb. 2. Episodenhäufigkeit bei schizoaffektiven Störungen nach dem Zürcher Material (Scharfetter u. Nüsperli 1980)

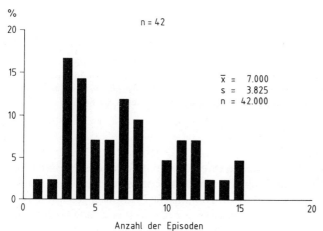

Abb. 3. Episodenhäufigkeit bei schizodepressiven Psychosen (Scharfetter u. Nüsperli 1980)

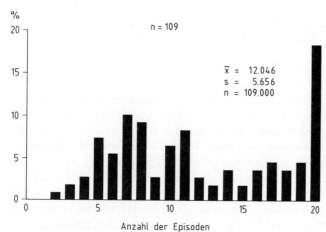

Abb. 4. Episodenhäufigkeit bei schizobipolaren Psychosen (Scharfetter u. Nüsperli 1980)

gleiche Periodizität der affektiven und affektdominanten schizoaffektiven Psychosen hin, allerdings unter der Voraussetzung einer Dichotomie nach Polarität. Bei unipolaren Störungen folgen sich die Phasen also deutlich weniger rasch als bei bipolaren.

Der Abstand von der ersten zur zweiten Phase ist deutlich länger als die Abstände nachfolgender weiterer Phasen. Dies macht natürlich die Bildung von intraindividuellen Mittelwerten etwas problematisch. Die Berechnung der Zyklushäufigkeit pro Jahr als individuelles Maß der Periodizität ist aber doch bis zu einem gewissen Grade sinnvoll. Tabelle 3 zeigt eine gleiche Zyklushäufigkeit pro Jahr für die beiden unipolaren gegenüber den beiden bipolaren Störungen. Dabei ist es gleichgültig, ob es sich um affektive oder schizoaffektive Formen handelt. Unsere eigenen Zahlen weichen relativ geringfügig von den Kölner Ergebnissen von Marneros et al. (1988 a–c) ab. Diese Gruppe fand eine Zyklushäufigkeit von .25 für SAD und .48 für SAM.

Die durchschnittliche Phasendauer von schizoaffektiven Erkrankungen ist kürzer als diejenige von affektiven.

Ein komplexes Problem ist die Frage nach einem Syndromwandel im Längsschnitt. Marneros et al. (1988 a–c) unterscheiden monomorphe und polymorphe Verlaufsformen von SA und fanden einen polymorphen Verlauf in 61% der Fälle. In der Mehrzahl handelte es sich im Verlaufstyp um schizoaffektive und nur ausnahmsweise um schizodominante (3%) oder affektdominante (10%) Fälle.

Im Längsschnitt fanden wir (Rzewuska u. Angst 1982; Winokur et al. 1985) bei schizoaffektiven Psychosen eher einen Trend zur Rückbildung der paranoidschizophrenen, aber eine Konstanz der affektiven Syndrome. Dieser Befund wurde an zwei unabhängigen Stichproben aus Warschau und Zürich gewonnen. Schizoaffektive Psychosen werden also im Längsschnitt zufolge einer Abschwächung der schizophrenen Symptomatik zunehmend affektiv geprägt. Diese Abschwächung wurde auch durch Ciompi u. Müller (1976) in ihrer Langzeitkatamnese beobachtet.

Kontrovers ist im Moment die Frage der Psychosenaktivität im höheren Alter. In der Studie von Marneros et al. (1988 a–c) wird eine Abnahme der Phasenhäufigkeit pro Jahr und somit ein Rückgang der Psychosenaktivität gefunden. Dieser Parameter gibt allerdings keinen Aufschluß über die intraindividuelle Entwicklung. Im Median hatten die Kölner Patienten ein Alter von 57,5 Jahren erreicht; die Züricher Patienten sind im Schnitt 10 Jahre älter.

Tabelle 4. Krankheitsausgang

	UP	SAD	BP	SAM
Suizide (%/Verstorbenen)	19,4	22,2	11,5	17,6
Global-Assessment-Scale-Score				
Median	75	60	63	59
1. Quartil	54	42	50	41
3. Quartil	90	80	80	70
Rückfallfrei ≥ 5 Jahre (%)	34	38	27	20

Informativ ist die individuelle Berechnung der Phasenhäufigkeit über Fünfjahresabschnitte sowie die entsprechende Rate wiedererkrankter Patienten. Beide Parameter zeigen bis zum 80. Altersjahr keine sichere Reduktion der psychotischen Aktivität. Bei Untersuchungsabschluß haben wir schließlich noch die Rückfallfreiheit über mindestens 5 Jahre erfaßt. Eine solche findet sich in 34% der UP, 27% der BP aber nur in 38% der SAD und 20% der SAM (Tabelle 4). Deutlich sind also auch hier die Unterschiede zwischen unipolaren und bipolaren Verlaufsformen. Bipolare Patienten bleiben auch im höheren Alter noch vermehrt rückfallgefährdet. Diese Werte geben ein viel zu optimistisches Bild, da der Effekt von Chronifizierungen und der Remissionsgrad nicht berücksichtigt sind.

5.4 Krankheitsausgang

Der Krankheitsausgang soll im folgenden aus mehreren Perspektiven kurz beleuchtet werden. Die Mortalität von Affektpsychotikern ist nach verschiedenen Studien (Tsuang u. Woolson 1978; Weeke 1979), auch unabhängig von den Suiziden deutlich erhöht. Die Suizidgefahr ist beträchtlich (vgl. Tabelle 4), wobei sich in unserem Material andeutet, daß die rein depressiven Formen mit einem etwas höheren Suizidrisiko behaftet sind als die bipolaren; endgültiges wissen wir darüber aber nicht. SAM endeten in 17.6% aller Todesfälle in Suizid und SAD in 22.2%.

Falls die SA eine Mittelstellung in der Prognose zwischen Schizophrenien und Affektpsychosen einnehmen, ist bei SA häufiger nur eine Teilremission zu erwarten als bei reinen Affekterkrankungen. Dies ist auch tatsächlich der Fall, wie Tabelle 4 zeigt. Aufgeführt sind Scores der Global Assessment Scale (GAS) von Endicott et al. 1976. Die Unterschiede zwischen den Gruppen sind signifikant ($p<0,0001$). Die beiden schizoaffektiven Gruppen zeigen aber den gleichen Ausgang. Die zahlenmäßigen Differenzen beeindrucken weniger als die klinischen, welche dahinter stehen. Unipolare Depressionen haben nur geringfügige Symptome, die klinisch nicht ins Gewicht fallen. Bipolar Kranke weisen leichte affektive Restsymptome im Intervall auf. Die beiden schizoaffektiven Gruppen leiden aber an mittelschweren Symptomen und/oder an reduzierter Funktionstüchtigkeit. In etwa ¼ der Fälle erreichen die Residualzustände einen schweren Grad, was durch GAS-Scores von 40 und weniger reflektiert wird.

Tabelle 5 gibt einen Vergleich unserer Ergebnisse mit denen der Kölner Studie. Die Diskrepanzen sind eklatant: Unser schizoaffektives Krankengut ist zwar im Median 10 Jahre älter als dasjenige der Kölner Studie; dies dürfte aber die Unterschiede nicht erklären, da in unseren GAS-Scores die psychoorganischen Beeinträchtigungen nicht enthalten sind. Die Gruppe mit schwereren Residuen ist mit über 50% doppelt so groß wie in der Kölner Studie mit 24%. Es ist sehr unwahrscheinlich, daß nur Unterschiede in der Reliabilität zwischen den beiden Zentren für diese Diskrepanzen verantwortlich sind. Die Abstufungen der GAS sind hinreichend operationalisiert, um wenigstens eine annehmbare Vergleichbarkeit zwischen 2 Zentren zu erreichen. Die Unterschiede dürften vielmehr auf Unterschiede der Stichproben selbst zurückzuführen sein. Die Zürcher Stichprobe weist z. B. ja auch viel mehr Phasen auf und scheint daher schwerer krank zu sein.

Tabelle 5. Residuum

Stichprobe		Alter	Residuum Global-Assessment-Scale-Scores		
		Median	91–100	51–90	0–50
			%		
Zürich	UP	71	10	62	28
	SAD	68	5	48	47
	BP	69	5	60	35
	SAM	66	3	45	52
	SA	67	3	46	51
Köln[a]	SA	57	51	25	24

[a] Marneros et al. 1988a–c.

Qualitativ ist die Mehrzahl der Residualsyndrome nach Huber et al. (1979) den uncharakteristischen zuzuordnen, wobei natürlich fließende Übergänge zu depressiv-apathischen Restzuständen von Melancholien bestehen. Dies steht in Übereinstimmung mit der Kölner Studie, welche nur in 6% der Fälle charakteristische schizophrene Residuen fand.

5.5 Schlußfolgerungen

Schizoaffektive Psychosen nehmen in ihrem Verlauf und Ausgang eine Mittelstellung zwischen affektiven und schizophrenen Psychosen ein. Für die Verlaufsbeschreibung bewährt sich die Dichotomie in unipolare und bipolare schizoaffektive Störungen. Unipolar schizodepressive Erkrankungen unterscheiden sich von den bipolaren durch ein späteres Erstmanifestationsalter, durch längere Zyklen, niedrigere Phasenhäufigkeit und längere Phasen.

Der Ausgang, d.h. die Entwicklung von Residuen ist ebenfalls für beide schizoaffektiven Störungen der gleiche.

Interessant ist der Vergleich der schizoaffektiven mit den affektiven Psychosen. Die sich entsprechenden unipolaren bzw. bipolaren Erkrankungen verlaufen sehr ähnlich. So ist etwa die Phasenhäufigkeit pro Jahr von unipolar-depressiven und schizodepressiven Erkrankungen identisch; dasselbe gilt für die bipolaren Formen. Die Periodizität unipolarer und bipolarer Störungen ist somit unabhängig von der Klassifikation in affektive oder schizoaffektive. Im Erkrankungsalter liegen schizodepressive Störungen ebenfalls näher den Depressionen und schizobipolare näher den reinen bipolaren Störungen.

Es zeigt sich somit, daß schizodepressive und schizomanische Störungen sich in manchen Merkmalen gleichen, in gewissen aber sich derart unterscheiden, daß sie wieder näher den entsprechenden Unterformen affektiver Psychosen stehen. Diese Befunde stehen im Einklang mit unserer Hypothese eines Kontinuums endogener Psychosen.

Literatur

Ciompi L, Mueller C (1976) Lebensweg und Alter der Schizophrenen. Eine katamnestische Langzeitstudie bis ins Senium. Springer, Berlin Heidelberg New York

Endicott J, Spitzer RL, Fleiss JL, Cohen J (1976) The global assessment scale. A procedure for measuring overall severity of psychiatric disturbances. Arch Gen Psychiatry 33:766–771

Huber G, Gross G, Schuettler R (1979) Schizophrenie. Verlaufs- und sozialpsychiatrische Langzeituntersuchungen an den 1945–1959 in Bonn hospitalisierten schizophrenen Kranken. Springer, Berlin Heidelberg New York

Marneros A, Deister A, Rohde A, Juenemann H, Fimmers R (1988a) Long-term course of schizoaffective disorders. Part I: Definitions, methods, frequency of episodes and cycles. Eur Arch Psychiatry Neurol Sci 237:264–275

Marneros A, Rohde A, Deister A, Juenemann H, Fimmers R (1988b) Long-term course of schizoaffective disorders. Part II: Length of cycles, episodes, and intervals. Eur Arch Psychiatry Neurol Sci 237:276–282

Marneros A, Rohde A, Deister A, Fimmers R, Juenemann H (1988c) Long-term course of schizoaffective disorders. Part III: Onset, type of episodes and syndrome shift, precipitating factors, suicidality, seasonality, inactivity of illness, and outcome. Arch Psychiatry Neurol Sci 237:276–282

Rzewuska M, Angst J (1982) Aspects of the course of bipolar manic-depressive, schizo-affective, and paranoid schizophrenic psychoses. Arch Psychiatr Nervenkr 231:487–501

Scharfetter C, Nüsperli M (1980) The group of schizophrenias, schizoaffective psychoses, and affective disorders. Schizophr Bull 6:586–591

Tsuang MT, Woolson RF (1978) Excess mortality in schizophrenia and affective disorders. Do suicides and accidental deaths solely account for this excess? Arch Gen Psychiatry 35:1181–1185

Weeke A (1979) Causes of death in manic-depressives. In: Schou M, Strömgren E (eds) Origin, prevention and treatment of affective disorders. Academic Press, London, pp 289–299

Winokur G, Scharfetter C, Angst J (1985) Stability of psychotic symptomatology (delusions, hallucinations), affective syndromes, and schizophrenic symptoms (thought disorder, incongruent affect) over episodes in remitting psychoses. Eur Arch Psychiatry Neurol Sci 234:303–307

6 Langzeitprognose und Rückfallprophylaxe der schizoaffektiven Psychosen

G. LENZ, R. WOLF, C. SIMHANDL, A. TOPITZ und P. BERNER

6.1 Einleitung

In einer großen Zahl von früheren Studien stand die Suche nach *günstigen prognostischen Faktoren* für den Verlauf und Ausgang von gewöhnlich als schizophren klassifizierten Erkrankungen im Vordergrund.

Ein erster Impetus ging von den Studien von Langfeldt (1937, 1956), Vaillant (1962, 1963, 1964, 1965), Stephens et al. (1966) und Astrup et al. (1962) aus, wobei in einer Zusammenfassung früherer Studien Robins u. Guze (1970) folgende Faktoren als mit günstiger Prognose verbunden auflisteten:

- gute prämorbide Anpassung
- auslösende Faktoren
- plötzlicher Beginn (weniger als 6 Monate)
- keine Schizophrenie in der Familienanamnese
- affektive Erkrankungen in der Familienanamnese
- veränderte Bewußtseinslage bei der Aufnahme
- affektive Symptomatik im Vordergrund
- Wahnsymptomatik

Viele von diesen damals beschriebenen Patienten würden heute wahrscheinlich Forschungskriterien für schizoaffektive Erkrankungen erfüllen.

Die Ergebnisse von *retrospektiven Studien*, in denen solche Forschungskriterien bereits benützt wurden, sind unterschiedlich:

Während Welner et al. (1977) meinten, daß schizoaffektive Psychosen weiterhin als Variante der Schizophrenie aufgefaßt werden sollten, weil sie einen gleich schlechten Krankheitsverlauf hätten, kam in anderen Untersuchungen (Tsuang et al. 1976; Pope et al. 1980) die Meinung zum Ausdruck, daß schizoaffektive Psychosen als Variante der Affektiven Psychosen angesehen werden müßten, weil der Krankheitsverlauf und -ausgang etwa gleich günstig wäre. In einer anderen Studie wiederum kamen die Autoren (Tsuang u. Dempsey 1979) zu dem Schluß, daß die schizoaffektiven Psychosen aufgrund des Verlaufes und Krankheitsausganges eine Mittelstellung zwischen Schizophrenie und Affektiven Psychosen einnehmen würden.

In *prospektiven Studien* finden sich ebenfalls sehr unterschiedliche Ergebnisse.

So kommen Hawk et al. (1975) bei einem Vergleich des Krankheitsausganges der schizophrenen und der schizoaffektiven Patienten der International Pilot Study of Schizophrenia zu dem Schluß, daß aufgrund der Outcome-scores kein Unterschied bestünde. Die 14 schizoaffektiven Patienten waren allerdings in der ursprünglichen Stichprobe der Schizophrenen inkludiert und wurden also gegen den Rest der Schizophrenen verglichen, wobei die Diagnose der schizoaffektiven Patienten nach DSM-II erfolgte.

Drei Studien räumen dem Krankheitsverlauf und Ausgang bei schizoaffektiven Psychosen eine Mittelstellung zwischen Schizophrenie und affektiven Psychosen ein: Clark u. Mallet (1963) führten eine prospektive Studie an 18 schizoaffektiven Patienten durch und verglichen den Krankheitsausgang mit dem von 86 schizophrenen und 82 depressiven Patienten. Die Nachuntersuchung erfolgte über 3 Jahre mittels Briefkontakt. Die Wiederaufnahmerate und das Ausmaß der Symptomatologie hielten sich zwischen den Werten für die schizophrenen und denen für die affektiven Psychosen.

Grossman et al. (1984) führten eine prospektive Follow-up-Studie an 167 Patienten durch (39 schizoaffektive, 47 schizophrene, 33 manische und 48 depressive nach RDC bzw. DSM-III). Das "post-hospital adjustment" war für schizoaffektive Patienten signifikant schlechter als für Patienten mit affektiven Erkrankungen, und es war nur trendmäßig besser als bei den Schizophrenen. Die Unterteilung der Schizoaffektiven in Untergruppen (manisch vs. depressiv, vorwiegend affektiv vs. vorwiegend schizophren) brachte keine signifikanten Unterschiede. Sowohl schizoaffektiv als auch affektiv Erkrankte hatten nach der Entlassung eine bessere Arbeitsleistung als die Schizophrenen, aber Schizoaffektive und Schizophrene zeigten eine schlechtere soziale Funktionsfähigkeit als Patienten mit affektiven Psychosen.

In der Studie von Angst (1980) an 159 unipolar depressiven, 95 bipolar manisch-depressiven und 150 schizoaffektiven Patienten (diagnostiziert nach ICD) fand sich bei 27% der schizoaffektiven Patienten eine Vollremission verglichen mit 36% bei den bipolaren und 41% bei den unipolaren. In bezug auf die Rückfallfreiheit zeigten schizoaffektive Störungen mit 37% Rückfallfreiheit über 5 Jahre sogar einen günstigeren Verlauf als die bipolaren Störungen (nur 17%) und waren nur wenig schlechter als die unipolar depressiven (44%). Die Phasenhäufigkeit pro Jahr der Katamnese betrug für unipolar Depressive 0,26 Phasen pro Jahr, für bipolare 0,47 und für schizoaffektive 0,34. Insgesamt zeigen bipolare und schizoaffektive Psychosen also eine gewisse Verlaufsähnlichkeit, die unipolaren Depressionen sind hingegen prognostisch wesentlich günstiger.

Einen anderen Ansatz verfolgten Brockington et al. (1980a, b) mit ihrer Unterteilung in schizomanisch und schizodepressive Patienten.

Von den 32 schizomanischen Patienten (nach Diagnose der Autoren) erfüllten 8 die entsprechenden RDC-Kriterien für schizoaffektive Erkrankungen, Manischer Typ, von den 76 schizodepressiven Patienten erfüllten 60 die RDC-Diagnose Schizoaffektive Erkrankung, Depressiver Typ. Schizomanische und schizodepressive wurden mit schizophrenen Patienten und Patienten mit affektiven Psychosen verglichen. Die Resultate waren nun unterschiedlich für die beiden Gruppen: Während sich schizomanische Patienten in ihrem Krankheitsverlauf nicht von den Patienten mit rein affektiven Psychosen unterschieden, waren die Verläufe bei den schizodepressiven Patienten viel heterogener, wobei die Krankheit bei einem großen Teil dieser Patienten einen chronischen Verlauf nahm.

Im Gegensatz zu diesen Erfahrungen stehen allerdings die Ergebnisse der Chestnut-Lodge-Studie (Williams u. Glashan 1987; Glashan u. Williams 1987), die bei einer durchschnittlich 15jährigen Verlaufsbeobachtung große Ähnlichkeiten zwischen der Gesamtgruppe der schizoaffektiven Patienten und der schizophrenen Patientengruppe zeigte. Bei einer Unterteilung der schizoaffektiven Patienten nach manischen, bipolarem und depressivem Subtyp fanden sich bei der Nachuntersuchung bei der letzteren Gruppe durchgehend bessere Ergebnisse in bezug auf den Krankheitsverlauf und -ausgang.

In der neuesten Studie an 72 Patienten mit der Diagnose Schizoaffektive Psychose im Langzeitverlauf (mittlere Beobachtungsdauer 25,6 Jahre) fanden Marneros et al. (1988 a, b, c), daß der Großteil aller Episoden (74%) als schizoaffektiv eingestuft werden konnte, während rein affektive Episoden nur 15% und schizophrene nur 7% ausmachten.

Bei den schizoaffektiven Episoden überwogen die Schizodepressiven. Patienten mit einer schizodepressiven Episode, unipolarem Verlauf und ohne auslösende Ereignisse hatten viel später einen Rückfall als Patienten mit schizomanischem Beginn, bipolarem Verlauf und auslösenden Faktoren.

Bei der Nachuntersuchung der Patienten waren 50% vollremittiert, 44% hatten ein uncharakteristisches Residuum und nur 6% ein charakteristisches Residuum.

In einer eigenen polydiagnostischen Untersuchung im Rahmen des Wiener Psychosenverlaufsprojektes (Lenz 1987) konnten von 44 Patienten, die bei der Erstuntersuchung zumindest eines der 4 beurteilten Diagnosekriterien für schizoaffektive Psychosen erfüllen (ICD 295.7, DSM-III 295.7, RDC Schizoaffektive Störung, Schizoaffektives Achsensyndrom der Wiener Forschungskriterien), nach einer Zeit von 5–7 Jahren für 38 Patienten Informationen über den weiteren Krankheitsverlauf eingeholt werden: Vier von den 44 Patienten der Erstuntersuchung waren zum Nachuntersuchungszeitpunkt bereits verstorben, 2 davon durch Selbstmord, einer durch einen Autounfall und einer durch Herzinfarkt. Für 6 Patienten konnte keine ausreichende Information eingeholt werden, so daß 38 Patienten übrig bleiben, die in unterschiedlichem Ausmaß (je nach verwendeten Diagnosekriterien) in die nachfolgenden Berechnungen eingingen, wobei für jeden Patienten genau ein Fünfjahreszeitraum ab Entlassungsdatum der Erstaufnahme beurteilt wurde.

6.2 Ergebnisse des Wiener Psychosenverlaufsprojektes

6.2.1 ICD- und RCD-Diagnosen bei der Erstaufnahme und weitere Verlaufsdiagnosen

Wie Tabelle 1 zeigt, kam es bei 7 von 30 (=23,3%) Patienten mit der ICD-Diagnose 295.7 (Schizoaffektive Psychose) bei der Erstaufnahme zu keinen weiteren Rückfällen bis 5 Jahre nach Entlassungsdatum. Diese Zahl ist etwas niedriger als die von Angst (1980) genannten 37% mit Rückfallfreiheit über 5 Jahre für schizoaffektive Psychosen. 14 Patienten (=46,7%) erhielten auch über den weiteren Fünfjahresverlauf die Diagnose Schizoaffektive Psychose. 5 Patienten (=16,7%) wurden immerhin als schizophren klassifiziert, wobei hier der Großteil schizoaffektiv unipolare Patienten betraf. Von den bei der Erstaufnahme als schizoaffek-

Tabelle 1. Subtypen schizoaffektiver Patienten nach ICD und weitere Fünfjahresverlaufsdiagnose nach ICD-9

Diagnose bei Erstaufnahme	Keine weiteren Episoden	Verlaufsdiagnose nach ICD-9				
		295	295.7	296	297	
ICD 295.7						
Bipolar	7	1	14	3	–	25
Unipolar	–	4	–	–	1	5
	7 (=23,3%)	5 (=16,7%)	14 (=46,7%)	3 (=10%)	1 (=3,3%)	30

Tabelle 2. Subtypen schizoaffektiver Patienten nach ICD-9 und weitere Fünfjahresverlaufsdiagnose nach DSM-III

Diagnose bei Erstaufnahme	Keine weiteren Episoden	Verlaufsdiagnose nach DSM-III				
		295	295.70	296	297	
ICD 295.7						
Bipolar	7	1	3	14	–	25
Unipolar	–	4	–	–	1	5
	7 (=23,3%)	5 (=16,7%)	3 (=10%)	14 (=46,7%)	1 (=3,3%)	30

tiv unipolar diagnostizierten 5 Patienten erhielten 4 (=80%) über den weiteren Fünfjahresverlauf die Diagnose Schizophrenie, einer die Diagnose 297 (Paranoide Syndrome). 3 Patienten (=10%) wurden im weiteren Verlauf als rein affektiverkrankt eingestuft, wobei alle 3 Patienten bei der Erstaufnahme als schizoaffektiv-bipolar klassifiziert worden waren.

Tabelle 2 zeigt die Fünfjahresverlaufsdiagnose nach DSM-III. Die Ähnlichkeit mit voriger Tabelle ist frappant, nur die Zahlen für Schizoaffektive (DSM-III 295.70) und Affektive Psychosen (DSM-III 296) sind vertauscht in dem Sinn, daß nun 46,7% im DSM-III die Verlaufsdiagnose einer rein affektiven Erkrankung erhalten und nur 10% die Kriterien für schizoaffektive Störung erfüllen. Dies ist im wesentlichen darauf zurückzuführen, daß im DSM-III Patienten mit affektiven Syndromen und katathymer psychotischer Symptomatik den affektiven Erkrankungen zugeordnet werden, während sie in der ICD als schizoaffektiv eingestuft werden.

Wenn man nun das weitere Schicksal von 32 bei der Erstaufnahme als RDC-schizoaffektiv klassifizierten Patienten untersucht, ergibt sich folgendes Bild (Tabelle 3):

Neun von 32 Patienten (=28,1%) bleiben über 5 Jahre rückfallfrei, wobei dies nur die bei der Erstaufnahme als schizoaffektiv bipolar eingestuften Patienten betrifft. 12 von 32 Patienten (37,5%) erhalten auch im weiteren Verlauf die RDC-Diagnose Schizoaffektiv (dies betrifft mit einer Ausnahme ebenfalls nur die Bipo-

Tabelle 3. RDC-Verlaufsdiagnosen (Fünfjahresverlauf) von Patienten, die bei der Erstaufnahme als RDC-schizoaffektiv eingestuft worden waren

RDC-Diagnose bei Erstaufnahme	Keine weiteren Episoden	RDC-Schizophrenie	RDC-schizoaffektiv		RDC-affektive Psychose	Andere	
			Bipolar	Unipolar			
Schizoaffektiv bipolar	9	2	11	–	3	–	25
Schizoaffektiv unipolar	0	5	–	1	–	1	7
	9 (=28,1%)	7 (=21,9%)	11 (=34,4%)	1 (=3,1%)	3 (=9,4%)	1 (=3,1%)	32

laren), 7 (21,9%) erhalten die Diagnose Schizophrenie und 3 (=9,4%) werden als rein affektiv-erkrankt eingestuft. Es zeigt sich also ganz eindeutig, daß schizoaffektiv-bipolare Patienten im weiteren Verlauf eher ebenfalls als schizoaffektiv-bipolar eingestuft werden oder gar keine weiteren Episoden haben, während schizoaffektiv-unipolare Patienten im weiteren Verlauf mehrheitlich als schizophren klassifiziert werden.

6.2.2 Subtypen von bei der Erstaufnahme als RDC-schizoaffektiv eingestuften Patienten und weiterer Krankheitsverlauf

Während es in der Rückfallfreiheit über 5 Jahre (Tabelle 4) keinen signifikanten Unterschied zwischen Patienten, die bei der Erstaufnahme nach RDC als Schizoaffektiv-bipolar klassifiziert worden waren, gegenüber solchen, die als schizoaffektiv-unipolar eingestuft worden waren, gab, war die Unterscheidung zwischen diesen Subtypen in bezug auf die Frage, ob es sich bei dem weiteren Verlauf um einen episodischen oder chronischen handelt, hochsignifikant (Tabelle 5).

Bei den Schizoaffektiv-unipolaren Patienten (=schizodepressiven Patienten) gab es immer einen chronischen Verlauf, während die Krankheit bei den schizo-

Tabelle 4. Subtypen von RDC-schizoaffektiven Patienten und Rückfallfreiheit über 5 Jahre

Diagnose bei Erstaufnahme	Rückfallfreiheit über 5 Jahre		
	Ja	Nein	
RDC-schizoaffektiv			
Bipolar	9	16	25
Unipolar	0	7	7
	9	23	32

Fisher's Exact: n. s.

Tabelle 5. Subtypen von RDC-schizoaffektiven Patienten und Verlaufsformen der Krankheit über 5 Jahre

Diagnose bei Erstaufnahme	Episodischer Verlauf	Chronischer Verlauf	
RDC-schizoaffektiv			
Bipolar	14	2	16
Unipolar	–	7	7
	14	9	23

Fisher's Exact: $p<0,001$.

affektiv-bipolaren (=schizomanischen) Patienten in 14 von 16 Fällen (=87,5%) einen episodischen Verlauf über die 5 Jahre nach Entlassung aus Erstaufnahme nahm.

6.2.3 Achsensyndrome bei der Erstaufnahme und weiterer Krankheitsverlauf

Tabelle 6 zeigt die Anzahl der Patienten mit verschiedenen Achsensyndromen (Wiener Forschungskriterien, Berner et al. 1983) bei der Erstaufnahme und die Art des weiteren Krankheitsverlaufes über die nächsten 5 Jahre.

Schizoaffektive Patienten mit zyklischem Achsensyndrom hatten in den 5 Jahren nach der Erstaufnahme in 7 von 26 Fällen keine weiteren Episoden (dies wäre also eine Fünfjahresrückfallfreiheit von 26,9%), in 65,4% nahm die Krankheit einen episodischen Verlauf und nur in 7,7% einen chronischen Verlauf. Bei dem einzigen Patienten mit einem isolierten schizophrenen Achsensyndrom nahm sie einen chronischen Verlauf, von den 4 Patienten mit schizoaffektivem Achsensyndrom wurde sie bei 3 Patienten chronisch, 1 Patient hatte keine weiteren Episoden mehr.

Aus der Sicht der Wiener Schule liegen den Erkrankungen des schizophrenen und des zyklothymen Formenkreises unterschiedliche Prädispositionen zugrunde: Schizophrenien treten bei Personen auf, die eine Vulnerabilität kognitiver Leistungen in sich tragen, während die Veranlagung zur Zyklothymie in einer Neigung zu episodischen oder phasischen dynamischen Entgleisungen, begleitet von charakteristischen Biorhythmusstörungen, besteht. Die letzteren werden für die Zuordnung zum manisch-depressiven Formenkreis als ausschlaggebend erachtet, da Veränderungen des Antrieb-Trieb-Stimmungsbereiches ubiquitäre, insbesondere auch bei Schizophrenien auftretende Phänomene sind. In dieser Perspektive erscheinen alle „produktiven", nicht auf eine kognitive Primärstörung, sondern bloß auf die „Entzügelung des impressiven Wahrnehmungsmodus" zurückführbare Merkmale, wie der Großteil der Symptome ersten Ranges oder manche Bleulerschen Grundsymptome, als nicht schizophreniecharakteristisch. Sofern sie mit typischen Biorhythmusstörungen vergesellschaftet sind, werden sie als Ausdruck rasch alternierender manisch-depressiver Mischbilder erachtet und dem zyklothymen Formenkreis zugeschlagen. Der Begriff „schizoaffektive Psychose"

Tabelle 6. Schizoaffektive Patienten mit verschiedenen Achsensyndromen bei der Erstaufnahme und weiterer Krankheitsverlauf über 5 Jahre

Erstaufnahme	Keine weiteren Episoden	Episodischer Verlauf	Chronischer Verlauf	
Zyklisches Achsensyndrom n=26	7	17	2	26
Schizophrenes Achsensyndrom n=1	–	–	1	1
Schizoaffektives Achsensyndrom n=4	1	–	3	4
	8	17	6	31

wird von der Wiener Schule auf jene Krankheitsbilder beschränkt, in welchen durch die charakteristischen Biorhythmusstörungen gekennzeichnete dynamische Entgleisungen mit typischen formalen Denkstörungen kombiniert sind. Die Tatsache, daß die „positiven" formalen Denkstörungen des Gedankenabgleitens und Faselns häufig mit Entzügelungsphänomenen des impressiven Wahrnehmungsmodus kombiniert sind, läßt sich dadurch erklären, daß dynamische Entgleisungen häufig erst die kognitive Beeinträchtigung auf die Ebene klinischer Relevanz heben.

6.2.4 Rückfallprophylaxe mit Lithiumsalzen

Mehrere Literaturübersichten der letzten Jahre (Delva u. Letemendia 1982; Goodnick u. Meltzer 1984), einschließlich zweier eigener (Lenz et al. 1981; Lenz u. Wolf 1986) waren dem Thema der Lithiumprophylaxe bei schizoaffektiven Psychosen gewidmet. Die Erfolgsbeurteilung wird oft dadurch sehr erschwert, daß in den einzelnen Arbeiten die verwendeten Diagnosekriterien entweder überhaupt nicht oder nur sehr vage spezifiziert sind. Im großen und ganzen wird Lithium als wirkungsvolle Prophylaxe bei schizoaffektiven Erkrankungen angesehen, wenn auch mit etwas schlechteren Ergebnissen als bei den rein affektiven Erkrankungen (Hofmann et al. 1970; Angst et al. 1970).

Von großer Bedeutung für die Prophylaxe erscheint die Subtypisierung schizoaffektiver Psychosen:

Schlechte Ergebnisse in bezug auf die Lithiumprophylaxe zeigten Patienten mit gemäß RDC schizoaffektiver Erkrankung – schizophrener Subtyp (Mattes u. Nayak 1984) – und solche mit schizophrenem Achsensyndrom (Küfferle u. Lenz 1983).

Schizoaffektiv-bipolare Patienten zeigen deutlich bessere Ergebnisse als schizoaffektiv-unipolare (Clayton 1982; Maj 1984; Levitt u. Tsuang 1988).

In einer polydiagnostischen Studie an 38 Patienten (11 männlich, 27 weiblich) mit der ICD-Diagnose 295.7, die durch 2 Jahre Lithiumkarbonat erhielten, konnte Maj (1984) eine signifikante Abnahme ($p < 0,001$) der Episodenzahl unter Lithium (gegenüber einem gleichen Zeitraum von der Lithiumeinstellung) für die Gesamtgruppe der ICD-295.7-Patienten zeigen.

Untergruppen, die zusätzlich die RDC-Kriterien (Spitzer et al. 1978), die Kendell-Kriterien (Brockington et al. 1978 b) oder die Perris-Kriterien (Perris 1974) für zykloide Psychosen erfüllten, zeigten ebenfalls eine signifikante Abnahme der Episodenzahl unter Lithium, während sich bei Patienten, die die Welner-Kriterien erfüllten (Welner et al. 1974), keine signifikante Abnahme der Episodenzahl nachweisen ließ.

Bei den RDC- und Kendell-positiven Patienten war der Lithiumerfolg bei den schizomanischen Patienten deutlich besser als bei den schizodepressiven.

Einen weiteren wichtigen, allerdings nicht signifikanten Trend wies auch die Familienanamnese auf: Patienten mit affektiven Psychosen in der Familienanamnese waren eher Responder, solche mit Schizophrenie in der Familienanamnese dagegen eher Nonresponder.

Die Bedeutung einer Kombinationstherapie von Lithium mit Neuroleptika und/oder Antidepressiva für den Langzeitverlauf muß derzeit noch offen bleiben (Levitt u. Tsuang 1988).

6.3 Eigene Untersuchung zur Lithiumprophylaxe schizoaffektiver und affektiver Psychosen

6.3.1 Fragestellung und Methodik

In einer eigenen Untersuchung wurden 80 Patienten (40 mit der ICD-Diagnose 295.7: Schizoaffektiv, 40 mit der ICD-Diagnose 296: Affektive Psychose), die die Lithiumambulanz der Psychiatrischen Universitätsklinik Wien aufsuchten, genauer in bezug auf ihren bisherigen Krankheitsverlauf untersucht und dokumentiert. Zur Beurteilung des Erfolges der Lithiumprophylaxe wurden gleiche Zeiträume vor und unter Lithium unter Auslassung der Episode, in der die Einstellung erfolgte, in bezug auf die Rückfallhäufigkeit verglichen.

Eine allgemeine Beschreibung der Patienten bzgl. Alter, Geschlecht, Dauer der Lithiumtherapie und Episodenzahl vor und unter Lithium bei allen 80 Patienten geht aus folgender Übersicht hervor:

Alter: $\bar{X} = 39,9 \pm 13,2$ Jahre
Geschlecht: 31 männlich (38,8%), 49 weiblich (61,3%)
Dauer der Lithiumtherapie: $\bar{X} = 63,7 \pm 58,4$ Monate
Episodenzahl vor Lithium: $\bar{X} = 3,5 \pm 1,9$
Episodenzahl unter Lithium: $\bar{X} = 1,6 \pm 2,0$

Die polydiagnostische Zuordnung der 80 Patienten wird aus Tabelle 7 ersichtlich.

Während alle Patienten mit der ICD-Diagnose 296 bipolar waren, wurden von den Patienten mit ICD 295.7 35 als bipolar und 5 als unipolar eingestuft. Das weite Konzept affektiver Psychosen in DSM-III zeigt sich durch die Zuordnung von 57 Patienten zu dieser Gruppe (d. h. 17 Patienten mit der Diagnose ICD 295.7

Tabelle 7. Diagnostische Zuordnung der 80 Patienten

Nach ICD:	ICD 295.7	40 Patienten	35 bipolar 5 unipolar
	ICD 296	40 Patienten	Alle bipolar
Nach DSM-III:	DSM-III 295.70	23 Patienten	
	DSM-III 296	57 Patienten	
Nach VRC (Wiener Forschungs- kriterien):	Schizoaffektives Achsensyndrom	36 Patienten	
	Zyklisches Achsensyndrom	44 Patienten	

werden in DSM-III der Gruppe DSM-III 296 zugeordnet, meist aufgrund affektiver Syndrome, verbunden mit katathymer psychotischer Symptomatik).

Bei einer Diagnostik nach den Wiener Forschungskriterien kommt ebenfalls gegenüber der ICD ein etwas weiterer Begriff affektiver Erkrankungen zutage.

6.3.2 Ergebnisse

Tabelle 8 zeigt einen direkten Vergleich zwischen den Patienten mit schizoaffektiven und affektiven Psychosen nach ICD.

Patienten mit affektiven Psychosen erweisen sich hier als älter; Geschlecht, Dauer der Lithiumtherapie und Anzahl der Episoden vor Lithium zeigen keine signifikanten Unterschiede. Die Gruppe der Patienten mit affektiven Psychosen schneidet aber in der Anzahl der Episoden unter Lithium deutlich besser ab. Eine polydiagnostische Beurteilung der Therapieansprechbarkeit auf Lithium bei affektiven Psychosen zeigt gleich gute Ergebnisse für ICD 296, DSM-III 296 und VRC „Zyklisches Achsensyndrom" ($p < 0,001$ nach Wilcoxon Matched-pairs-signed-ranks-Test).

Tabelle 8. Vergleich der Patienten mit schizoaffektiven und affektiven Psychosen nach ICD-9

	ICD 295.7 $n = 40$	ICD 296 $n = 40$	
Alter	$\bar{X} = 36,98 \pm 12,38$	$\bar{X} = 42,83 \pm 13,5$	$p < 0,05$
Dauer der Lithium- therapie in Monaten	$\bar{X} = 70,2 \pm 60,7$	$\bar{X} = 57,2 \pm 56,1$	n. s.
Geschlecht	37,5% männlich 62,5% weiblich	40% männlich 60% weiblich	n. s.
Anzahl der Episoden vor Lithium	$\bar{X} = 3,6 \pm 2,1$	$\bar{X} = 3,3 \pm 1,9$	n. s.
Anzahl der Episoden unter Lithium	$\bar{X} = 2,2 \pm 2,2$	$\bar{X} = 1 \pm 1,7$	$p < 0,01$

Tabelle 9. Vergleich der Episodenzahl vor und unter Lithium bei schizoaffektiven Psychosen

ICD 295.7	$p<0,001$	Wilcoxon Matched-pairs-
DSM-III 295.7	$p<0,01$	signed-ranks-Test
VRC „Schizoaffektives Achsensyndrom"	$p<0,01$	

Die Ergebnisse bei den schizoaffektiven Psychosen sind ebenfalls eindeutig positiv im Sinne einer signifikanten Abnahme der Episodenzahl unter Lithiumtherapie (Tabelle 9).

Aus methodischer Sicht muß allerdings selbstkritisch bemerkt werden, daß die hier untersuchten Patienten sicherlich eine positive Selektion von Patienten mit schizoaffektiven und affektiven Psychosen in bezug auf eine Therapieansprechbarkeit auf Lithiumsalze sind: Bei einer durchschnittlichen Dauer der Lithiumtherapie von über 5 Jahren (vgl. Übersicht, S. 62 und Tabelle 8) bleiben eher die Patienten übrig, bei denen Lithium wirksam ist, während solche, bei denen Lithium unwirksam ist, diese Medikation innerhalb der ersten Jahre doch eher wieder absetzen und damit nicht mehr in der Lithiumambulanz zu den regelmäßigen Kontrollen erscheinen. Es erscheint uns hier für die Zukunft von großer Wichtigkeit, Kohorten von in einem bestimmten Jahr auf Lithium eingestellten Patienten nachzuuntersuchen, um dann vergleichen zu können, ob und wie sich Lithiumabsetzer von Patienten unterscheiden, die Lithium regelmäßig weiter eingenommen haben.

6.4 Zusammenfassung der Rückfallprophylaxe

Aufgrund unserer praktischen Erfahrungen und der bisherigen Literaturberichte können ganz grob 3 Untergruppen von schizoaffektiven Psychosen unterschieden werden, für die sich unterschiedliche Therapierichtlinien ergeben, die allerdings noch mit Vorbehalt ausgesprochen werden müssen, weil sie nicht genügend durch empirische Studien abgesichert sind:

(1) Ein affektiver Subtyp mit bipolarem Verlauf und freien Intervallen, wobei es nur auf der Höhe einzelner affektiver Phasen (meist manischer) zu einer schizophrenen Symptomatik (meist Symptome 1. Ranges, katathyme, psychotische Symptomatik) kommt, was in der ICD meist einer schizoaffektiven Psychose entsprechen würde, im DSM-III aber oft noch völlig im Bereich der besonderen Symptomausgestaltungen von affektiven Psychosen liegt (Lenz 1985). Dieser Subtyp spricht unserer Erfahrung nach sehr gut auf Lithiumprophylaxe an, eine Zusatzmedikation mit Neuroleptika oder Antidepressiva ist dann nur während der Episoden notwendig. Bei größerer Phasenhäufigkeit sind die Ergebnisse der Lithiumprophylaxe etwas weniger günstig, wobei allerdings auch das häufige Absetzen der Medikation v. a. in hypomanischen Verfassungen die Ergebnisse verschlechtern dürfte.

(2) Bei bipolarem Verlauf mit Vorkommen schizophrener Symptome, die außerhalb affektiv geprägter Phasen auftreten, ist die Prognose für eine Wirksamkeit einer Lithiumprophylaxe nicht so günstig; hier ist eine kombinierte Gabe von Lithium mit Neuroleptika angezeigt.

(3) Viel schwieriger ist es dagegen, Richtlinien für die Gruppe der schizoaffektiv-unipolar-depressiven Patienten zu geben, da diese Gruppe viel heterogener ist (Brockington et al. 1980 b). So empfiehlt etwa Hofmann (1983) bei unipolaren Verläufen mit freien Intervallen die alleinige Gabe von Lithium bzw. die Kombination mit Antidepressiva. Bei Fortbestehen der schizophrenen Symptomatik im Intervall ist allerdings eine neuroleptische Langzeitmedikation (als Monotherapie oder in Kombination mit Lithium) vorzuziehen, da aus vielen Untersuchungen zur Dauerbehandlung schizophrener Patienten hervorgeht, daß gerade Patienten mit ausgeprägter affektiver Komponente gut auf eine neuroleptische Langzeitmedikation ansprechen (Nedopil u. Rüther 1983).

Bezüglich der Frage der Alternativen zur Lithiumprophylaxe bei schizoaffektiven Psychosen wird auf den Beitrag von Emrich in diesem Buch hingewiesen.

Literatur

Angst J, Weiss P, Grof P, Baastrup PC, Schou M (1970) Lithium prophylaxis in recurrent affective disorders. Brit J Psychiat 116:604–619

Angst J (1980) Verlauf unipolar depressiver, bipolar manisch-depressiver und schizo-affektiver Erkrankungen und Psychosen. Ergebnisse einer prospektiven Studie. Fortschr Neurol Psychiat 48:3–30

Astrup C, Fossum A, Holmboe R (1962) Prognosis in functional psychosis. Thomas, Springfield Ill

Berner P, Gabriel E, Katschnig H, Kieffer W, Koehler K, Lenz G, Simhandl C (1983) Diagnosekriterien für Schizophrenie und affektive Psychosen. Am Psychiat Press, Washington DC (Weltverband für Psychiatrie)

Brockington IF, Kendell RE, Kellett JM, Curry SH, Wainwright S (1978) Trials of lithium, chlorpromazine and amitriptyline in schizoaffective patients. Brit J Psychiat 133:162–168

Brockington IF, Wainwright S, Kendell RE (1980a) Manic patients with schizophrenic or paranoid symptoms. Psychol Med 10:73–83

Brockington IF, Kendell RE, Wainwright S (1980 b) Depressed patients with schizophrenic or paranoid symptoms. Psychol Med 10:665–675

Clark JA, Mallet BL (1963) A follow-up study of schizophrenia and depression in young adults. Brit J Psychiat 109:491–499

Clayton PJ (1982) Schizoaffektive disorder. J Nerv Ment Dis 11:646–650

Delva NJ, Letemendia FJJ (1982) Lithium treatment in schizoaffective disorder. Brit J Psychiat 141:387–400

Egli H (1971) Erfahrungen mit der Lithiumprophylaxe phasischer affektiver Erkrankungen in einer psychiatrischen Poliklinik. Schweiz Med Wochenschr 101:157–164

Glashan TH, Williams PV (1987) Schizoaffective psychosis. II: Manic, bipolar and depressive subtypes. Arch Gen Psychiatr 44:138–139

Goodnick PJ, Meltzer HY (1984) Treatment of schizoaffective disorders. Schizophrenia Bull 10:30–48

Grossman L, Harrow M, Lechert-Fudala J, Meltzer HY (1984) The longitudinal course of schizoaffective disorders. A prospective follow-up study. J Nerv Ment Dis 172:140–149

Hawk AB, Carpenter WT Jr, Strauss JS (1975) Diagnostic criteria and five-year outcome of schizophrenia: A report from the International Pilot Study of Schizophrenia. Arch Gen Psychiat 32:343–347

Hofmann G, Kremser M, Katschnig H (1970) Prophylaktische Lithiumtherapie bei manisch-depressivem Krankheitsgeschehen und bei Legierungspsychosen. Int Pharmacopsychiat 4:187–193

Hofmann G (1983) The clinical and therapeutical aspects of schizo-affective psychosis. Psychiat Clin 16:207–216

Küfferle B, Lenz G (1983) Classification and course of schizo-affective psychoses. Follow-up of patients treated with lithium. Psychiat Clin 16:169–177

Langfeldt G (1937) The prognosis in schizophrenia and the factors influencing the course of the disease. Acta Psychiat Neurol Scand 13:1–228
Langfeldt G (1956) The prognosis in schizophrenia. Acta Psychiat Neurol Scand 110:1–66
Lenz G (1985) The polydiagnostic approach in psychiatric research: Schizoaffective psychoses. In: Pichot et al. (eds) Psychiatry. The state of the art, vol 1. Plenum, New York, London, pp 103–108
Lenz G (1987) Schizoaffektive Psychosen. Polydiagnostik und Differentialdiagnose. Facultas, Wien
Lenz G, Wolf R (1986) Prophylaxe der schizoaffektiven Psychosen. In: Müller-Oerlinghausen B, Greil W (Hrsg) Die Lithiumtherapie. Springer, Berlin Heidelberg New York Tokyo, S 164–172
Lenz G, Küfferle B, Wolf R (1981) Lithiumprophylaxe schizoaffektiver Psychosen. Bibl Psychiatr 161:45–57
Levitt JJ, Tsuang MT (1988) The heterogeneity of schizoaffective disorder: Implications for treatment. Am J Psychiatry 145:926–936
Maj M (1984) Effectiveness of lithium prophylaxis in schizoaffective psychoses: Application of a polydiagnostic approach. Acta Psychiat Scand 70:228–234
Marneros A, Deister A, Rohde A, Jünemann H, Fimmers R (1988 a) Long-term course of schizoaffective disorders, Part I. Eur Arch Psychiatr Neurol Sci 237:264–275
Marneros A, Rohde A, Deister A, Jünemann H, Fimmers R (1988 b) Long-term course of schizoaffective disorders, Part II. Eur Arch Psychiatr Neurol Sci 237:276–282
Marneros A, Rohde A, Deister A, Fimmers R, Jünemann H (1988 c) Long-term course of schizoaffective disorders, Part III. Eur Arch Psychiatr Neurol Sci 237:283–290
Mattes JA, Navak D (1984) Lithium versus fluphenazin for prophylaxis in mainly schizophrenic schizo-affectives. Biol Psychiat 19:445–449
Mc Glashan TH, Williams PV (1987) Schizoaffective psychosis: II. Manic, bipolar and depressive subtypes. Arch Gen Psychiatry 44:138–139
Nedopil N, Rüther E (1983) Psychopharmakatherapie bei schizoaffektiven Psychosen. In: Langer G, Heimann H (Hrsg) Psychopharmaka, Grundlagen und Therapie. Springer, Wien New York, S 467–476
Perris C (1974) A study of cycloid psychosis. Acta Psychiat Scand (Suppl) 253
Pope HG, Lipinski JF, Cohen BM, Axelrod DT (1980) Schizoaffective disorder: An invalid diagnosis? A comparison of schizoaffective disorder, schizophrenia and affective disorder. Am J Psychiat 137:921–927
Robins E, Guze S (1970) Prognostic features in schizophrenia. Am J Psychiat 126:983–987
Spitzer RL, Endicott J, Robins E (1978) Research Diagnostic Criteria (RDC) for a selected group of functional disorders, 3rd edit. New York, State Psychiat Institute
Stephens JH, Astrup C, Mangrum JC (1966) Prognostic factors in recovered and deteriorated schizophrenics. Am J Psychiat 122:116–121
Tsuang MT, Dempsey GM (1979) Long-term outcome of major psychoses. II: Schizoaffective disorder compared with schizophrenia, affective disorders, and a surgical control group. Arch Gen Psychiat 36:1302–1304
Tsuang MT, Dempsey M, Rauscher F (1976) A study of "atypical schizophrenia": Comparison with schizophrenia and affective disorder by sex, age of admission, precipitant, outcome and family history. Arch Gen Psychiat 33:1157–1160
Vaillant G (1962) The prediction of recovery in schizophrenia. J Nerv Ment Dis 135:534–543
Vaillant G (1963) Manic-depressive heredity and remission in schizophrenia. Brit J Psychiat 109:746–749
Vaillant G (1964) Prospective prediction of schizophrenic remission. Arch Gen Psychiat 11:509–518
Vaillant G (1965) An historical review of the remitting schizophrenias. J Nerv Ment Dis 138:48–56
Welner A, Croughan JL, Robins E (1974) The group of schizoaffective and related psychoses. Critique, record, follow-up and family studies. A persistent enigma. Arch Gen Psychiat 31:628–631
Welner A, Croughan J, Fishman R, Robins E (1977) The group of schizoaffective and related psychoses: A follow-up study. Compr Psychiat 48:423–422
Williams PV, Mc Glashan TH (1987) Schizoaffective psychosis. I: Comparative long-term outcome. Arch Gen Psychiat 44:130–137

7 Die Langzeitprognose der schizoaffektiven Psychosen im Vergleich zur Schizophrenie

A. Deister, A. Marneros und A. Rohde

7.1 Einleitung

Die Ergebnisse der Köln-Studie über den Ausgang der schizoaffektiven Psychosen (Marneros et al. 1988 b, 1989 a, b; Steinmeyer et al. 1989) befinden sich im Einklang mit den Befunden anderer Autoren, die eine viel günstigere Prognose der schizoaffektiven Psychosen im Vergleich zu den Schizophrenien dokumentieren (Angst 1986; Harrow u. Grossman 1984; Marneros u. Tsuang 1986a, b). In diesem Beitrag sollen die Befunde der Kölner Langzeitstudie (Marneros et al. 1986 a, b, c, 1988, 1989 a, b; Steinmeyer et al. 1989) zusammengefaßt und einige gravierende Unterschiede in bezug auf den Ausgang der beiden Psychosegruppen dargestellt werden.

7.2 Definitionen, Material und Methode

Die benutzten Definitionen sind im Anhang zu Kap. 3 (S. 25 ff.) aufgeführt. Das Besondere an den angewendeten Definitionen ist die Tatsache, daß sie auf einem longitudinalen Aspekt basieren. Wir unterscheiden zwischen „Episode" einerseits und „Erkrankung" bzw. „Psychose" andererseits: Eine Episode wird im Querschnitt definiert, eine Erkrankung bzw. Psychose dagegen im Längsschnitt (Marneros et al. 1986a, 1988). Als „Ausgang" haben wir den psychopathologischen Zustand und das Niveau der sozialen Interaktionen des Patienten nach einer Erkrankungsdauer von mindestens 10 Jahren definiert. Dabei ist uns bewußt, daß die Bezeichnung „Ausgang" nichts anderes ist als ein Kompromiß: Sie beschreibt den Zustand des Patienten einige Zeit nach Ausbruch der Erkrankung. Eine Zementierung von Symptomen oder Syndromen bzw. ein „Endzustand" ist damit nicht gemeint (Marneros et al. 1986 c, 1987, 1989 c).

Das Material der Kölner Studie wurde andernorts beschrieben (Marneros et al. 1986 a, 1988). Die Tabelle 1 zeigt einige Parameter der untersuchten Populationen.

Der Ausgang der schizoaffektiven und schizophrenen Psychosen wurde mit verschiedenen Instrumenten erfaßt. Es handelt sich hierbei u. a. um die Bonner Kriterien zur Erfassung des Ausgangs (Huber et al. 1979), die Global Assessment Scale (GAS) (Spitzer et al. 1976; Endicott et al. 1976) und das Disability Assessment Schedule (DAS) (Schubart et al. 1986a; WHO 1988).

Ergänzend zu der Auswertung mit diesen Instrumenten haben wir eine Vielzahl von Variablen definiert und ausgewertet, die die sozialen Konsequenzen der Erkrankung im beruflichen, gesellschaftlichen und im familiären Bereich be-

Tabelle 1. Parameter der untersuchten Populationen

	Schizoaffektive Psychosen	Schizophrenie
Zahl der Patienten	72	97
Geschlecht: weiblich	64%	43%
männlich	36%	57%
Geschlechtsverhältnis (w : m)	1,8 : 1	0,76 : 1
Alter bei Erstmanifestation	M = 30,50 x̄ = 32,11 SD = 10,38 min = 15 max = 58	M = 25,00 x̄ = 29,89 SD = 11,60 min = 15 max = 64
Katamnesendauer (Jahre)	M = 25,00 x̄ = 25,61 SD = 10,46 min = 10 max = 59	M = 18,00 x̄ = 19,58 SD = 8,80 min = 10 max = 39
Alter zum Zeitpunkt der Nachuntersuchung (Jahre)	M = 57,50 x̄ = 57,72 SD = 13,58 min = 27 max = 87	M = 49,00 x̄ = 49,46 SD = 13,85 min = 27 max = 84
Persönlich nachuntersuchte Patienten	100%	100%

M = Median; x̄ = arithmetisches Mittel; SD = Standardabweichung; min = minimum; max = maximum.

schreiben. Einige dieser Variablen sollen hier dargestellt werden. Die benutzten Instrumente und Variablen der Köln-Studie haben wir an anderer Stelle detailliert beschrieben (Marneros et al. 1989a).

7.3 Ergebnisse

7.3.1 Ausgang nach den Bonner Kriterien

Wie Tabelle 2 zeigt, haben die schizoaffektiven Psychosen eine viel günstigere Prognose als die Schizophrenie in bezug auf die Entwicklung eines Residuums. Die Hälfte der schizoaffektiven Patienten hatte eine Vollremission, nur 6% boten ein sog. charakteristisches schizophrenes Residuum. Im Gegensatz dazu boten nur 10% der schizophrenen Patienten eine Vollremission, aber in 45% der Fälle ein charakteristisches schizophrenes Residuum.

7.3.2 Einschränkung des „Funktionsniveaus des Patienten" nach den Kriterien der „Global Assessment Scale"

Die Mehrzahl der schizoaffektiven Patienten (51%) zeigte keinerlei Einschränkungen des Funktionsniveaus, dagegen traf das nur für 12% der schizophrenen

Tabelle 2. Bonner Kriterien des psychopathologischen Ausgangs (Huber et al. 1979)

	Schizoaffektive Psychosen ($n=72$)	Schizophrenie ($n=97$)
Vollremission	36 (50%)	10 (10%)
Uncharakteristisches Residuum	32 (44%)	43 (44%)
Charakteristisches schizophrenes Residuum	4 (6%)	44 (45%)

$\chi^2 = 46.97$; df = 2; $p = 0,000$.

Tabelle 3. Global Assessment Scale (GAS)

	Schizoaffektive Psychosen ($n=72$)	Schizophrenie ($n=97$)
Keine Einschränkungen (91–100)	51%	12%
Mäßiggradige Einschränkungen (51–90)	25%	13%
Starke Einschränkungen (31–50)	18%	23%
Extreme Einschränkungen (0–30)	6%	52%

$\chi^2 = 52.51$; df = 3; $p = 0,000$.

Patienten zu. Andererseits fanden wir extreme Einschränkungen bei 6% der schizoaffektiven Patienten gegenüber 52% der schizophrenen Patienten (Tabelle 3).

7.3.3 Behinderung nach den Kriterien des „Disability Assessment Schedule"

Keinerlei Behinderung im Sinne der WHO (Schubart et al. 1986 a, b) hatte auch nach einem so langen Verlauf mehr als die Hälfte der schizoaffektiven Patienten (51%), jedoch nur 11% der schizophrenen Patienten (Tabelle 4).

Tabelle 4. Disability Assessment Schedule (DAS): Gesamteinschätzung der sozialen Anpassung

		Schizoaffektive Psychosen ($n=72$)	Schizophrenie ($n=97$)
0	Gute Anpassung	37 (51,4%)	11 (11,3%)
1	Befriedigende Anpassung	14 (19,4%)	7 (7,2%)
2	Mäßige Anpassung	15 (20,8%)	19 (19,6%)
3	Geringe Anpassung	1 (1,4%)	20 (20,6%)
4	Schlechte Anpassung	5 (6,9%)	26 (26,8%)
5	Fehlende Anpassung	0	14 (14,4%)

$\chi^2 = 59,92$; df = 5; $p = 0,000$.

Eine ausgeprägte Behinderung bestand bei 7% der schizoaffektiven gegenüber 41% der schizophrenen Patienten (vgl. Tabelle 4).

7.3.4 Soziale Konsequenzen der Erkrankung

7.3.4.1 Beruflicher Abstieg

Eine Veränderung des beruflichen Niveaus wurde im Vergleich der beruflichen Stellung zwischen Beginn der Erkrankung und dem Zeitpunkt der Nachuntersuchung bestimmt.

Diejenigen Patienten, die nie berufstätig (z. B. Hausfrauen) bzw. bei Erkrankungsbeginn bereits berentet waren, wurden dabei nicht berücksichtigt.

Zu einem beruflichen Abstieg kam es bei 31% der schizoaffektiven gegenüber 58% der schizophrenen Patienten (Tabelle 5).

7.3.4.2 Sozialer Abstieg

Ein sozialer Abstieg wurde angenommen, wenn der Patient zum Zeitpunkt der Nachuntersuchung einer niedrigeren sozialen Klasse angehörte, als dies der sozialen Schicht seiner Eltern entsprach. Patienten, deren Eltern bereits der niedrigsten sozialen Schicht angehörten, wurden hier nicht mit berücksichtigt.

Auch bei dieser Variable fand sich ein sozialer Abstieg signifikant häufiger bei schizophrenen (53%) als bei schizoaffektiven Patienten (15%) (vgl. Tabelle 5).

Tabelle 5. Soziale Konsequenzen

	Schizoaffektive Psychosen	Schizophrenie	Signifikanz[a]
Beruflicher Abstieg	$n=71$	$n=95$	0,0006
Beruflicher Abstieg	22 (31%)	55 (58%)	
Kein beruflicher Abstieg	49 (69%)	40 (42%)	
Sozialer Abstieg	$n=69$	$n=66$	0,0000
Sozialer Abstieg	10 (15%)	35 (53%)	
Kein sozialer Abstieg	59 (85%)	31 (47%)	
Frühberentung (psychosebedingt)	$n=49$	$n=82$	0,0468
Frühberentung	13 (27%)	36 (44%)	
Keine Frühberentung	36 (73%)	46 (56%)	
Nicht-Verwirklichung der erwarteten sozialen Entwicklung	$n=72$	$n=97$	0,0004
Nicht-Verwirklichung der erwarteten sozialen Entwicklung	21 (29%)	55 (57%)	
Verwirklichung der erwarteten sozialen Entwicklung	51 (71%)	42 (43%)	

[a] χ^2-Test.

7.3.4.3 Krankheitsbedingte Frühberentung

Aufgrund der psychotischen Erkrankung wurden 44% der schizophrenen Patienten früher berentet, als dies in ihrem Beruf zu erwarten war. Bei den schizoaffektiven Patienten war dies dagegen nur in 27% der Fall (vgl. Tabelle 5).

7.3.4.4 Nicht-Verwirklichung der erwarteten sozialen Entwicklung

Durch den Psychiater, der den Patienten nachuntersuchte, wurde die soziale Entwicklung dahin gehend beurteilt, ob die aufgrund der Bildung, des Berufes und der sozialen Stellung zu erwartende soziale Entwicklung verwirklicht werden konnte oder nicht.

Eine Nicht-Verwirklichung der erwarteten sozialen Entwicklung fanden wir bei 29% der schizoaffektiven Patienten, aber bei 57% der schizophrenen Patienten.

7.3.4.5 Dauerhospitalisierung

18% der schizophrenen Patienten waren zum Zeitpunkt der Nachuntersuchung mindestens 3 Jahre durchgehend in einer psychiatrischen Institution untergebracht. In der Gruppe der schizoaffektiven Patienten war eine solche Maßnahme nur bei einem einzigen Patienten notwendig (vgl. Tabelle 5).

7.4 Schlußfolgerungen

Die dargestellten Befunde zeigen, wie gravierend die Unterschiede im Ausgang zwischen den schizoaffektiven und den schizophrenen Psychosen sind. Unsere Befunde befinden sich in guter Übereinstimmung mit den Befunden der wichtigsten Studien der internationalen Literatur (Angst 1986; Harrow u. Grossman 1984; Marneros u. Tsuang 1986 a, b). Die wenigen Studien, die von diesen Übereinstimmungen abweichen, hatten in der Regel ein sehr stark selektiertes Krankengut bzw. wendeten sehr breite Definitionen der Erkrankungen an (Marneros et al. 1989 a).

Es ist somit anzunehmen, daß ein Patient mit einer schizoaffektiven Psychose einen ganz anderen psychopathologischen und sozialen Ausgang haben wird als ein Patient mit Schizophrenie. Auch seine soziale Rolle wird in ganz anderer – nämlich viel günstigerer – Art und Weise durch die Erkrankung beeinflußt, als dies bei schizophrenen Patienten der Fall ist: Bei den schizoaffektiven Patienten kommt es viel seltener zur Invalidisierung und praktisch nie zur Dauerhospitalisierung. In der Familie und in anderen sozialen Bereichen ist bei den schizoaffektiven Psychosen das Rollenverhalten kaum gestört. Die Befunde bei den schizophrenen Psychosen stehen in allen Bereichen dazu im Gegensatz (Marneros et al. 1989 a, b). Diejenigen Faktoren, die den Ausgang von schizoaffektiven Psychosen beeinflussen, sind offensichtlich andere als die Faktoren, die den Ausgang der schizophrenen Psychosen beeinflussen (Steinmeyer et al. 1989; Kap. 8, S. 73).

Literatur

Angst J (1986) The course of schizoaffective disorders. In: Marneros A, Tsuang MT (eds) Schizoaffective psychoses. Springer, Berlin Heidelberg New York Tokyo, pp 63–93
Biehl H, Maurer K, Schubart C, Krumm B, Jung E (1986) Prediction of outcome and utilization of medical services in a prospective study of first onset schizophrenics. Results of a prospective 5-year follow-up study. Eur Arch Psychiatr Neurol Sci 236:139–147
Endicott J, Spitzer RL, Fleiss JL, Cohen J (1976) The global assessment scale. A procedure for measuring overall severity of psychiatric disturbance. Arch Gen Psychiatry 33:766–771
Harrow M, Grossman LS (1984) Outcome in schizoaffective disorders: A critical review and re-evaluation of the literature. Schizophr Bull 10:87–108
Huber G, Gross G, Schüttler R (1979) Schizophrenie. Springer, Berlin Heidelberg New York Tokyo
Marneros A, Tsuang MT (eds) (1986a) Schizoaffective psychoses. Springer, Berlin Heidelberg New York Tokyo
Marneros A, Tsuang MT (1986b) Schizoaffective disorders: Present level and future perspective. In: Marneros A, Tsuang MT (eds) Schizoaffective psychoses. Springer, Berlin Heidelberg New York Tokyo, pp 309–318
Marneros A, Deister A, Rohde A (1986a) The cologne study on schizoaffective disorders and schizophrenia suspecta. In: Marneros A, Tsuang MT (eds) Schizoaffective psychoses. Springer, Berlin Heidelberg New York Tokyo, pp 123–142
Marneros A, Rohde A, Deister A (1986b) Features of schizoaffective disorders: The "Cases-in-between". In: Marneros A, Tsuang MT (eds) Schizoaffective psychoses. Springer, Berlin Heidelberg New York Tokyo, pp 143–154
Marneros A, Rohde A, Deister A, Risse A (1986c) Schizoaffective disorders: The prognostic value of the affective component. In: Marneros A, Tsuang MT (eds) Schizoaffective psychoses. Springer, Berlin Heidelberg New York Tokyo, pp 155–163
Marneros A, Deister A, Rohde A (1987) Schizophrene und schizoaffektive Psychosen. Die Langzeitprognose. In: Huber G (Hrsg) Fortschritte in der Psychosenforschung. Schattauer, Stuttgart New York, pp 59–70
Marneros A, Deister A, Rohde A, Jünemann H, Fimmers R (1988) Long-term course of schizoaffective disorders. Definitions, methods, frequency of episodes and cycles. Eur Arch Psychiatr Neurol Sci 237:264–275
Marneros A, Deister A, Rohde A, Steinmeyer EM, Jünemann H (1989a) Long-term outcome of schizoaffective and schizophrenic disorders: A comparative study. Part I: Definitions, methods, psychopathological and social outcome. Eur Arch Psychiatr Neurol Sci 238:118–125
Marneros A, Steinmeyer EM, Deister A, Rohde A, Jünemann H (1989b) Long-term outcome of schizoaffective and schizophrenic disorders: A comparative study. Part III: The social consequences. Eur Arch Psychiatr Neurol Sci 238:135–139
Marneros A, Rohde A, Deister A, Steinmeyer EM (1989c) Behinderung und Residuum bei schizoaffektiven Psychosen: Daten, methodische Probleme und Hinweise für zukünftige Forschung. Fortschr Neurol Psychiatr 57 (im Druck)
Marneros A, Rohde A, Deister A, Steinmeyer EM (1989d) Prämorbide und soziale Merkmale von Patienten mit schizoaffektiven Psychosen. Fortschr Neurol Psychiatr 57:205–212
Schubart C, Krumm B, Biehl H, Schwarz R (1986a) Measurement of social disability in a schizophrenic patient group. Soc Psychiatry 21:1–9
Schubart C, Schwarz R, Krumm B, Biehl H (1986b) Schizophrenie und soziale Anpassung. Springer, Berlin Heidelberg New York Tokyo
Spitzer RL, Gibbon M, Endicott J (1976) The global assessment scale. Arch Gen Psychiatry 33:768
Steinmeyer EM, Marneros A, Deister A, Rohde A, Jünemann H (1989) Long-term outcome of schizoaffective and schizophrenic disorders: A comparative study. Part II: Causal-analytical investigations. Eur Arch Psychiatr Neurol Sci 238:126–134
World Health Organization (WHO) (1988) WHO Psychiatric Disability Assessment Schedule (WHO/DAS). WHO, Geneve

8 Ausgang von schizoaffektiven und schizophrenen Psychosen: Ein kausal-analytisches Modell

E. M. STEINMEYER, A. MARNEROS, A. DEISTER und A. ROHDE

8.1 Einleitung

Untersuchungen über die Langzeitprognose von schizophrenen Psychosen zeigen, daß sowohl einige symptomatologische als auch extrasymptomatologische Faktoren den Ausgang der Psychosen beeinflussen können.

So wurden etwa depressive Symptome im Verlauf der Schizophrenien, akuter Ausbruch, psychologische auslösende Ereignisse (Life events), Alter bei Erstmanifestation und Geschlecht als solche Faktoren in der Literatur genannt (Bleuler 1973; Huber et al. 1979; Möller u. von Zerssen 1986). Für den Ausgang der schizoaffektiven Psychosen wurden von einigen Autoren ähnliche den Ausgang beeinflussende Parameter vermutet (Gross et al. 1986). Andere Autoren, die sich speziell mit dem Verlauf von schizoaffektiven Psychosen beschäftigen, heben die Bedeutung intrasymptomatologischer Faktoren hervor, wie etwa Polarität der affektiven Symptomatik (Angst 1986; Übersichten in Marneros u. Tsuang 1986). Im Rahmen der Köln-Studie (Marneros et al. 1986a, 1988a) haben wir gezeigt, daß der Ausgang der beiden Psychoseformen signifikant im Sinne eines günstigeren Ausgangs bei den schizoaffektiven Psychosen differiert (vgl. Kap. 7, S. 67ff.). Zur Beantwortung der Frage, welche Faktoren diesen Unterschied bewirken, haben wir eine LISREL-Analyse durchgeführt (Steinmeyer et al. 1989).

8.2 Material und Methode

8.2.1 *LISREL-Analyse*

Als Material der LISREL-Analyse dienten uns die Befunde der Köln-Studie (Marneros et al. 1986a, 1988b). Ausgangsparameter und Befunde wurden bereits dargestellt (vgl. Kap. 7, S. 67ff.). Wir beschränken uns deshalb in diesem Kapitel auf die Beschreibung der LISREL-Analyse.

LISREL ist ein allgemeines Computer-Programm zur Bestimmung von unbekannten Koeffizienten in einem Set von linearen strukturellen Gleichungen (Jöreskog u. van Thillo 1973; Jöreskog u. Sörbom 1987). Die Variablen, die in das Gleichungssystem eingehen, können entweder direkt beobachtete Variablen sein oder nicht gemessene latente Variablen, die zwar nicht direkt beobachtet wurden, die sich aber auf beobachtete Variablen beziehen. In seiner generellsten Form geht dieses Modell davon aus, daß eine kausale Struktur zwischen den verschiedenen Variablen eines Sets existiert. Die latenten Variablen erscheinen dann als die zugrunde liegende Ursache der beobachteten Variablen. Die latenten Variablen können auch als von beobachteten Variablen verursacht oder als interferierende Variablen in einer kausalen Kette betrachtet werden.

Das LISREL-Modell bietet die Möglichkeit der Berechnung wichtiger ätiologischer Faktoren in Form von latenten hypothetischen Konstrukten und zur Bestimmung ihres Einflusses; in unserem Falle auf „Behinderung" und „Residuum" bei schizoaffektiven und schizophrenen Psychosen.

8.2.1.1 LISREL-Modell für die schizoaffektiven Psychosen

In dem LISREL-Modell für die schizoaffektiven Psychosen wurden durch eine konfirmatorische Faktorenanalyse aus 39 Ausgangsvariablen 5 latente Konstrukte als *„exogen unabhängige Konstrukte"*, d. h. im Modell als unabhängig spezifiziert gesetzte Kausalfaktoren berechnet. Außerdem ergaben sich 4 *„endogen abhängige Konstrukte"*, d. h. im Modell als abhängig gesetzte Kausalfaktoren (Tabelle 1). Als *Zielkriterien* der LISREL-Analyse wurden die Ausbildung eines Residuums nach den Kriterien von Huber (Huber et al. 1979), der Grad und die Form von Behinderung (nach dem Disability Assessment Schedule), die Einschränkung des Funktionsniveaus (nach der Global Assessment Scale) und das Vorhandensein von psychologischen Defiziten (nach dem Psychological Impairment Rating Schedule) eingesetzt (vgl. Schubart et al. 1986; WHO 1988; Spitzer

Tabelle 1. Schizoaffektive Psychosen: Konstrukte und Zielkriterien der LISREL-Analyse

Exogen unabhängige Konstrukte	Endogen abhängige Konstrukte	Zielkriterien

Primärpersönlichkeit
  Typus Melancholicus
  Asthenisch/Selbstunsicher
  Sthenisch/Selbstsicher
Beginn
  Life-event vor Beginn
  Akuität
  Heterosexuelle Dauerbindung vor Beginn
Geschlecht
Alter bei Erstmanifestation
Soziale Schicht
  Herkunftsschicht
  Soziale Schicht bei Erstmanifestation
	Initiale Episode
	  Schizophren
	  Schizodepressiv
	  Schizomanisch
	  Schizomanisch-depressiv
	  Manisch
	  Manisch-depressiv
	Episode im Verlauf
	  Schizophren
	  Schizodepressiv
	  Schizomanisch
	  Schizomanisch-depressiv
	  Manisch
	  Manisch-depressiv
	Melancholische Episode
	Schizophrenietypische Symptome
	  Wahn (nicht-synthym)
	  Akustische Halluzinationen (nicht-synthym)
	  Erstrangige Symptome
	  Inkohärenz
		Residuum
		Global Assessment Scale (GAS)
		Disability Assessment Schedule (DAS)
		  Globale Bewertung
		  Selbstdarstellung
		  Freizeitaktivität
		  Tempo täglicher Aufgabenverrichtung
		  Sozialer Rückzug
		Psychological Impairment Rating Schedule (PIRS)
		  Psychisches Tempo
		  Aufmerksamkeit
		  Initiative
		  Kommunikation durch Mimik
		  Affektverhalten
		  Sprache/Sprechen
		  Selbstdarstellung

Tabelle 2. Schizophrenie: Konstrukte und Zielkriterien der LISREL-Analyse

Exogen unabhängige Konstrukte	Endogen abhängige Konstrukte	Zielkriterien

Prämorbide soziale Interaktion
  Prämorbide soziale Kontakte
  Heterosexuelle Dauerbindung vor Erstmanifestation
	Initiale Episode
	  Typ 1[a]
	  Typ 2[b]
	  Typ 3[c]
	„Einfache" Depression
		Residuum
		Global Assessment Scale (GAS)
		Disability Assessment Schedule (DAS)

Beginn
  Life event vor Beginn
  Akuität
	Psychopathologische Symptome
	  Euphorie
		Globale Bewertung
		  Selbstdarstellung
		  Freizeitaktivität

Geschlecht	Akustische Halluzinationen Erstrangige Symptome Inkohärenz	Tempo tägl. Aufgaben Sozialer Rückzug
Alter bei Erstmanifestation		

Soziale Schicht
  Herkunftsschicht
  Soziale Schicht bei Erstmanifestation
		Psychological Impairment Rating Schedule (PIRS)
		  Psychisches Tempo
		  Aufmerksamkeit
		  Initiative
		  Kommunikation durch Mimik
		  Affektverhalten
		  Sprache/Sprechen
		  Selbstdarstellung

[a] Ausgeprägte Halluzinationen und/oder Wahn und/oder Inkohärenz und/oder bizarres Verhalten dominieren.
[b] Störung von Aufmerksamkeit, Sozialkontakten, Ausdauer und Willen dominiert.
[c] Andere Symptome als bei Typ 1 und 2 dominieren oder Symptome beider Gruppen.

et al. 1976; Biehl et al. im Druck). Zusätzliche Informationen über die Zielkriterien wurden von Marneros et al. (1989) und Steinmeyer et al. (1989) gegeben.

8.2.1.2 LISREL-Modell für die Schizophrenie

Für die Schizophrenie ließen sich wiederum 5 ähnliche *„exogen unabhängige Konstrukte"* errechnen (Tabelle 2). Es existieren geringe inhaltlich definierte Differenzen zwischen den exogenen Konstrukten der Gruppe „Schizophrenie" und der Gruppe „schizoaffektive Psychosen". Die 3 *„endogen abhängigen Konstrukte"* für die Schizophrenien sind in Tabelle 2 dargestellt.

Die *Zielkriterien* in der Gruppe der schizophrenen Psychosen sind dieselben wie bei den schizoaffektiven Pschosen.

8.3 Ergebnisse

8.3.1 Schizoaffektive Psychosen

Die kausalen Beziehungen zwischen den latenten Konstrukten für die Gruppe der schizoaffektiven Psychosen werden aus Abb. 1 ersichtlich. Aus der Darstellung

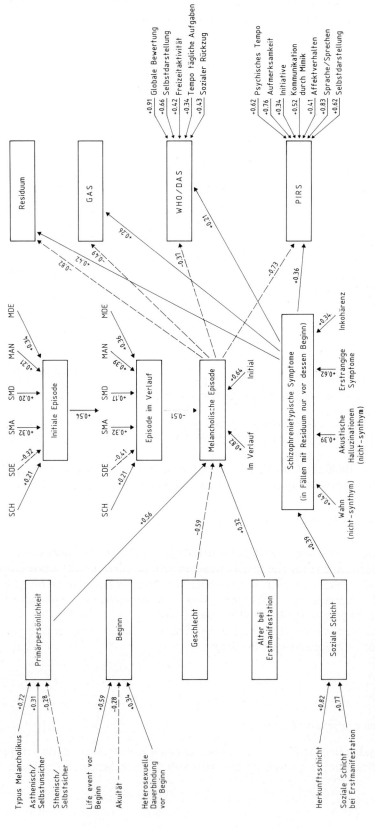

Abb. 1. LISREL-Analyse: Ausgang der schizoaffektiven Psychosen. ——— = hemmender Einfluß, ———→ = fördernder Einfluß. Goodness of fit: $\chi^2 = 98{,}42$, df = 112, $p = 0{,}39$. *SCH*, schizophrene Episode; *SDE*, schizodepressive Episode; *SMA*, schizomanische Episode; *SMD*, schizomanisch-depressive Episode; *MAN*, manische Episode; *MDE*, manisch-depressive Episode

dieses Strukturmodells wird deutlich, daß von den exogen unabhängigen Konstrukten kein direkter kausaler Einfluß auf die Zielkriterien des Ausgangs und der Residuumbildung zu beobachten ist.

Zentraler Punkt in diesem LISREL-Modell ist das endogen abhängige Konstrukt „melancholische Episode" (sowohl als Initialepisode als auch als Episode irgendwann im Verlauf).

Das Auftreten von melancholischen Episoden hat einen negativen, d. h. einen hemmenden Einfluß sowohl auf die Bildung eines Residuums (P = −0,82) als auch auf Intensität und Form von Behinderung, psychologischen Defiziten und Einschränkung des Funktionsniveaus (P = −0,73 bis −0,37).

Wie Abb. 1 weiter zeigt, wird das endogen abhängige Konstrukt „melancholische Episode" v. a. von den exogen abhängigen Konstrukten „Primärpersönlichkeit" (P = +0,72), „Geschlecht" (P = −0,59) und in gewissem Maße auch „Alter bei Erstmanifestation" determiniert (P = +0,32). Das Konstrukt „Primärpersönlichkeit" wird im wesentlichen durch die manifeste Variable „Typus melancholicus" bestimmt. Das heißt, der Typus melancholicus, das Geschlecht und das Alter bei Erstmanifestation haben indirekt über das endogen abhängige Konstrukt „melancholische Episoden" einen Einfluß auf die Residuumbildung und den Ausgang. Dies bedeutet, daß bei prämorbider Persönlichkeitsstruktur im Sinne des Typus melancholicus oder bei weiblichem Geschlecht oder bei höherem Lebensalter zum Zeitpunkt der Erstmanifestation der Erkrankung eine günstige Prognose der schizoaffektiven Psychose zu erwarten ist, wenn es im Krankheitsverlauf zu melancholischen Episoden kommt.

Live events bei Erstmanifestation, heterosexuelle Dauerbindung vor Erstmanifestation und Akuität der Symptomatik bei Erstmanifestation zeigen bei den schizoaffektiven Psychosen keinen determinierenden Einfluß auf den Ausgang; sie beeinflussen den Ausgang nicht.

Schizophrenietypische Symptome (nicht-synthymer Wahn, nicht-synthyme akustische Halluzinationen, schizophrene Symptome ersten Ranges und Denkzerfahrenheit) haben einen fördernden Einfluß (v. a. die schizophrenen Symptome ersten Ranges) sowohl auf die Bildung eines Residuums (P = +0,42) als auch auf Intensität und Form der Behinderung, der psychologischen Defizite und der Einschränkung des Funktionsniveaus (P = +0,36 bis +0,21). Die schizophrenietypischen Symptome werden in der Gruppe der schizoaffektiven Psychosen wiederum von Herkunftsschicht und Schicht bei Erstmanifestation determiniert, und zwar dergestalt, daß, je geringer und niedriger die Herkunftsschicht und die Schicht bei Erstmanifestation sind, es mit einer höheren Wahrscheinlichkeit zum Auftreten von schizophrenietypischen Symptomen kommt. Somit haben Herkunftsschicht und Schicht bei Erstmanifestation nur einen indirekten Einfluß auf einen ungünstigen Ausgang, und zwar über das Auftreten von schizophrenietypischen Symptomen.

8.3.2 Schizophrenie

Die LISREL-Analyse für die Schizophrenie zeigt ein von dem der schizoaffektiven Psychosen völlig differierendes Bild (Abb. 2). Hier zeigen die exogen unabhängigen Konstrukte, v. a. das exogen unabhängige Konstrukt „Beginn" (Life

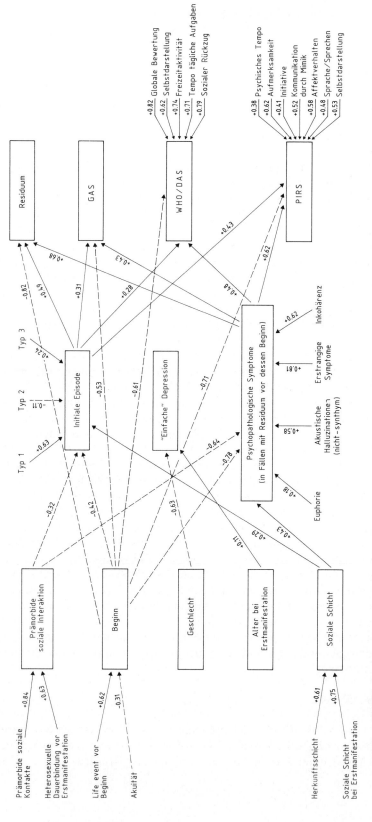

Abb. 2. LISREL-Analyse: Ausgang der Schizophrenie. ---▶ = hemmender Einfluß, ——▶ = fördernder Einfluß. Goodness of fit: $\chi^2 = 89{,}92$, df = 85, $p = 0{,}36$. *Typ 1*: Schwere Halluzinationen und/oder Wahn und/oder Inkohärenz und/oder bizarres Verhalten dominieren; *Typ 2*: Verminderung von Aufmerksamkeit, sozialen Kontakten, Ausdauer und Willen dominiert; *Typ 3*: Symptome von Typ 1 *und* 2 dominieren oder andere Symptome als dort erwähnt

events vor Beginn und Akuität der Symptomatik bei Erstmanifestation), einen direkten Einfluß sowohl auf den Ausgang überhaupt als auch auf Intensität und Form des Residuums: Vorhandensein von Life events bei Erstmanifestation der Erkrankung und akuter Ausbruch der Psychose (in geringerem Maße jedoch als der Einfluß der Life events) wirken auf die Bildung eines Residuums hemmend (P = −0,82) und ebenfalls mildernd auf Intensität und Form von Behinderung, psychologischen Defiziten und Einschränkung des Funktionsniveaus (P = −0,71 bis −0,53).

Die exogen unabhängigen Konstrukte „Geschlecht" und „Alter bei Erstmanifestation" haben keinen Einfluß auf die Bildung und Intensität des Residuums.

Das endogen abhängige Konstrukt „einfache Depressivität" (also keine melancholische Depressivität, vgl. Marneros et al. 1988a, d) hat überhaupt keinen Einfluß auf den Ausgang, im Gegensatz zur melancholischen Episode bei den schizoaffektiven Verläufen.

Das Vorhandensein von schizophrenietypischen Symptomen (bei Verläufen mit Ausbildung eines Residuums wurden nur diejenigen Symptome berücksichtigt, die vor Beginn des Residuums auftraten), insbesondere von erstrangigen Symptomen und Denkzerfahrenheit, wirkt fördernd auf die Bildung eines Residuums (P = +0,68) und determiniert auch die Intensität und Form von Behinderung, psychologischen Defiziten und Einschränkung des Funktionsniveaus (P = +0,62 bis +0,43). Das endogen abhängige Konstrukt „Initiale Episode", das vor allen Dingen durch ausgeprägte Halluzinationen und/oder Wahn und/oder Inkohärenz determiniert wird, wirkt ebenfalls fördernd auf die Bildung eines Residuums sowie auf Grad, Form und Intensität der Behinderung. Das exogen unabhängige Konstrukt „prämorbide *soziale* Interaktionen" determiniert meist durch prämorbide *soziale* Kontakte und „stabile heterosexuelle Dauerbindung vor Erstmanifestation", wirkt auf die Bildung eines Residuums und die anderen Zielkriterien nur indirekt, und zwar hemmend. Dies bedeutet, daß das Vorhandensein einer stabilen heterosexuellen Dauerbindung bei Erstmanifestation und gute prämorbide soziale Kontakte hemmend auf das Auftreten von schizophrenietypischen Symptomen wirken. Ebenfalls indirekt auf den Ausgang, aber dann fördernd, wirkt das exogen unabhängige Konstrukt „Soziale Schicht" (Herkunftsschicht und Schicht bei Erstmanifestation) in dem Sinne, daß, je niedriger die Schicht desto häufiger das Auftreten von schizophrenietypischen Symptomen und ausgeprägter schizophrener Initialsymptomatik, die ihrerseits fördernd auf Bildung und Intensität von Residuen wirken.

8.4 Schlußfolgerungen

Folgende Schlußfolgerungen können aus dem oben dargestellten LISREL-Modell gezogen werden:
1. Die Faktoren, die den Ausgang der schizoaffektiven Psychosen beeinflussen, sind nicht gleichzusetzen mit den Faktoren, die den Ausgang der schizophrenen Psychosen beeinflussen (Marneros et al. 1986b, c; Steinmeyer et al. 1989).

2. Der Ausgang der schizoaffektiven Psychosen wird direkt nur von symptomatologischen Faktoren beeinflußt, während der Ausgang der schizophrenen Psychosen sowohl von symptomatologischen als auch von nichtsymptomatologischen Faktoren direkt beeinflußt wird.
3. Der wichtigste prognostische Faktor des Ausganges der schizoaffektiven Psychosen ist die Manifestation von reinen melancholischen Episoden im Verlauf (Marneros et al. 1986c, 1988c; Steinmeyer et al. 1989).
4. Die nichtsymptomatologischen Faktoren „Typus melancholicus", „weibliches Geschlecht" und „höheres Alter bei Erstmanifestation" haben nur eine indirekte Wirkung auf den Ausgang der schizoaffektiven Psychosen, und zwar durch die höhere Korrelation dieser Parameter mit melancholischen Episoden (Marneros et al. 1988c; Steinmeyer et al. 1989).
5. Die Manifestation von schizophrenen Symptomen ersten Ranges und Denkzerfahrenheit im Verlauf ist ein prognostisch ungünstiger Faktor für den Ausgang schizoaffektiver Psychosen.
6. Das Auftreten von einfachen depressiven Symptomen (keine melancholische Konstellation) hat keinen günstigen Einfluß auf den Ausgang der Schizophrenien. Dies steht im Gegensatz zu früheren Auffassungen (Huber et al. 1979; Kay u. Lindenmeyer 1987; McGlashan 1986), wonach der Depressivität im allgemeinen ein günstiger Einfluß nachgesagt wurde. Die LISREL-Analyse zeigt, daß nur spezifische melancholische Konstellationen einen günstigen Einfluß haben.
7. Schizophrene Psychosen, deren Erstmanifestation auf ein für den Patienten relevantes Erlebnis (Life event) folgte, und schizophrene Psychose mit akutem Beginn haben – wie auch Untersuchungen anderer Autoren (Huber et al. 1979; Kay u. Lindenmeyer 1987) zeigten – einen günstigeren Ausgang.
8. Schizophrene Psychosen mit Symptomen ersten Ranges, Denkzerfahrenheit oder mit ausgeprägter schizophrener Initialsymptomatik haben eine ungünstigere Prognose als Schizophrenien, die diese Charakteristika nicht haben (Steinmeyer et al. 1989).

Literatur

Biehl H, Maurer K, Jablensky A, Cooper JE, Tomov T (im Druck) The PIRS/WHO. I: Introducing a new instrument for rating observed behaviour and the rationales of the psychological impairment concept. Brit J Psychiatry

Bleuler M (1973) Die Schizophrenien: Die langen Verläufe und ihre Formbarkeit. In: Huber G (Hrsg) Verlauf und Ausgang schizophrener Erkrankungen. Schattauer, Stuttgart New York

Gross G, Huber G, Armbruster B (1986) Schizoaffective psychoses. Long-term prognosis and symptomatology. In: Marneros A, Tsuang MT (eds) Schizoaffective psychoses. Springer, Berlin Heidelberg New York Tokyo, pp 188–203

Huber G, Gross G, Schüttler R (1979) Schizophrenie. Springer, Berlin Heidelberg New York Tokyo

Jöreskog KG, Sörbom D (1987) LISREL VII: Analysis of linear structural relationships by maximum likelihood, instrumental variables, and least square methods. Users guide. University of Uppsala

Jöreskog KG, van Thillo M (1973) LISREL. A general computer program for estimating a linear structural equation system involving multiple indicators of unmeasured variables. University of Princeton

Kay S, Lindenmeyer J (1987) Outcome predictors in acute schizophrenia. J Nerv Ment Dis 175:152–160

Marneros A, Tsuang MT (eds) (1986) Schizoaffective psychoses. Springer, Berlin Heidelberg New York Tokyo

Marneros A, Deister A, Rohde A (1986a) The cologne study on schizoaffective disorders and schizophrenia suspecta. In: Marneros A, Tsuang MT (eds) Schizoaffective psychoses. Springer, Berlin Heidelberg New York Tokyo, pp 123–142

Marneros A, Rohde A, Deister A (1986b) Features of schizoaffective disorders: The "cases-in-between". In: Marneros A, Tsuang MT (eds) Schizoaffective psychoses. Springer, Berlin Heidelberg New York Tokyo, pp 143–154

Marneros A, Rohde A, Deister A, Risse A (1986c) Schizoaffective disorders: The prognostic value of the affective component. In: Marneros A, Tsuang MT (eds) Schizoaffective psychoses. Springer, Berlin Heidelberg New York Tokyo, pp 155–163

Marneros A, Deister A, Rohde A, Jünemann H, Fimmers R (1988a) Long-term course of schizoaffective disorders. Definitions, methods, frequency of episodes and cycles. Eur Arch Psychiatr Neurol Sci 237:264–275

Marneros A, Rohde A, Deister A, Jünemann H, Fimmers R (1988b) Long-term course of schizoaffective disorders. Length of cycles, episodes and intervals. Eur Arch Psychiatr Neurol Sci 237:276–282

Marneros A, Deister A, Rohde A (1988c) Quality of affective symptomatology and its importance for the definition of schizoaffective disorders. Psychopathology 22:152–160

Marneros A, Deister A, Rohde A, Steinmeyer A, Jünemann H (1989) Long-term outcome of schizoaffective and schizophrenic disorders. A comparative study. I. Definitions, methods, psychopathological and social outcome. Eur Arch Psychiatr Neurol Sci 238:118–125

McGlashan T (1986) Predictors of shorter-, medium- and long-term outcome in schizophrenia. Am J Psychiatr 143:50–55

Möller HJ, v Zerssen D (1986) Der Verlauf schizophrener Psychosen unter den gegenwärtigen Behandlungsbedingungen. Springer, Berlin Heidelberg New York Tokyo

Schubart C, Schwarz R, Krumm B, Biehl H (1986) Schizophrenie und soziale Anpassung. Springer, Berlin Heidelberg New York Tokyo

Spitzer RL, Gibbon M, Endicott J (1976) The global assessment scale. Arch Gen Psychiatry 33:768

Steinmeyer EM, Marneros A, Deister A, Rohde A, Jünemann H (1989) Long-term outcome of schizoaffective and schizophrenic disorders: A comparative study. Part II. Causal-analytical investigations. Eur Arch Psychiatr Neurol Sci 238:126–134

Diskussion der Vorträge 5–8
von Prof. Dr. Angst, Dr. Wolf, Dr. Lenz, Dr. Deister und Prof. Dr. Steinmeyer

Prof. Dr. E. Rüther
Eine Frage an Herrn Angst: Ich habe in der klinischen Praxis bei schizoaffektiven Psychosen wesentlich größere Schwierigkeiten, Phasen klar abzugrenzen, als bei monopolaren oder bipolaren Psychosen. Wie waren in Ihren Untersuchungen die Phasen definiert? War bei monopolaren Depressionen und Manien die Phasendefinition dieselbe wie bei schizoaffektiven Psychosen?

Prof. Dr. J. Angst
Die Abgrenzung von Phasen ist bei schweren Störungen immer schwieriger, wenn sie mehr Residuen im Intervall hinterlassen. Bei der Schizophrenie ist das ganz problematisch. Die Daten werden einfach unsicherer.

Prof. Dr. B. Müller-Oerlinghausen
Herr Angst, Sie haben beeindruckend niedrige GAS-Scores gezeigt. Wann sind diese Scores erhoben worden? Beruhen die Angaben auf einer einmaligen Querschnittsuntersuchung oder sind es Mittelwerte aus mehreren Untersuchungen?

Prof. Dr. J. Angst
Die Scores gelten nicht für die Phasen. Wenn der Patient in einer Phase war, dann bezogen sich die Scores auf das vorangegangene Intervall. Auf diese Weise wurde nach Möglichkeit der Endzustand beleuchtet. Dabei blieb unberücksichtigt, ob sich ein psychoorganisches Syndrom entwickelt hatte. Das Durchschnittsalter der Patienten lag bei 70 Jahren; ein Teil der Patienten war psychoorganisch verändert. In diesen Fällen wurde der Zustand vor der Entwicklung des psychoorganischen Syndroms bewertet. Es handelt sich also nicht um Mittelwerte von mehreren Ratings, sondern um Summenwerte über eine längere Periode.

Prof. Dr. B. Müller-Oerlinghausen
Heißt das, man hat eine Schätzung gemacht für frühere Perioden, von denen man annehmen konnte, daß noch keine psychoorganische Beeinträchtigung bestand?

Prof. Dr. J. Angst
Ganz recht. Aber wir haben die Patienten prospektiv alle 5 Jahre untersucht und hatten daher sehr viele Daten über längere Zeiträume, nicht nur von diesem Schlußpunkt.

Prof. Dr. B. Pflug
Eine Frage an Herrn Wolf und Herrn Angst: Im Verlauf schizoaffektiver Psychosen gibt es Episoden, die mehr paranoid-halluzinatorisch determiniert sind, dann

Diskussionen

aber wieder, bei ein und demselben Patienten, vielleicht eine oder zwei Episoden, die dem affektiven Typ näherstehen. Wie häufig sind diese Fälle bei Ihren Patienten? Und wie wurde das in der Diagnostik berücksichtigt?

Dr. R. Wolf
Wir haben mit unserem Dokumentationssystem in der Ambulanz jede Phase psychopathologisch dokumentiert und versuchen, sowohl Längs- als auch Querschnittsdiagnosen bzw. die Phasen in ihrem psychopathologischen Verlauf zu erfassen. Eine Unterteilung nach diesem Gesichtspunkt haben wir jedoch nicht getroffen.

Prof. Dr. J. Angst
Ich kann Ihnen ad hoc dazu keine Prozentsätze nennen. Zwei Studien haben aber gezeigt, daß die paranoid-halluzinatorischen Phasen mit der Phasenzahl und mit zunehmendem Alter seltener auftreten. Longitudinal dominiert also die affektive Komponente zunehmend stärker.

Prof. Dr. B. Pflug
Aus wievielen dieser schizoaffektiven Psychosen entwickelten sich später Schizophrenien?

Prof. Dr. J. Angst
Ein schizophrenes Defektsyndrom oder ein charakteristisches Residuum gab es bei etwa 5–10% der Fälle.

Prof. Dr. A. Marneros
In unserem Krankengut kommt es bei der Mehrzahl der schizoaffektiven Psychosen zu einer Syndromshift. Die Gesamtzahl der reinen schizophrenen Episoden beträgt 17%. Die Gesamtzahl aller affektiven Episoden liegt natürlich höher.
Es stellt sich aber die Frage, wie diese Psychosen bei longitudinaler Betrachtung diagnostisch einzuordnen sind. Wir haben diese Frage zu beantworten versucht und die Gruppe der rein schizoaffektiv verlaufenden Fälle verglichen mit der Gruppe derjenigen Patienten, die abwechselnd manische, affektive, schizophrene oder schizoaffektive Episoden zeigten. Beide Gruppen unterscheiden sich in keiner Dimension, weder prämorbid noch verlaufsdynamisch noch postmorbid.

Dr. R. Wolf
Wir hatten bei schizoaffektiven Psychosen eine Doppelblind-Absetz-Studie begonnen und mußten sie abbrechen. Bei 5 von 6 positiven Lithiumrespondern kam es beim Absetzen von Lithium zu manischen oder schizoaffektiven Rückfällen.

Dr. G. Lenz
Herr Angst, habe ich Sie recht verstanden, daß Sie einen Patienten nie mehr als schizophren diagnostizieren, sobald er auch nur eine einzige affektive Episode hatte?

Prof. Dr. J. Angst
Wenn ein Patient einmal eine reine affektive Phase hatte, dann gilt er als schizoaffektiv.

Prof. Dr. U.H. Peters
Bei näherer Betrachtung lassen sich ja 2 Gruppen von schizoaffektiven Psychosen unterscheiden: Die eine enthält Patienten, bei denen sich manische, depressive und schizophrene Erscheinungen mischen. Bei der anderen Patientengruppe steht dagegen die Angst im Zentrum der Symptomatik. Wo ordnen Sie diese Patienten in Ihrer Systematik ein?

Prof. Dr. J. Angst
In unserem Krankengut ist ein Teil dieser Angstpsychosen den agitierten Melancholien oder den agitierten schizoaffektiven Erkrankungen zuzuordnen, ein Teil auch der Katatonie, also näher bei den zykloiden Erkrankungen. Katatone und zykloide Störungen liegen in unserem Patientengut sehr nahe beisammen.

Dr. J. Klosterkötter
Eine Frage zur Köln-Studie, Herr Marneros: Schizoaffektive Patienten wurden hier als einheitliche Gruppe behandelt. Andererseits sind Sie aber selbst der Auffassung, daß diese Gruppe heterogene Krankheitsbilder umfaßt. Haben Sie entsprechende Differenzierungen vorgenommen? Hier könnte ja auch eine Erklärung für die erstaunlichen Unterschiede zwischen den Ergebnissen der Züricher und der Kölner Studie liegen.

Prof. Dr. A. Marneros
Wir haben solche Differenzierungen vorgenommen. Wir haben die schizoaffektiven Psychosen in unipolare und bipolare schizoaffektive Psychosen unterteilt und getrennt analysiert. Dabei haben sich auf fast allen Ebenen, in allen Dimensionen der prämorbiden Ebene und Verlaufsdynamik, erstaunliche Ähnlichkeiten zu den Resultaten der Züricher Studie ergeben. Das heißt, bipolare Patienten zeigen ebenfalls kürzere Zyklen bzw. häufigere Rezidive als unipolare Patienten. Vor allem der erste Zyklus ist bei den unipolaren Patienten sehr viel länger als bei den bipolaren Patienten. Auch die Einschränkung des späteren Funktionsniveaus unterscheidet sich bei uns nicht zwischen beiden Gruppen.

Dr. H. Sauer
Herr Angst, nach Ihren Ausführungen bestanden zwischen schizodepressiven und schizomanischen Formen keine Unterschiede im Langzeitergebnis. Es gibt allerdings Befunde, daß im kurzfristigen Outcome die Prognose bei den schizomanischen Patienten möglicherweise doch etwas besser ist. Sehen Sie die Ursache für solche Unterschiede vielleicht in der Katamnesedauer oder in den Kriterien?

Prof. Dr. J. Angst
Diese Frage ist sehr schwer zu beantworten. Möglicherweise ist aber das Alter von Bedeutung, denn die schizomanischen Patienten sind jünger als die schizodepressiven.

Prof. Dr. A. Marneros
Ich glaube, dabei spielt auch die unpräzise Definition des Begriffes „Prognose" eine Rolle. In vielen Untersuchungen ist beispielsweise die Rezidivhäufigkeit Gradmesser der Prognose. Andere Untersuchungen beziehen sich nur auf die Einschränkungen des Funktionsniveaus. Wir müssen also genau differenzieren, was unter „besserer Prognose" oder „schlechterer Prognose" zu verstehen ist.

In bezug auf Rezidivierungen haben bipolare Formen sicher eine schlechtere Prognose, aber wahrscheinlich nicht in bezug auf die Einschränkung des Funktionsniveaus und in bezug auf die langfristige soziale Anpassung.

Prof. Dr. G. Huber
Bezüglich des sozialen Abstieges liegen die Ergebnisse der Kölner und der Bonner Studie gar nicht so weit auseinander. In der Kölner Studie sind es 53% bei den reinen Schizophrenien nach Ihrer Definition. In unserer Bonn-Studie sehen wir bei 60% einen sozialen Abstieg.

Auch viele andere Ergebnisse stimmen weitgehend überein, z. B. bezüglich der Prognosefaktoren und der Bedeutung des endogenomorph-zyklothymen Achsensyndroms. Bei reinen depressiven Syndromen ist auch nach unseren Untersuchungen die Prognose hochsignifikant günstiger bei den Schizophrenen im Sinne Schneiders, wo depressive Phasen im gesamten Verlauf fehlen. Insofern besteht auch Konkordanz zwischen uns.

Ich habe eine Frage zum Ausgangskrankengut der Köln-Studie, Herr Marneros: Sie sagten, die Verdachtsfälle auf Schizophrenie, die „Zwischenfälle" im Sinne von Kurt Schneider, sind fast gleichbedeutend mit den schizoaffektiven Psychosen. Dabei muß man allerdings fragen: nach welcher Definition der schizoaffektiven Psychosen?

Prof. Dr. A. Marneros
Wenn wir Ihre weitgefaßten Diagnosekriterien der Schizophrenie anwenden, dann besteht zwischen den beiden Studien eine verblüffende Ähnlichkeit. Wir differenzieren aber zwischen Schizophrenie und schizoaffektiven Psychosen. Wir glauben nicht, daß wir aus psychopathologisch-theoretischen Gründen diese beiden Gruppen zusammenfassen dürfen. Es bestehen durchaus Unterschiede auf prämorbider und verlaufsdynamischer, möglicherweise auch auf genetischer und biologischer Ebene.

Ich glaube, daß die Patienten unserer Studie nicht so schwer erkrankt waren wie die Patienten Ihrer Untersuchung. Weil ein Schneiderianischer Psychiater sehr in Richtung affektive Psychose gehen muß, um die Diagnose „Zwischenfall" zu stellen. Das ist nur ein Teil unseres Krankengutes.

Prof. Dr. J. Angst
Ich glaube, es hängt von der Therapie ab, wo man diese Erkrankungen diagnostisch einordnet. Die Studien zeigen ja, daß Lithium bei schizoaffektiven Erkrankungen wirksam ist, daß die Indikation also gegeben ist. Deshalb ist die Frage der Periodizität analog zur Affekterkrankung praktisch bedeutsam, etwa hinsichtlich der Prognose.

Bei der Schizophrenie ist die Situation aber anders. Nicht alle Schizophrenen erhalten Lithium. Es besteht also ein erheblicher Unterschied in der Behandlungsstrategie. Es ist daher wichtig, ob man diese Fälle abgrenzt oder nicht.

Dr. A. Deister
Ich möchte noch etwas zur Bedeutung der melancholischen Symptomatik ergänzen. Wir haben in unserem Patientengut 3 Gruppen gebildet: 1. schizoaffektive Psychosen, 2. schizophrene Psychosen ohne affektive Symptomatik und 3. schizophrene Patienten mit affektiver Symptomatik, die allerdings nicht die Kriterien der melancholischen oder manischen Symptomatik erfüllten. Der Vergleich dieser Gruppen zeigt sehr eindrücklich, daß zwischen den beiden Schizophrenie-Gruppen praktisch auf allen Ebenen sehr große Ähnlichkeiten bestehen. Andererseits sind zwischen diesen beiden Gruppen und den schizoaffektiven Psychosen nach unserer Definition keinerlei Ähnlichkeiten festzustellen. Dieses Resultat bleibt auch dann bestehen, wenn man davon ausgeht, daß eine einzige rein affektive Episode ausreicht, um die Diagnose einer schizoaffektiven Psychose zu stellen.

Prof. C. Perris
Herr Angst, standen die rückfallfreien Patienten unter einer Behandlung und war zwischen rückfallfreien und nicht rückfallfreien Patienten ein Unterschied in der Behandlungsdauer festzustellen?

Prof. Dr. J. Angst
Die Rückfallfreiheit ist weitgehend unabhängig von der Behandlung. Nur sehr wenige Patienten standen unter einer Dauermedikation. Lithium haben beispielsweise weniger als 5% als Dauertherapie erhalten.

N.N.
Eine Frage zur Klassifikation: Es gibt auch in Mitteleuropa Regionen, in denen schizoaffektive Psychosen gehäuft auftreten, und andere Regionen, wo sie offensichtlich nicht auftreten. Welche Zahl gilt denn als unverdächtig?

Dr. R. Wolf
Wir haben in unserem Wiener Psychosenverlaufsprojekt konsekutive Erstaufnahmen der Psychiatrischen Universitätsklinik und des Psychiatrischen Krankenhauses nach epidemiologisch gut abgesicherten Gesichtspunkten untersucht. Unter 200 Patienten mit der Diagnose einer endogenen Psychose nach ICD 295–298 waren 40 mit schizoaffektiven Psychosen.

Dr. Seidel
Liegt die Unterschiedlichkeit zwischen den Kölner und den Züricher Ergebnissen vielleicht daran, wie die Auswahl der Patienten getroffen wurde? Handelt es sich in dem einen Fall um eine Universitätsklinik ohne Aufnahmepflicht und im anderen um eine mit Aufnahmepflicht?

Diskussionen

Prof. Dr. J. Angst
An der Züricher Universitätsklinik besteht Aufnahmepflicht. Die Patienten rekrutierten sich aus sämtlichen Aufnahmen über 5 Jahre wegen Depression oder Manie, sei es bei Affekterkrankungen oder bei schizoaffektiver Psychose. Wir gingen nicht von Schizophrenen aus. Deshalb handelt es sich bei diesen Patienten eigentlich um Affektkranke, um affektnahe Störungen.

Dr. L. Diehl
Ich frage mich, ob es überhaupt erlaubt ist, die soziale Schicht des Patienten nach Erstmanifestation mit der Herkunftsschicht seiner Eltern zu vergleichen. Wahrscheinlich würde man in der normalen Bevölkerung auch vergleichbare Unterschiede finden.
    Wichtiger erscheint mir die epidemiologische Frage der Schichtzugehörigkeit. Noch vor etwa 10 Jahren war man der Auffassung, daß die Schizophrenie in den höheren sozialen Schichten seltener, die Depression und die Manie dagegen häufiger vertreten ist als in den niedrigeren Schichten. Später revidierte man diesen Standpunkt. Wie sind dazu die aktuellen Daten? Und wie verhält es sich dann mit den rehabilitativen Maßnahmen, die ja für die Prognose genauso entscheidend sind wie die Medikation?

Dr. A. Deister
Die Einschätzung nach den sozialen Schichten ist sicherlich problematisch. Wir haben das Schichtmodell von Kleining und Moore zugrunde gelegt. Wir wollen diesen Befund sicher nicht einfach so isoliert stehenlassen, sondern er soll eingebunden sein in andere Variablen, die ihn unterstützen. Uns kam es eigentlich auf den Vergleich beider Gruppen an. Die von Ihnen erwähnten Einschränkungen betreffen beide Gruppen in etwa in gleicher Weise.
    Wir behaupten auch nicht, daß alles so bleiben muß. Wir wollten aber zeigen, daß es eine Gruppe so definierter schizophrener Psychosen mit diesem sehr negativen Ausgang gibt. Die Notwendigkeit einer frühzeitigen Therapie versteht sich dann von selbst.

Dr. L. Diehl
Sind in Ihrer Untersuchung schizoaffektive Psychosen in bestimmten Schichten häufiger vertreten, Herr Angst?

Prof. Dr. J. Angst
Vor der Erkrankung ist die Häufigkeit in allen Schichten gleich. Nach der Erkrankung steigen die Patienten der Drifthypothese entsprechend in tiefere soziale Schichten ab. Die ursprünglichen Untersuchungen waren aber Prävalenzstudien nach der Erkrankung. Deshalb ist es nicht überraschend, daß diese Patienten vermehrt in den unteren Schichten zu finden sind – eben weil sie abgestiegen sind. Ein Teil der Schizophrenen steigt aber, wenn man die Sozialschicht der Eltern zugrundelegt, nicht erst nach der Erkrankung ab, sondern bereits vorher.

Prof. Dr. A. Marneros
Das können wir bestätigen. Bei etwa 20% unserer rein schizophrenen Patienten kam es bereits vor der klinischen Manifestation der Erkrankung zum sozialen Abstieg. Daß Herr Huber diese Unterschiede nicht gefunden hat, ist absolut verständlich und durch die breitere Definition der schizoaffektiven Psychose begründet. Wenn wir unser Material in die definitorischen Kriterien von Herrn Huber übertragen, finden wir auch keinen Unterschied.

9 Die Relevanz der Verlaufsdynamik der schizoaffektiven Psychosen für ihre Prophylaxe und Therapie

A. MARNEROS

9.1 Einleitung

Befunde internationaler Studien und die in diesem Buch publizierten Beiträge von Angst, Emrich, Lenz et al. unterstreichen eine gute prophylaktische Wirkung von Lithium und einigen Antikonvulsiva (Carbamazepin und Valproat) bei schizoaffektiven Psychosen. Wann jedoch die Prophylaxe indiziert ist, ist abhängig von der Verlaufsdynamik und einigen schon bekannten Verlaufsregeln der schizoaffektiven Psychosen. In diesem Beitrag werden wir versuchen, die Befunde der Köln-Studie den Verlauf schizoaffektiver Psychosen betreffend zusammenzustellen, um ein relativ vollständiges Bild von Indikation und Erfolgsperspektive der Prophylaxe bei schizoaffektiven Psychosen zu geben. In detaillierter Form sind die hier dargestellten Ergebnisse von Marneros et al. (1988 a, b, c) publiziert worden.

9.2 Rekurrenz schizoaffektiver Psychosen

Es gibt eine sehr gute Übereinstimmung in der Literatur darüber, daß die schizoaffektiven Psychosen rekurrent sind; sie haben in der Regel einen polyphasischen Verlauf (Angst 1980, 1986; Rzewuska u. Angst 1982 a, b; Marneros et al. 1988 a; Abb. 1). Monophasische Verläufe, d. h. mit nur 1 Episode während der ganzen Verlaufsperiode, sind auch bei den schizoaffektiven Psychosen möglich, aber selten (in der Köln-Studie fanden wir bei 11% der Patienten einen monophasischen Verlauf, Angst fand ein noch niedrigeres Prozentual, nämlich 3%, Angst 1980).

In unseren oben zitierten Arbeiten definieren wir eine Episode als den Zeitraum zwischen Beginn und Ende einer stationären psychiatrischen oder gleichwertigen ambulanten Behandlung. Eine gleichwertige ambulante Behandlung muß folgende Kriterien erfüllen: a) Intensive Pharmakotherapie und häufige Konsultationen des Psychiaters, b) Unterbrechung der gewohnten Tätigkeiten wie etwa Berufstätigkeit, der Haushaltsführung, z. B. durch Krankschreibung.

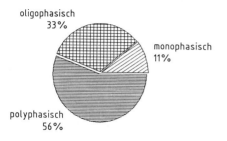

Abb. 1. Schizoaffektive Psychosen. Verlaufstyp ($n = 72$)

Wir fanden, daß die Zahl der Episoden bei schizoaffektiven Psychosen unabhängig ist von prämorbiden soziodemographischen Variablen, wie etwa Geschlecht, Persönlichkeitsstruktur, Broken-home, hereditäre Belastung mit psychischen Erkrankungen, stabile heterosexuelle Dauerbindung vor Beginn der Erkrankung, oder von anderen sozialen Faktoren. Ebenfalls unabhängig ist die Zahl der Episoden vom Episodentyp bei Ausbruch der Psychose oder vom Vorhandensein von Live-events vor Beginn einer Episode. Wir haben dagegen gefunden, daß eine signifikante Relation zwischen Episodenhäufigkeit und folgenden Parametern existiert: a) Polarität der affektiven Symptomatik, b) Vorhandensein von produktiv-psychotischen Symptomen, c) polymorpher Verlauf, d) Alter bei Erstmanifestation und e) Dauer der Aktivität der Erkrankung. Bipolare Patienten (d. h. schizoaffektive Patienten, bei denen auch manische Symptome im Verlauf auftreten) und Patienten mit polymorphem Verlauf (d. h. mit mehr als einem Episodentyp während des Verlaufs) haben signifikant mehr Episoden als unipolare Patienten (nur depressive affektive Symptomatik im Verlauf) und Patienten mit monomorphem Verlauf (d. h. mit nur einem Episodentyp). Es muß jedoch einschränkend gesagt werden, daß sich Polymorphismus und Bipolarität überschneiden: Viele bipolare Verläufe sind auch polymorph und viele unipolare Verläufe sind gleichzeitig monomorph. Patienten mit einer Kombination von Wahn und Halluzinationen (also mit einer paranoid-halluzinatorischen Symptomatik) im Verlauf haben viel mehr Episoden als Patienten mit einer aproduktiven Form (Marneros et al. 1988 a).

9.3 Zykluslänge bei schizoaffektiven Psychosen

Zykluslänge ist die Zeit zwischen dem Beginn einer Episode und dem Beginn der nächsten Episode (Angst 1980). Es ist eine der wichtigsten kriteriologischen Elemente des Verlaufes der schizoaffektiven Psychosen: Die Untersuchung der Zykluslänge gibt uns ein Bild über die Rezidivfrequenz der schizoaffektiven und affektiven Psychosen und wichtige Hinweise für Prophylaxe und Intervalltherapie (Angst 1980, 1986; Marneros et al. 1988 b).

In dem schizoaffektiven Kollektiv der Köln-Studie wurde eine duchschnittliche Zykluslänge – intraindividuell berechnet – von 37,5 Monaten (Median) gefunden, ein sehr ähnlicher Befund wie der von Angst (1980), der eine durchschnittliche Zykluslänge von 34,9 Monaten gefunden hat. Unsere Studie bestätigte die Befunde von Angst (1980, 1986), daß die Zykluslänge sowohl bei den schizoaffektiven als auch bei den affektiven Psychosen bestimmten Regeln folgt: Die Zykluslänge wird kürzer mit zunehmender Zahl der Zyklen, wie auch Abb. 2 zeigt.

Insbesondere die Differenz zwischen dem 1. Zyklus und dem nachfolgenden ist hoch signifikant. Es muß jedoch betont werden, daß solch ein Modell des Verlaufes der schizoaffektiven Psychosen im Einzelfall nur einen limitierten Wert hat, weil sehr starke intra- und interindividuelle Variationen der Zykluslänge vorkommen, wie auch Abb. 3 zeigt.

Fast 70% der schizoaffektiven Patienten haben wie erwartet eine Verkürzung der Zykluslänge zwischen 1. und 2. Zyklus, aber immerhin 30%, entgegen der Er-

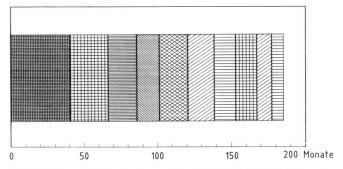

Abb. 2. Schizoaffektive Psychosen. Durchschnittliche Zykluslänge ($n=63$, Zyklus 1–10, geometrisches Mittel)

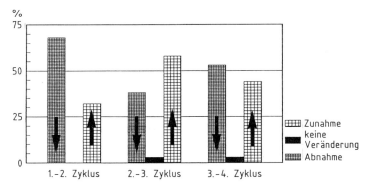

Abb. 3. Schizoaffektive Psychosen. Veränderungen der Zykluslänge ($n=34$)

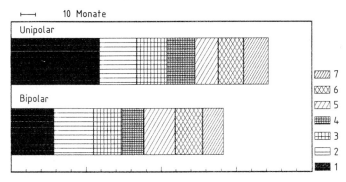

Abb. 4. Schizoaffektive Psychosen. Durchschnittliche Zykluslänge ($n=63$, Zyklus 1–7, geometrisches Mittel)

wartung, einen längeren 2. als 1. Zyklus. Zwischen 2. und 3. Zyklus haben sogar fast 60% der Patienten eine Zunahme der Länge, 40% zwischen 3. und 4. Zyklus.

Bipolare schizoaffektive Psychosen haben signifikant kürzere Zykluslängen als unipolare Patienten. Das bedeutet, daß die unipolaren Verläufe eine bessere Prognose in bezug auf Rezidivhäufigkeit haben als die bipolaren schizoaffektiven Psychosen (Marneros et al. 1988 b, c; Abb. 4).

Beide Formen, unipolare und bipolare schizoaffektive Psychosen, sind rekurrent, aber bipolare Patienten haben kürzere Zyklen und mehr Episoden als unipolare Patienten. Das bedeutet, daß bipolare Patienten häufiger und in kürzerer Zeit ein Rezidiv entwickeln als unipolare Patienten. Insbesondere ist der Unterschied zwischen den beiden Formen in bezug auf die Zeit des 1. Rezidivs signifikant (vgl. Abb. 4). Nach unseren Befunden kann das 1. Rezidiv bei bipolaren Patienten (durchschnittlich und gruppenstatistisch gemeint) ca. 2 Jahre nach der 1. Episode erwartet werden, aber bei den unipolaren Verläufen erst 8 Jahre nach der 1. Episode.

Obwohl der 1. Zyklus im allgemeinen der längste ist, gibt es hohe individuelle Variationen: Wir fanden in unserem Krankengut einen Patienten, der nachweislich nach Erholung von der Initialepisode 1 Monat später eine nächste Episode hatte. Ein anderer Patient hatte erst nach 372 Monaten die 2. Episode, d. h. erst 31 Jahre später.

Je älter der Patient bei Beginn seiner Erkrankung ist, desto kürzer ist der 1. Zyklus und desto schneller tritt infolgedessen das 1. Rezidiv auf (Angst 1980, 1986; Marneros et al. 1988 b). Die Verkürzung der Zykluslänge mit Zunahme der Zahl der Zyklen basiert auf Veränderungen der Intervallänge und nicht auf Veränderungen der Episodenlänge.

Die Köln-Studie fand, daß Patienten in höherem Alter (nach dem 70. Lebensjahr) eine „Inaktivität" der Psychose zeigen, d. h. keine Rezidive mehr haben. Es gibt natürlich auch hier individuelle Ausnahmen. Es gab Patienten, die mit über 70 oder sogar über 80 Jahren noch aktive Remanifestationen der Erkrankung hatten, und andere, die jünger als 50 Jahre waren und bis 20 oder mehr Jahre kein Rezidiv mehr gehabt hatten (Marneros et al. 1988 c).

9.4 Zusammenfassung

Der Langzeitverlauf der schizoaffektiven Psychosen zeigt, daß bei der Planung einer prophylaktischen Therapie einige wichtige Verlaufsregeln berücksichtigt werden müssen. Die wichtigsten davon sind:
a) Bipolarität bei Schizoaffektiven prädestiniert zu häufigeren und zahlreicheren Rezidiven als Unipolarität.
b) Polymorphe schizoaffektive Psychosen haben viel mehr Episoden als monomorphe.
c) Je älter der Patient bei Erstmanifestation der Erkrankung ist, desto kürzer ist die Zyklusdauer und desto schneller tritt ein neues Rezidiv auf.
d) Es scheint, daß bei Patienten in hohem Alter (über 70 Jahre) die Remanifestationshäufigkeit abnimmt.
e) Alle diese Ergebnisse sind gruppenstatistische Ergebnisse. Individuelle Variationen des Verlaufes, die von der Regel abweichen, sind bei schizoaffektiven Psychosen nicht selten.

Literatur

Angst J (1980) Verlauf unipolar depressiver, bipolar manisch-depressiver und schizo-affektiver Erkrankungen und Psychosen. Fortschr Neurol Psychiatr 48:3–30

Angst J (1986) The course of schizoaffective disorders. In: Marneros A, Tsuang MT (eds) Schizoaffective psychoses. Springer, Berlin Heidelberg New York Tokyo, pp 63–93

Marneros A, Deister A, Rohde A, Jünemann H, Fimmers R (1988a) Long-term course of schizoaffective disorders. Definitions, methods, frequency of episodes and cycles. Eur Arch Psychiatr Neurol Sci 237:264–275

Marneros A, Rohde A, Deister A, Jünemann H, Fimmers R (1988b) Long-term course of schizoaffective disorders. Length of cycles, episodes and intervals. Eur Arch Psychiatr Neurol Sci 237:276–282

Marneros A, Rohde A, Deister A, Fimmers R, Jünemann H (1988c) Long-term course of schizoaffective disorders. Onset, type of episodes and syndrome shift, precipitating factors, suicidality, seasonality, inactivity of illness and outcome. Eur Arch Psychiatry Neurol Sci 237:283–290

Marneros A, Rohde A, Deister A, Jünemann H (1988d) Syndrome shift in long-term course of schizoaffective disorders. Eur Arch Psychiatr Neurol Sci 238:97–104

Marneros A, Deister A, Rohde A (1989) Quality of affective symptomatology and its importance for the definition of schizoaffective disorders. Psychopathology 22:152–160

Rzewuska M, Angst J (1982a) Aspects of the course of bipolar manic-depressive, schizoaffective, and paranoid schizophrenic psychoses. Arch Psychiatr Nervenkr 231:487–501

Rzewuska M, Angst J (1982b) Prognosis of periodic bipolar manic-depressive and schizoaffective psychoses. Arch Psychiatr Nervenkr 231:471–486

10 Suizidalität im Langzeitverlauf der schizoaffektiven Psychosen

A. ROHDE, A. MARNEROS, A. DEISTER und E. M. STEINMEYER

10.1 Einleitung

Die Suizidgefährdung schizoaffektiver Patienten wird in einigen Studien als gleich hoch oder sogar höher als bei Patienten mit reinen affektiven Psychosen angesehen (Dingman u. McGlashan 1986; Cohen et al. 1972). Bei einigen Untersuchungen liegt der Anteil der schizoaffektiven Patienten, die einen Suizidversuch unternommen haben, höher als der Patienten, bei denen nur Suizidgedanken vorhanden waren (Omata 1985). Wenn man jedoch allgemein von Suizidalität bei schizoaffektiven Psychosen spricht, besteht die Gefahr, daß pauschalisiert wird, daß einige Verlaufsregeln der schizoaffektiven Psychosen ignoriert werden und daß v. a. psychopathologische Besonderheiten jeder einzelnen Episode sowie auch die jeweilige psychosoziale Konstellation bei Ausbruch der Episode nicht mitberücksichtigt werden.

Bekanntlich verlaufen schizoaffektive Psychosen überwiegend rekurrent mit in der Regel polyphasischen Verläufen, d. h. mit 4 oder mehr Episoden (Marneros et al. 1988a). Ein anderes Charakteristikum des Verlaufes schizoaffektiver Psychosen ist ihr Polymorphismus: Damit ist gemeint, daß bei der Mehrzahl von schizoaffektiven Psychosen im Verlauf mehr als ein Episodentyp auftritt (Marneros et al. 1988d). Acht unterschiedliche Episodentypen können vorkommen: schizoaffektive Episoden (schizodepressiv, schizomanisch, schizomanisch-depressiv), rein schizophrene Episoden und rein affektive Episoden (melancholische, manische, manisch-depressive) sowie uncharakteristische Episoden (Kriterien der Episoden siehe Marneros Kap. 3, Anhang). Im Zusammenhang mit dem Polymorphismus der schizoaffektiven Psychosen stellt sich die Frage, ob es Episodentypen gibt, die besonders häufig mit suizidaler Symptomatik einhergehen. Eine weitere zu beantwortende Frage ist, ob neben dem Episodentyp auch verschiedene soziodemographische Faktoren zum Zeitpunkt der Episode, wie etwa Alter, Familienstand, berufliche Stellung etc., für die Suizidalität von Bedeutung sind.

Mit anderen Worten: Ist zum Beispiel ein Patient, der im Alter von 20 Jahren eine schizodepressive oder eine rein melancholische Episode durchmacht und zu diesem Zeitpunkt seine Ausbildung noch nicht abgeschlossen hat, nicht über eigenes Einkommen verfügt und bisher keine feste heterosexuelle Bindung hatte, mehr suizidgefährdet, als wenn derselbe Patient 10 Jahre später die gleiche schizodepressive oder melancholische Episode erlebt, aber unter anderen sozialen Bedingungen?

In diesem Beitrag soll versucht werden, die Frage der Suizidgefährdung nicht nur für die Patienten pauschal zu beantworten, sondern auch die psychopathologischen, soziodemographischen und psychologischen Konstellationen bei der jeweiligen Episode miteinzubeziehen.

10.2 Material und Methode

10.2.1 Ausgangskollektiv

Material und Methode der zugrunde liegenden Untersuchung (Köln-Studie über den Langzeitverlauf und Ausgang von schizoaffektiven und schizophrenen Psychosen) wurden andernorts ausführlich dargestellt (Marneros et al. 1986a–c, 1988a–c), so daß wir hier nur einige für das spezielle Thema wichtige Fakten erwähnen.

Von 205 persönlich nachuntersuchten Patienten erfüllten 72 Patienten die Kriterien einer schizoaffektiven Psychose (Kriterien, siehe Kap. 3, Anhang, S. 27), d. h., im Verlauf traten konkurrent oder sequentiell schizophrene und endogenomorph depressive oder manische Symptome auf. Einige Charakteristika dieser Gruppe sind in Tabelle 1 dargestellt.

Als eines der Verlaufselemente wurde das Vorhandensein von suizidaler Symptomatik untersucht. Dazu wurden sowohl Suizidversuche berücksichtigt als auch das Vorhandensein von suizidalen Gedanken. Informationsquelle waren alle ausgewerteten Unterlagen über Krankenhausaufnahmen sowie die direkt vom Patienten gewonnenen Informationen.

Ein limitierender Faktor beiden vorliegenden Untersuchung über Suizidalität bei schizoaffektiven Patienten ist, daß die durch Suizid verstorbenen Patienten nicht mitberücksichtigt werden können, und zwar aus 2 Gründen:

a) Die Vergleichbarkeit zwischen nichtsuizidalen, suizidalen und suizidierten Patienten wäre aus methodischen Gründen nicht mehr gewährleistet.

b) Wir haben Informationen über eine Reihe von Suiziden bei Patienten des Ausgangskollektivs und die starke Vermutung, daß bei einigen anderen verstor-

Tabelle 1. Charakteristika des untersuchten Kollektivs

Köln-Studie: Schizoaffektive Psychosen ($n=72$)	
Geschlecht: weiblich ($n=46$)	64%
männlich ($n=26$)	36%
Verhältnis w : m = 1,8 : 1	
Alter bei Beginn (Jahre)	Median = 30,50
	$\bar{x}$ = 32,11
	SA = 10,38
	min = 15,00
	max = 58,00
Alter bei Katamnese (Jahre)	Median = 57,50
	$\bar{x}$ = 57,72
	SA = 13,58
	min = 27,00
	max = 87,00
Dauer der Erkrankung (Jahre)	Median = 25,00
	$\bar{x}$ = 25,61
	SA = 10,46
	min = 10,00
	max = 59,00

benen Patienten der Tod durch Suizid erfolgte. Die Informationen sind bisher jedoch noch nicht vollständig und können diese Vermutung noch nicht ausreichend belegen. Die verstorbenen schizoaffektiven Patienten sind Gegenstand einer zur Zeit laufenden Untersuchung, wobei sich aber durch die geltenden Datenschutzbestimmungen eine Reihe von Hindernissen in den Weg stellen.

Verstorbene Patienten des Ausgangskollektivs „Zwischen-Fälle". Von den Patienten des Ausgangskollektivs der Kölner Studie waren 108 zwischen 1950 und 1979 in der Kölner Universitätsnervenklinik als „Zwischen-Fall" im Sinne Kurt Schneider's diagnostiziert worden, dabei ist die Diagnose Zwischen-Fall praktisch identisch mit der Diagnose schizoaffektive Psychose (siehe Marneros 1983; Marneros et al. 1986a). 53 dieser 108 Patienten konnten persönlich nachuntersucht werden. Diese Gruppe wurde ergänzt durch 19 schizoaffektive Patienten, die aus einer anderen Gruppe kamen (Indexdiagnose „Verdacht auf Schizophrenie"). 44 der Zwischen-Fall-Patienten waren zum Zeitpunkt unserer Untersuchung verstorben, bei 20 ist uns die Todesursache bereits bekannt. Davon sind 7 (16% der verstorbenen Populationen, 6,5% des Ausgangskollektivs) an Suizid verstorben. Bei 13 Patienten ist eine natürliche Todesursache bekannt (29,5% der verstorbenen Patienten, 12% der Gesamtgruppe). Bei 24 Patienten liegen bisher keine Angaben über die Todesursache vor. Beim größten Teil der Patienten ist das Alter zum Zeitpunkt des Todes bekannt, es liegt bei 10 dieser 24 Patienten über 60 Jahre. 8 Patienten waren zwischen 50 und 59 Jahre, 3 Patienten zwischen 40 und 49 Jahre, 1 Patient unter 40 Jahre zum Zeitpunkt des Todes. Bei 2 Patienten ist das Alter bisher nicht bekannt. Es ist wohl davon auszugehen, daß besonders bei den jüngeren Patienten eine Reihe von Suiziden enthalten ist. Diese Annahme wird vielleicht auch dadurch unterstützt, daß die bisherigen Auswertungen ergeben haben, daß 26 der verstorbenen 44 Patienten mindestens einmal während der bekannten Krankheitsepisoden einen Suizidversuch gemacht haben (59% dieser Gruppe), bei weiteren 13 Patienten ist suizidale Symptomatik ohne Suizidhandlung registriert. Die Annahme scheint also berechtigt, daß unter diesen Verstorbenen, insbesondere bei den jung verstorbenen Patienten, noch einige durch Suizid Verstorbene zu finden sein werden.

10.2.2 Statistische Evaluation der Suizidalität

Neben dem Vorhandensein von suizidalen Gedanken und Suizidhandlungen wurden die psychopathologischen, soziodemographischen und psychologischen Merkmale zwischen suizidalen und nichtsuizidalen schizoaffektiven Patienten verglichen.

In einem 2. Stadium der Untersuchung wurden alle evaluierten *Episoden* in bezug auf Suizidalität untersucht. Die 72 schizoaffektiven Patienten hatten im Gesamtverlauf der Erkrankung insgesamt 400 Episoden, im Durchschnitt 5,59 Episoden, zwischen 1 und 18 Episoden variierend. Eine Episode ist aus methodischen Gründen definiert als der Zeitraum zwischen Beginn und Ende einer stationären psychiatrischen oder gleichwertigen Behandlung mit Manifestation oder Remanifestation von entsprechenden psychopathologischen Symptomen. Einer stationären Behandlung gleichwertig war die Therapie dann, wenn sie 3 Kriterien erfüllte: 1. Häufige Konsultationen eines Arztes, 2. intensive Pharmakotherapie, 3. Unterbrechung der üblichen Pflichten bzw. Berufstätigkeit. Entsprechend wurden leichte Episoden, die die genannten Kriterien nicht erfüllten, nicht für statistische Berechnungen berücksichtigt.

Episoden mit und ohne suizidale Symptomatik wurden verglichen in bezug auf Episodentyp, psychopathologische Konstellationen, soziodemographische Gegebenheiten zum Zeitpunkt der Episode, Vorhandensein von Life events, Residualsymptomatik etc.

Variablen, die in der univariaten statistischen Analyse signifikant mit Suizidalität in der Episode korrelierten, wurden dann mittels Konfigurations-Frequenz-Analyse (KFA) sowie einer Log-linearen Analyse weiter untersucht, um die Bedeutung bestimmter Merkmalskonfigurationen zu erheben.

10.3 Ergebnisse

10.3.1 Suizidalität auf Patienten bezogen

Von den schizoaffektiven Patienten hatten 65% mindestens einmal im Verlauf eine suizidale Symptomatik, mehr als die Hälfte davon 2mal oder noch häufiger.

Die weitere Differenzierung der suizidalen Symptomatik zeigt (Abb. 1), daß 36% der Patienten mindestens einmal im Verlauf einen Suizidversuch unternommen haben. 29% boten nur suizidale Intentionen ohne konkreten Versuch der Verwirklichung und 35% der gesamten Gruppe waren nie suizidal.

Die univariate statistische Analyse zeigte keinen signifikanten Unterschied zwischen suizidalen Patienten und nichtsuizidalen schizoaffektiven Patienten in bezug auf verschiedene soziodemographische und Verlaufsvariablen:

– Alter bei Erstmanifestation
– Alter bei Katamnese
– Familienstand bei Erstmanifestation
– Familienstand bei Katamnese
– Dauer der Erkrankung
– Schul- und Berufsausbildung
– Soziale Schichtzugehörigkeit
– Familiäre Belastung mit psychiatrischen Erkrankungen
– Broken home-Situation
– Residuum

Der einzige signifikante Unterschied zwischen den beiden Gruppen bezieht sich auf das Geschlecht. Wie Abb. 2 zeigt, waren 80% der weiblichen schizoaffektiven Patienten mindestens einmal im Verlauf suizidal, aber nur 39% der männlichen schizoaffektiven Patienten.

In Abb. 3 ist dargestellt, daß dieser signifikante Unterschied auch dann erhalten bleibt, wenn Suizidalität weiter in Suizidversuche und nur Suizidgedanken aufgeteilt wird. 46% der weiblichen schizoaffektiven Patienten haben mindestens

Suizidalität im Langzeitverlauf

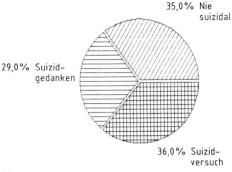

Abb. 1. Suizidale Symptomatik (mindestens einmal im Verlauf) bei schizoaffektiven Psychosen ($n = 72$) der Köln-Studie

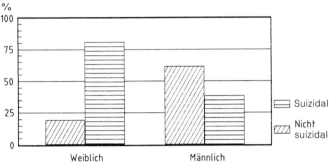

Abb. 2. Geschlechtsverteilung suizidaler Symptomatik. $\chi^2 = 6{,}04$, df $= 1$, $p = 0{,}013$

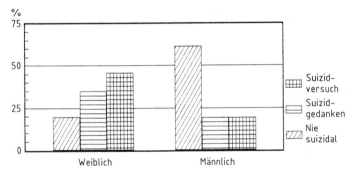

Abb. 3. Geschlechtsverteilung für Suizidversuche und Suizidgedanken. $\chi^2 = 13{,}01$, df $= 2$, $p = 0{,}001$)

einmal einen Suizidversuch unternommen, aber nur 19% der männlichen schizoaffektiven Patienten; d. h. fast jede 2. schizoaffektive Frau, aber nur jeder 5. schizoaffektive Mann hat einmal versucht, sich das Leben zu nehmen.

10.3.2 Suizidalität bei unipolaren und bipolaren schizoaffektiven Verlaufsformen

Von unseren Patienten hatten 37 einen unipolaren Verlauf, 35 einen bipolaren schizoaffektiven Verlauf. Unipolar heißt, daß während des gesamten Verlaufs nur depressive affektive Symptomatik neben der schizophrenen Symptomatik auftrat. Bipolarer schizoaffektiver Verlauf bedeutet, daß mindestens einmal eine manische Symptomatik vorhanden war, und zwar als rein manische Episode, als schizomanische, manisch-depressiv gemischte oder schizomanisch-depressiv gemischte Episode (Kriterien der Episoden siehe Kap. 3, Anhang, S. 26/27).

Suizidale Patienten waren erwartungsgemäß signifikant häufiger in der unipolaren (78%) als in der bipolaren Gruppe (51%) vertreten. Allerdings liegt dieser Unterschied nur auf dem 5-%-Niveau. Bezüglich eines Suizidversuches findet sich kein statistischer Unterschied zwischen unipolaren und bipolaren schizoaffektiven Patienten, obwohl unipolare Patienten mit Suizidversuch prozentual häufiger sind als bipolare.

10.3.3 Suizidalität auf einzelne Episoden bezogen

Wie schon unter 10.2 (Material und Methode) erwähnt, wurden für die 72 schizoaffektiven Patienten insgesamt 400 Krankheitsepisoden registriert und ausgewertet. Aus Gründen der methodischen Vergleichbarkeit haben wir bei der weiteren Untersuchung der Suizidalität eine dauerhospitalisierte Patientin mit insgesamt 3 Episoden vor Beginn der Dauerhospitalisierung ausgeschlossen, so daß in die weiteren Untersuchungen 397 Episoden eingegangen sind.

Wie Tabelle 2 zeigt, war bei 97 der Episoden (24%) suizidale Symptomatik vorhanden. In 40 dieser Episoden (10% der Gesamtepisoden) hat ein Suizidversuch stattgefunden, bei den restlichen 57 Episoden nur Suizidgedanken. Im weiteren werden wir die Ergebnisse bezogen auf Suizidalität darstellen ohne weitere Auftrennung nach Suizidhandlung und Suizidgedanken, da eine solche Aufspaltung keine signifikanten Unterschiede zeigte.

10.3.3.1 Symptomatologie der Episoden und Suizidalität

In Tabelle 3 ist die Häufigkeit suizidaler Symptomatik bezogen auf die verschiedenen Episodentypen dargestellt.

Am häufigsten zeigten schizodepressive Episoden suizidale Symptomatik (42%), interessanterweise deutlich häufiger als rein melancholische Episoden (25%). Erwähnenswert ist, daß die Häufigkeit der Suizidalität bei rein schizophrenen Episoden (17%) fast exakt übereinstimmt mit der Häufigkeit suizidaler Symptomatik bei den einzelnen Hospitalisierungen unserer schizophrenen Pa-

Tabelle 2. Suizidalität auf einzelne Episoden bezogen

	Suizidal ($n=97$)	Gesamt ($n=397$)
Suizidversuch	41%	10%
Suizidgedanken	59%	14%

Tabelle 3. Häufigkeit suizidaler Symptomatik bezogen auf verschiedene Episodenarten

		Suizi-dalität (insges.)	Suizid-versuche
Schizodepressiv	(n = 165)	42%	19%
Melancholisch	(n = 36)	25%	8%
Schizomanisch-depressiv	(n = 53)	21%	8%
Schizophren	(n = 29)	17%	3%
Manisch-depressiv	(n = 10)	10%	–
Manisch	(n = 12)	–	–
Schizomanisch	(n = 76)	–	–

Tabelle 4. Suizidalität bei verschiedenen Episodengruppen

	Suizi-dalität (insges.)	Suizid-versuche
Schizoaffektiv (n = 294)	28%	12%
Affektiv (n = 58)	17%	5%
Schizophren (n = 29)	17%	3%

tienten (18%; Rohde et al. 1989a, b). Schizodepressive Episoden hatten auch die höchste Rate von Suizidversuchen (19%), deutlich mehr als melancholische Episoden und schizomanisch-depressive Episoden (je 8%) und rein schizophrene Episoden (3%).

Wenn alle Episoden mit depressiver Symptomatik zusammengefaßt werden (schizodepressive, melancholische, manisch-depressive und schizomanisch-depressive Episoden), dann finden wir in 34% dieser Episoden eine suizidale Symptomatik. Tabelle 4 zeigt, daß schizoaffektive Episoden insgesamt den höchsten Prozentsatz von Suizidalität haben (28%) im Vergleich mit affektiven oder rein schizophrenen Episoden.

10.3.3.2 Extrasymptomatologische Faktoren und Suizidalität bei einzelnen Episoden

Kein bedeutender Unterschied zwischen suizidalen und nichtsuizidalen Episoden fand sich in bezug auf verschiedene extrasymptomatologische Faktoren, und zwar Vorhandensein von *Life events vor der Episode, Alter zum Zeitpunkt der Episode, Jahreszeit der Episode, Vorhandensein von Residualsymptomatik zu Beginn der Episode, ob es sich um die Initialepisode oder um eine spätere Episode im Verlauf* handelte.

Tabelle 5. Familienstand zum Zeitpunkt der einzelnen Episoden

	Nicht-suizidal ($n=300$)	Suizidal ($n=97$)	Gesamt ($n=397$)
Allein-lebend	46%	24%	40%
Verheiratet	54%	76%	60%

Tabelle 6. Berufliche Stellung zum Zeitpunkt der einzelnen Episoden

	Nicht-suizidal ($n=300$)	Suizidal ($n=97$)	Gesamt ($n=397$)
Berufstätig	58%	37%	53%
Nicht-berufstätig	42%	63%	47%

Deutliche Unterschiede dagegen zeigen sich wieder hinsichtlich des Geschlechts, außerdem bezüglich Familienstand und beruflicher Stellung zum Zeitpunkt der Episode.

Die 46 *Frauen* unseres Kollektivs hatten insgesamt 190 Episoden, davon waren insgesamt 30% von suizidaler Symptomatik begleitet, für die schizoaffektiven *Männer* waren in 13% der 110 Episoden suizidale Symptome registriert ($p<0,01$). Dabei ist zu erwähnen, daß sich weibliche und männliche Patienten unseres Kollektivs hinsichtlich der durchschnittlichen Episodenzahl nicht unterscheiden.

Tabelle 5 gibt einen Überblick über den *Familienstand* der Patienten zum Zeitpunkt der 397 einzelnen Episoden. Es zeigt sich, daß Episoden, bei denen die Patienten verheiratet waren, deutlich überrepräsentiert sind im Vergleich zur Gesamtzahl der Episoden (76% vs. 60%, $p=0,0002$). Episoden, bei denen der Patient alleinlebte (ledig, geschieden, verwitwet, getrenntlebend), machten nur 24% aller suizidalen Episoden aus, aber 40% der gesamten Episoden.

Ein anderer interessanter Aspekt ist die *berufliche Stellung* zum Zeitpunkt der Episode. Wie Tabelle 6 zeigt, sind Episoden, bei deren Beginn der Patient nicht berufstätig war, bei den suizidalen Episoden eindeutig überrepräsentiert (63%, Gesamtzahl der Episoden 47%). Episoden, bei denen der Patient berufstätig war, sind dagegen bei den suizidalen Episoden mit 37% seltener als im Gesamtkollektiv ($p<0,01$). Bei 128 der Episoden ohne Berufstätigkeit war die Patientin Hausfrau, in 49 dieser Episoden (37,5%) lag suizidale Symptomatik vor.

10.3.4 Inbeziehungsetzung von verschiedenen für die Suizidalität relevanten Faktoren

Die univariaten statistischen Untersuchungen haben – bei Vernachlässigung der vorhandenen methodischen Einschränkungen – gezeigt, daß bei schizoaffektiven Krankheitsepisoden mit suizidaler Symptomatik insgesamt 4 Faktoren eine relevante Bedeutung haben: 1. Das weibliche Geschlecht, 2. das Vorhandensein von schizodepressiven Episoden, 3. Verheiratetsein zum Zeitpunkt der Episode und 4. Nichtberufstätigsein zum Zeitpunkt der Episode.

Es stellt sich dann die Frage, inwieweit diese 4 wichtigen Faktoren miteinander zusammenhängen und welche Relevanz ihnen statistisch und praktisch zukommt.

10.3.4.1 Log-lineare Analyse

Da der Faktor „weibliches Geschlecht" in unserem Kollektiv häufig mit dem Merkmal „verheiratet" und „Nichtberufstätigsein" zusammenfällt, haben wir für die folgenden Analysen zunächst stellvertretend für die 3 Merkmale das weibliche Geschlecht untersucht. Bei Anwendung einer log-linearen Analyse fanden wir, daß sowohl der Faktor „weibliches Geschlecht" als auch der Episodentyp „schizodepressiv" eine Rolle spielen für das Auftreten von Suizidalität (siehe Tabelle 7). Einen eindeutig höheren Einfluß hat jedoch die Variable schizodepressive Episode.

10.3.4.2 Konfigurations-Frequenz-Analyse

Beide Variablen, nämlich Geschlecht und Vorhandensein von schizodepressiven Episoden, haben wir außerdem mit einem anderen nicht parametrischen Verfahren untersucht, mit der Konfigurations-Frequenz-Analyse (Lienert 1978). In die

Tabelle 7. Log-lineare Analyse der Faktoren „Geschlecht" und „Schizodepressive Episode" (SDE) im Hinblick auf Suizidalität

Episoden ($n=388$)	Verhältnis suizidal/nichtsuizidal
Insgesamt	1 : 3,78
Weiblich/nicht-SDE	1 : 5,9
Weiblich/SDE	1 : 1,2
Männlich/nicht-SDE	1 : 12,1
Männlich/SDE	1 : 2,4

Ausgewähltes Modell: $p=0,515$.
Multiplikatoren: weiblich $=0,70$, männlich $=1,43$; SDE-Episode nein $=2,24$, ja $=0,45$.

Tabelle 8. Konfigurations-Frequenz-Analyse (Geschlecht, schizodepressive Episode, Suizidalität)

Konfigurationen	F (Erw)	F (Beob)	χ^2	df	p	Prägnanz
w/ SDE/ sui	27,5	59	35,84	1	0,0000	0,0872
m/n SDE/n sui	54,5	86	18,20	1	0,0001	0,0945

388 Episoden, 3 Merkmale, maximale Konfigurationen 8, $alpha = 0,05$.
w = weibl., m = männl., n = nicht, SDE = schizodepressive Episode, sui = suizidal.

Tabelle 9. Konfigurations-Frequenz-Analyse (Geschlecht, schizodepressive Episode, Familienstand, berufliche Stellung, Suizidalität)

Konfigurationen	F (Erw)	F (Beob)	χ^2	df	p	Prägnanz
w/VH/n BT/n SDE/n sui	31,4	44	5,02	1	0,0236	0,0356
w/VH/n BT/ SDE/ sui	7,7	44	170,29	1	0,0000	0,0954
m/AL/ BT/n SDE/n sui	11,6	33	39,34	1	0,0000	0,0568
m/VH/ BT/n SDE/n sui	17,4	43	37,32	1	0,0000	0,0689

388 Episoden, 5 Merkmale, maximale Konfigurationen 32, $alpha = 0,05$.
w = weibl., m = männl., VH = verheiratet, AL = alleinlebend, BT = berufstätig, n = nicht, SDE = schizodepressive Episode, sui = suizidal.

Analyse eingegangen sind die Merkmale Geschlecht (männlich, weiblich), Episodentyp schizodepressiv (ja/nein), suizidale Symptomatik (ja/nein). In die Analyse konnten 388 Episoden eingehen, bei den verbleibenden 9 Episoden konnten wir den Episodentyp nicht mit Sicherheit bestimmen. Tabelle 8 zeigt die Verteilung der insgesamt 8 Konfigurationen: Die Konfiguration „weiblich/schizodepressive Episode/suizidale Symptomatik" ist in 59 der 388 Episoden vorhanden, ein hoch signifikanter Befund. Die andere herausgehobene Gruppe (86 Episoden, „männlich/nichtschizodepressiv/nicht suizidal") hat nur eine geringere Aussagekraft, da sie durch die vielen Episodentypen, die dabei eingehen, recht inhomogen ist.

In einem weiteren Schritt wurde dann die Einstichproben-Konfigurations-Frequenz-Analyse mit den 5 o. g. Merkmalen für die einzelnen Episoden durchgeführt (Geschlecht männlich/weiblich, Familienstand verheiratet/alleinlebend, berufstätig ja/nein, schizodepressive Episode ja/nein, Suizidalität ja/nein). Aus diesen Merkmalskombinationen ergeben sich insgesamt 32 Konfigurationen. In Tabelle 9 sind aus Gründen der Übersicht nur die signifikanten Gruppen dargestellt, wobei nur 1 Konfiguration auch einen hohen Prägnanzkoeffizienten aufweist, nämlich die Konfiguration „weiblich/verheiratet/nicht berufstätig/schizodepressive Episode/suizidal" ($p=0,000$). Von den 388 eingegangenen Episoden der schizoaffektiven Patienten stammen 44 von verheirateten, nicht berufstätigen Frauen, die an einer schizodepressiven Episode mit suizidaler Symptomatik leiden, der Erwartungswert dagegen lag nur bei 7,7.

10.3.5 Methode der Suizidversuche

In 40 der 97 Episoden (10% der Gesamtepisoden, 41% der suizidalen Episoden) ist ein Suizidversuch registriert. In fast $^2/_3$ der Fälle handelt es sich um eine Intoxikation mit Medikamenten (62,5%). Zwar mit großem Abstand, aber immerhin die zweihäufigste Methode (12,5%) ist der Fenstersprung. Andere seltenere Methoden sind gewerbliche Gifte, z. B. E 605 (5%), Gasvergiftung (2,5%), Pulsaderschnitt (2,5%), andere Schnittverletzungen (2,5%) oder Kombination von mehreren Methoden (12,5%). Sog. weiche Methoden wurden in 67,5% der Fälle angewendet, „harte Methoden" in 22,5%.

10.3.6 Suizidale Handlung unabhängig von klinisch manifesten Episoden

Suizidalität im Intervall zwischen 2 Krankheitsepisoden, d. h. zeitlich abgesetzt von den Episoden (Hospitalisierung oder ambulante Episode wie in 10.2.2 definiert), waren bei den schizoaffektiven Psychosen selten, nämlich nur in insgesamt 6 Intervallen (2,8%). Wenn der Zeitraum bis zur Katamnese mitgerechnet wird, vermindert sich die Zahl sogar auf 1,9%. Davon deutlich abweichende Ergebnisse fanden wir bei den schizophrenen Patienten der Köln-Studie mit Suizidalität in 9,5% der Intervalle (Rohde et al. 1989a).

10.4 Schlußfolgerungen

Die vorliegende Untersuchung bestätigt die Auffassung anderer Autoren, daß schizoaffektive Patienten häufig suizidgefährdet sind (Angst 1980, 1987; Angst u. Stassen 1987; Dingman u. McGlashan 1987; Cohen et al. 1972; Omata 1985). Es muß jedoch zwischen 2 Fakten differenziert werden: Bezogen auf Patienten kann gesagt werden, daß Suizidalität bei schizoaffektiven Patienten, insbesondere bei unipolaren schizoaffektiven Verlaufsformen, sehr hoch ist: 78% der unipolaren schizoaffektiven Patienten waren mindestens einmal im Verlauf suizidal. Berücksichtigt man jedoch die Tatsache, daß schizoaffektive Psychosen durch einen rekurrenten Verlauf mit zum Teil einer Vielzahl von Episoden gekennzeichnet sind, dann sinkt die Häufigkeit der Suizidalität beträchtlich. Weniger als ¼ der Gesamtepisoden (24%) sind von einer suizidalen Symptomatik begleitet. Bei nur 10% der Gesamtepisoden wurde ein Suizidversuch unternommen. Ein Grund für die prozentuale Reduzierung der Suizidalitätshäufigkeit bezogen auf die Gesamtepisoden liegt sicherlich im Polymorphismus der schizoaffektiven Psychosen

(Marneros et al. 1988 d). Die Majorität der schizoaffektiven Psychosen verläuft polymorph, d. h. mehr als ein Episodentyp tritt im Verlauf auf. Episoden mit manischer oder schizomanisch gemischter Symptomatik sind im Verlauf nicht selten und reduzieren damit die Gesamthäufigkeit der suizidalen Symptomatik (in unserem Kollektiv trat in keiner dieser beiden Episodenarten Suizidalität auf).

Wenn man auch die anderen Episodentypen hinsichtlich der Suizidalität untersucht, zeigt sich dabei, daß insbesondere schizodepressive Episoden häufig mit suizidaler Symptomatik einhergehen. Fast in jeder 2. schizodepressiven Episode ist suizidale Symptomatik vorhanden und damit deutlich häufiger als bei rein melancholischen Episoden. Schizodepressive Episoden bieten darüber hinaus den größten Prozentsatz an Suizidversuchen (19%).

Bei den statistischen Analysen zeigt sich weiter, daß außer der symptomatologischen Komponente auch soziodemographische Faktoren offensichtlich eine Rolle spielen, nämlich neben dem Geschlecht der Familienstand und die berufliche Stellung zum Zeitpunkt der Episode. Es zeigt sich ganz deutlich eine besondere Gefährdung von Frauen, die an einer schizodepressiven Episode erkranken. Und es zeigt sich weiter, daß Verheiratetsein keinen protektiven Faktor in bezug auf Suizidalität hat. Frauen, die an einer schizodepressiven Episode leiden und zum Zeitpunkt der Episode verheiratet und nicht berufstätig sind, sind signifikant häufiger bei den suizidalen Episoden vertreten. Beim Vergleich der Gewichtung der Variablen Geschlecht und schizodepressive Episode zeigte sich in der log-linearen Analyse, daß beide Faktoren von Bedeutung sind, daß das Vorhandensein von schizodepressiven Episoden aber ein höheres Gewicht hat.

Die Tatsache, daß $^2/_3$ der schizoaffektiven Patienten mindestens einmal suizidal waren, ist sicherlich alarmierend, besonders der hohe Anteil von suizidalen Frauen (80%). Und ebenso oder noch alarmierender scheint uns, daß fast jede 2. schizoaffektive Frau und fast jeder 5. schizoaffektive Mann mindestens einen Suizidversuch unternommen hat.

Literatur

Angst J (1980) Verlauf unipolar depressiver, bipolar manisch-depressiver und schizo-affektiver Erkrankungen und Psychosen. Fortschr Neurol Psychiatr 48:3–30

Angst J (1986) The course of schizoaffective disorders. In: Marneros A, Tsuang MT (eds) Schizoaffective psychoses. Springer, Berlin Heidelberg New York Tokyo, pp 63–93

Angst J (1987) Epidemiologie der affektiven Psychosen. In: Kisker KP, Lauter H, Meyer JE, Müller C, Strömgren C (Hrsg) Psychiatrie der Gegenwart, 3. Aufl, Bd 5. Springer, Berlin Heidelberg New York Tokyo

Angst J, Stassen HH (1987) Verlaufsaspekte affektiver Psychosen: Suizide, Rückfallrisiko im Alter. In: Huber G (Hrsg) Fortschritte in der Psychosenforschung? Schattauer, Stuttgart New York, S 145–161

Angst J, Felder W, Lohmeyer B (1979) Schizoaffective disorders. J Affective Disord 1:139–153

Cohen SM, Allen MG, Pollin W, Hrubec Z (1972) Relationship of schizo-affective psychosis to manic depressive psychosis and schizophrenia. Arch Gen Psychiatr 26:539–546

Dingman C, McGlashan T (1986) Discriminating characteristics of suicides. Acta Psychiatr Scand 74:91–97

Lienert EA (1978) Verteilungsfreie Methoden in der Biostatistik, Bd 2. Hein, Meisenheim am Glahn

Marneros A (1983) Kurt Schneider's „Zwischen-Fälle", "Mid-Cases" or "Cases-in-between". Psychiatria Clin 16:87–102

Marneros A, Deister A, Rohde A (1986a) The cologne study on schizoaffective disorders and schizophrenia suspecta. In: Marneros A, Tsuang MT (eds) Schizoaffective psychoses. Springer, Berlin Heidelberg New York Tokyo, pp 123–142

Marneros A, Rohde A, Deister A (1986b) Features of schizoaffective disorders: The "Cases-in-between". In: Marneros A, Tsuang MT (eds) Schizoaffective psychoses. Springer, Berlin Heidelberg New York Tokyo, pp 143–154

Marneros A, Rohde A, Deister A, Risse A (1986c) Schizoaffective disorders: The prognostic value of the affective component. In: Marneros A, Tsuang MT (eds) Schizoaffective psychoses. Springer, Berlin Heidelberg New York Tokyo, pp 155–163

Marneros A, Deister A, Rohde A, Jünemann H, Fimmers R (1988a) Long-term course of schizoaffective disorders. Definitions, methods, frequency of episodes and cycles. Eur Arch Psychiatr Neurol Sci 237:264–275

Marneros A, Rohde A, Deister A, Jünemann H, Fimmers R (1988b) Long-term course of schizoaffective disorders. Length of cycles, episodes and intervals. Eur Arch Psychiatr Neurol Sci 237:276–282

Marneros A, Rohde A, Deister A, Fimmers R, Jünemann H (1988c) Long-term course of schizoaffective disorders. Onset, type of episodes and syndrome shift, precipitating factors, suicidality, inactivity of illness and outcome. Eur Arch Psychiatr Neurol Sci 237:283–290

Marneros A, Rohde A, Deister A, Jünemann H (1988d) Syndrome shift in long-term course of schizoaffective disorders. Eur Arch Psychiatr Neurol Sci 238:97–104

Omata W (1985) Schizoaffektive Psychosen in Deutschland und in Japan. Eine transkulturell-psychiatrische Studie. Fortschr Neurol Psychiatr 53:168–176

Rohde A, Marneros A, Deister A (1989a) Schizoaffective disorders and suicidal behaviour. A long-term follow-up study. In: Kreitman N, Platt S (eds) Proceedings of the Second European Symposium on Suicidal Behaviour. Edinburgh, University Press

Rohde A, Marneros A, Deister A (1989b) Suicidal behaviour in schizophrenic patients. A follow-up investigation. In: Kreitman N, Platt S (eds) Proceedings of the Second European Symposium on Suicidal Behaviour. Edinburgh, University Press

11 Zur prämorbiden Persönlichkeit von Patienten mit schizoaffektiven Psychosen

H. SAUER, P. RICHTER und H. SASS

11.1 Einleitung

Seit etwa 1½ Jahrzehnten haben schizoaffektive Psychosen stärkere Aufmerksamkeit erfahren und sind erstmals als eigenständige Gruppe intensiv untersucht worden. Aus den Studien, die überwiegend den Verlauf und Ausgang bzw. die Erblichkeit zum Gegenstand hatten, ergab sich, daß der Verlauf schizoaffektiver Psychosen günstiger als der schizophrener, aber schlechter als der affektiver Erkrankungen ist (Tsuang u. Dempsey 1979; Angst et al. 1980; Brockington et al. 1980 a, b; Armbruster et al. 1983). Außerdem hat nach den Studien von Brockington et al. (1980 a, b) sowie Maj (1985), nicht jedoch nach der von Angst (vgl. Kap. 5, S. 47), bei Aufteilung schizoaffektiver Psychosen in die sog. schizodepressiven und schizomanischen Formen die erste Gruppe eine schlechtere Prognose als die zweite. Die genetischen Untersuchungen erbrachten ähnliche Ergebnisse (Angst et al. 1979; Scharfetter u. Nüsperli 1980; Mendlewicz et al. 1980; Baron et al. 1982; Gershon et al. 1982; Kendler et al. 1986; Andreasen et al. 1987): Die Erblichkeit schizoaffektiver Patienten zeigt ebenfalls eine Zwischenstellung, da Belastungen sowohl mit affektiven wie mit schizoaffektiven als auch mit schizophrenen Psychosen bestehen. Analog den Verlaufsstudien fand sich bei Unterteilung in schizodepressive und schizomanische Syndrome eine größere genetische Verwandtschaft der schizodepressiven mit den schizophrenen und der schizomanischen mit den bipolaren Erkrankungen (Andreasen et al. 1987).

Nach Roth u. McClelland (1979) kann die Persönlichkeit der Patienten als weiterer Validierungsparameter zur Bestimmung der nosologischen Position schizoaffektiver Psychosen herangezogen werden. Auf diesem Gebiet wurden jedoch keine methodologisch vergleichbaren Untersuchungen wie über den outcome oder die Erblichkeit durchgeführt. Auch die frühere Literatur gibt keine konkreten Aufschlüsse über die Persönlichkeit dieser Patienten. Kasanin (1933) beschrieb für die von ihm so benannten schizoaffektiven Psychosen teils unauffällige, teils Ich-zentrierte und mit dem Leben unzufriedene Patienten, Kretschmer (1977) und Bleuler (1922) sowie auch Hunt u. Appel (1936) faßten die charakterlichen Merkmale als Ausdruck einer „Mischung" aus dem zykloiden und schizoiden Formenkreis auf. Marneros et al. (1988) unterschieden kürzlich zwanghafte, sthenisch-selbstsichere und asthenisch-selbstunsichere Persönlichkeiten. In der unseres Wissens einzigen psychometrischen Untersuchung, in der auch schizoaffektive Patienten berücksichtigt wurden, wies von Zerssen (1982) Ähnlichkeiten mit Schizophrenen nach.

Anhand der vorliegenden Untersuchung sollte die Frage beantwortet werden, ob sich hinsichtlich der Persönlichkeitsmerkmale schizoaffektiver Patienten ähnliche Befundkonstellationen wie für den outcome bzw. die Erblichkeit ergeben.

11.2 Methodik

Um einen Vergleich mit anderen Untersuchungen zu ermöglichen, wurden die RDC-Kriterien für eine schizoaffektive Störung verwandt (Spitzer et al. 1975), jedoch unter Beschränkung auf die akute bzw. subakute Form, da ausschließlich Patienten mit einem phasischen Verlauf einbezogen werden sollten. Eine Beschränkung auf die akute Unterform mit einer maximalen Episodendauer von 3 Monaten wäre u. E. zu eng gefaßt gewesen, da selbst zyklothyme Psychosen eine längere Phasendauer aufweisen können. Besonderes Augenmerk bei der Eingangsuntersuchung galt möglichen residualen Veränderungen, die ein Ausschlußkriterium darstellten.

Die Persönlichkeitsuntersuchung wurde möglichst nach Erreichen der Remission und in der Regel in den Tagen vor Entlassung durchgeführt. Als projektiver Test wurde der Formdeutungsversuch von Rorschach benutzt. Die Signierung erfolgte nach Klopfer u. Davidson (1974). – Ferner wurde der Minnesota Multiphasic Personality Inventory (MMPI) eingesetzt (Hathaway u. McKinley 1977). Die Auswertung erfolgte anhand der von Gehring u. Blaser (1982) gegebenen Richtlinien für die deutsche Kurzform. Es wurde das arithmetische Mittel der Rohwerte (Summenwerte der Skalen) berechnet und in die Tabellen eingetragen. – Der dritte psychologische Test war der Gießen-Test (Beckmann et al. 1983), in dem der Proband aufgefordert wird, seine Selbsteinschätzung auf Skalen mit gegensätzlichen Eigenschaften anhand der Ziffern 3-2-1-0-1-2-3 zu kennzeichnen, wobei mit den höheren Ziffern stärkere Ausprägungsgrade der jeweiligen Eigenschaften deutlich gemacht werden sollen. Diese Skala wurde für die computerisierte Auswertung in Werte von 1–7 umgeschrieben (Beckmann et al. 1983). Die Mittelwerte sind in den Tabellen wiedergegeben.

Obwohl die Patienten erst nach Remission untersucht wurden, haben wir sie dennoch entsprechend den Empfehlungen von Kendell u. DiScipio (1968) sowie von von Zerssen (1976) darauf hingewiesen, daß ihre Testantworten sich auf gesunde Zeiten beziehen sollten. Dadurch wurde versucht, eine mögliche Verfälschung der Testresultate durch die Akutsymptomatik auszuschalten oder wenigstens erheblich zu reduzieren. Nach den Ergebnissen der genannten Autoren lassen sich mit Hilfe einer derartigen Anleitung verläßliche Befunde hinsichtlich der prämorbiden Persönlichkeit sogar während der akuten Psychose erheben.

Der Vergleich der jeweiligen klinischen Gruppen erfolgte anhand von t-Tests bzw. Varianzanalysen. Im Falle signifikanter Unterschiede wurde im Anschluß an die Varianzanalyse mittels des Duncan-Tests ermittelt, zwischen welchen Gruppen die signifikanten Differenzen bestanden. In den Tabellen 1 und 2 sind ausschließlich die Skalen der verschiedenen Tests aufgeführt, anhand derer sich signifikante Unterschiede zwischen den klinischen Gruppen ergaben.

Über die testpsychologischen Untersuchungen hinaus wurde die Persönlichkeit auch klinisch eingeschätzt. Unter Berücksichtigung der Angaben der Patienten wie auch der Angehörigen wurden Eigenschaften wie etwa „schüchtern",

„adynam", „ordentlich" oder „schwernehmend" in frei gehaltenen Interviews beurteilt. Anschließend wurden die Patienten verschiedenen klinischen Gruppen zugeordnet, und zwar anhand der klinischen Deskription des Typus melancholicus (Tellenbach 1983) sowie der schizoiden Charaktermerkmale (Kretschmer 1977) bzw. entsprechend der von Mundt (1985) vorgenommenen Einteilung der prämorbiden Persönlichkeit Schizophrener in den offenen, adynamen, reizbaren und gespannten Typus.

11.3 Ergebnisse

In die Studie wurden 31 schizoaffektive Patienten (48% weiblich) mit depressiver, 29 mit einer manischen Verstimmung (58% weiblich). Das Durchschnittsalter der schizodepressiven Patienten betrug $41,2 \pm 14,5$, das der schizomanischen Patienten $29,3 \pm 9,7$ Jahre ($p = 0,0004$). Der durchschnittliche initiale Hamilton-Score (Hamilton 1967) der Schizodepressiven lag bei 31,0, der Manie-Score (Young et al. 1978) bei 32,0. Die Werte für den BPRS-Gesamtscore (Overall u. Gorham 1976) lauteten 45,2 (schizodepressiv) und 36,4 (schizomanisch) ($p = 0,02$). 75% der Patienten boten Symptome 1. Ranges i. S. K. Schneiders (1959). Wie zu erwarten, waren die schizomanischen Patienten häufiger bipolar als die schizodepressiven ($p < 0,001$).

Als Kontrollgruppe dienten 21 Patienten mit einer RDC-major-depressive-disorder; 17 Patienten erfüllten die Kriterien des endogenous subtype. Das Durchschnittsalter betrug $48,9 \pm 11,9$ Jahre (52% weiblich). 52% wiesen die Persönlichkeitsstruktur des Typus melancholicus auf, 6 Patienten zeigten einen bipolaren Verlauf, davon 3 im Sinne einer Bipolar-II-Erkrankung.

Anhand der Rorschach-, Gießen-Test- und MMPI-Ergebnisse wurden zunächst die schizoaffektiven Patienten mit der depressiven Kontrollgruppe verglichen, anschließend eine Aufschlüsselung der schizoaffektiven Klientel entsprechend der Art der Verstimmung bei der Indexepisode vorgenommen und die auf diese Weise definierten schizodepressiven und schizomanischen Patienten einander gegenübergestellt und ebenfalls mit der Kontrollgruppe verglichen. Im MMPI konnte die Skala Maskulinität/Femininität nicht berücksichtigt werden, da hierfür eine geschlechtsabhängige Aufschlüsselung hätte durchgeführt werden müssen, wodurch die Fallzahl in den jeweiligen Gruppen zu gering geworden wäre. Einzelne Patienten verweigerten die psychologische Testung, so daß die Beobachtungszahl (n) in den Tabellen geringgradig kleiner ist als der jeweilige klinische Stichprobenumfang.

Beim Vergleich der schizoaffektiven Gesamtklientel mit der Kontrollgruppe (Tabelle 1) ergab sich im Rorschach-Verfahren keine signifikante Differenz; nach dem Gießen-Test waren die Schizoaffektiven weniger zwanghaft, nach dem MMPI stärker psychopathisch, schizoid, delinquent und weniger dominant und trotz höheren Autismus weniger selbstgenügsam. Ihr höherer Depressionsscore kann auch für eine Mutlosigkeit und Verzagtheit (Hathaway u. McKinley 1977) und somit für eine höhere asthenische Komponente sprechen.

Bei Aufschlüsselung der schizoaffektiven Gesamtklientel entsprechend der Art der Verstimmung bei der Indexepisode wichen überwiegend die Schizodepressiven von den Schizomanikern und den Kontrollprobanden ab (Tabelle 2). Sie

Tabelle 1. Vergleich der schizoaffektiven Gesamtklientel (SA) mit der depressiven Kontrollgruppe (K) (ausschließlich signifikante Differenzen sind dargestellt)

	SA (n = 56)	K (n = 21)	p
Rorschach-Verfahren			
Gießen-Test[a]			
Unkontrolliert ... zwanghaft	26,1 ± 4,8	28,9 ± 5,6	0,043
MMPI-Profil			
Psychopathie	8,4 ± 4,3	5,3 ± 5,1	0,009
Paranoia	6,6 ± 4,2	4,6 ± 3,6	0,055
Schizoidie	7,5 ± 4,8	4,1 ± 3,8	0,003
Hypomanie	8,5 ± 3,9	5,2 ± 3,4	0,001
Lügen	4,5 ± 2,4	6,0 ± 2,1	0,010
Validität	4,5 ± 3,3	2,6 ± 2,1	0,004
Korrektur	9,0 ± 4,8	11,7 ± 4,9	0,033
Delinquenz	2,7 ± 1,3	2,0 ± 1,2	0,021
Dominanz	6,0 ± 2,8	7,4 ± 2,1	0,040
Selbstgenügsamkeit	12,0 ± 4,4	15,1 ± 5,3	0,010
Arbeitshaltung	8,5 ± 4,3	6,3 ± 4,0	0,050
Autismus	2,2 ± 1,5	1,2 ± 1,4	0,013
Depression	4,3 ± 2,1	2,8 ± 2,1	0,009

[a] Höhere Werte im Gießen-Test drücken eine Selbsteinschätzung in Richtung der rechten Skalenseite aus.

zeigten im Rorschach-Verfahren eine niedrigere Antwortzahl (R) – nach Klopfer u. Davidson (1974) ein Hinweis auf geringere schöpferische Fähigkeiten. Aufgrund dieses Befundes wurden im übrigen die restlichen Rorschach-Indizes durch die Zahl der Antworten dividiert, um Differenzen zu vermeiden, die ausschließlich durch die unterschiedliche Antwortzahl bedingt sind. Außerdem erwiesen sich die Schizodepressiven nach den Rorschach-Ergebnissen als weniger empfänglich für „emotionale Stimuli" (Formfarbantworten = FC) bzw. eingeschränkt hinsichtlich des „emotionalen Verhaltens im Sozialkontakt" (Summe Farbantworten = Summe C). Die höhere Zahl von Populärantworten (P) ließ auf ein Bedürfnis nach Konformität mit der Denkweise anderer schließen, die höhere Zahl von Tierantworten (A) eine größere Stereotypie des Denkablaufes sowie ein allgemein beschränktes Interesse vermuten. – Im Gießen-Test schilderten sich die Schizodepressiven als sozial weniger resonant, weniger „potent" und stärker „retentiv". – Auch im MMPI betrafen die signifikanten Ergebnisse meist die Schizodepressiven, die sich u. a. anhand der folgenden Skalen von den anderen beiden Gruppen unterschieden: Schizoidie, Paranoia, Psychopathie, Autismus sowie soziale Introversion. Die schizomanischen Patienten nahmen auf diesen Skalen eine Mittelstellung ein, da sie durchweg, allerdings nicht signifikant, höhere Werte als die Kontrollgruppe zeigten.

Wie aus den Tabellen 1 und 2 hervorgeht, zeigen die Schizodepressiven im MMPI signifikant höhere Werte auf der Validitätsskala (F-Skala), der Korrektur (K)- und der Lügen (L)-Skala als die anderen beiden Gruppen. Diese sog. Kontrollskalen waren von den Autoren des MMPI erstellt worden, um die Validität

Tabelle 2. Vergleich der schizodepressiven (SD), der schizomanischen (SM) Patienten mit den depressiven Kontrollprobanden (K) (ausschließlich signifikante Differenzen sind dargestellt)

	SD (n=28)	SM (n=28)	K (n=21)	p
Rorschach-Verfahren				
R	13,6± 5,1	20,3± 8,0	18,8± 7,0	0,001[1]
FC/R (%)	4,4± 6,0	10,1± 8,7	7,8± 9,7	0,04[2]
Summe C/R (%)	5,3± 6,6	10,1± 7,2	10,7± 10,0	0,03[1]
P/R (%)	34,2±12,0	26,7± 9,6	28,9±11,9	0,05[2]
A (%)	60,2±17,6	49,8±14,1	51,4±17,0	0,05[2]
Gießen-Test[a]				
Sozial resonant: negativ ... positiv	25,3± 4,6	28,0± 3,9	28,4± 5,7	0,047[3]
Durchlässig ... retentiv	25,1± 5,1	19,9± 5,6	21,4± 5,1	0,002[1]
Sozial potent ... sozial impotent	23,2± 4,7	17,2± 5,1	18,9± 5,2	0,0001[1]
MMPI-Profil				
Psychopathie	8,6± 3,8	8,3± 4,8	5,3± 5,1	0,031[3]
Maskulinität, Feminität	11,0± 3,3	13,3± 3,7	10,4± 4,6	0,028[4]
Paranoia	7,6± 4,6	5,5± 3,0	4,6± 3,6	0,022[3]
Psychasthenie	11,4± 5,0	8,0± 5,7	7,0± 6,8	0,025[1]
Schizoidie	8,5± 4,8	6,5± 3,9	4,1± 3,8	0,003[3]
Hypomanie	8,7± 3,9	8,3± 3,8	5,2± 3,4	0,005[5]
Soziale Introversion	12,3± 4,0	8,3± 4,7	8,1± 5,7	0,003[1]
Lügen	4,4± 2,4	4,6± 2,4	6,0± 2,1	0,035[5]
Validität	5,6± 3,9	3,4± 2,0	2,6± 2,1	0,001[1]
Korrektur	7,6± 4,4	10,4± 5,0	11,7± 4,9	0,008[1]
Faktor A	10,1± 4,5	6,3± 4,6	6,4± 5,8	0,010[1]
Delinquenz	2,9± 1,1	2,5± 1,4	2,0± 1,2	0,043[3]
Dominanz	5,3± 2,5	6,7± 3,0	7,4± 2,1	0,019[3]
Hostilitätskontrolle	6,8± 2,8	5,0± 2,6	5,3± 2,7	0,038[2]
Führungseigenschaften	15,4± 5,2	19,2± 5,3	20,2± 6,5	0,008[1]
Selbstgenügsamkeit	11,0± 3,9	13,0± 4,7	15,1± 5,3	0,012[3]
Arbeitshaltung	9,6± 3,6	7,3± 4,7	6,3± 4,0	0,022[3]
Autismus	2,4± 1,8	1,9± 1,3	1,2± 1,4	0,021[3]
Depression	4,7± 1,9	3,8± 2,0	2,8± 2,1	0,013[3]
Introversion	6,4± 2,6	4,0± 2,5	3,9± 3,0	0,001[1]
Spannungsgefühle	5,4± 1,8	3,8± 2,2	4,1± 3,1	0,036[2]

[a] Höhere Werte im Gießen-Test drücken eine Selbsteinschätzung in Richtung der rechten Skalenseite aus.
Nach Duncan-Test signifikant different: [1] SD vs SM, K; [2] SD vs SM; [3] SD vs K; [4] SD, K vs SM; [5] SD, SM vs K.

des Gesamttests zu überprüfen. Nach Hathaway u. McKinley (1977) spricht ein hoher Wert in der F-Skala dafür, daß „die übrigen Skalen mit Wahrscheinlichkeit unbrauchbar sind". Wie kürzlich mehrfach hervorgehoben wurde (Koss et al. 1976; Gehring u. Blaser 1982; McCrae u. Costa 1983), lassen sich die klinischen Skalen anhand der Kontrollskalen jedoch nur begrenzt überprüfen. Gegen ein solches Vorgehen spricht die eindeutige Korrelation des Validitätsscores (F-Skala) mit psychischer Auffälligkeit. Die Wahrscheinlichkeit, daß die Antworten eines Probanden nicht valide sind, ist somit bei gestörten Patienten am größten. Deshalb enthalten die Kontrollskalen (F- und K-Skala) Items, mit denen auch die

Tabelle 3. Signifikante ($p<0.05$) Korrelationen zwischen den klinischen und Kontrollskalen (Validitäts- und Korrekturskalen) des MMPI (Pearsons Korrelationskoeffizienten) in den verschiedenen Gruppen: schizomanische (SM), schizodepressive (SD) und Kontrollgruppe (K)

Klinische Skalen	Kontrollskalen					
	Validität	Korrektur	Validität	Korrektur	Validität	Korrektur
	SM		SD		K	
1 Hypochondrie	–	−0,54	–	–	0,64	−0,63
2 Depression	0,69	−0,51	–	–	0,69	−0,80
3 Konversionshysterie	0,49	–	–	–	0,69	0,72
4 Psychopathie	0,66	−0,49	0,56	−0,46	0,55	−0,84
5 Maskulinität, Feminität	–	–	–	–	–	–
6 Paranoia	0,69	−0,63	0,78	−0,49	0,76	−0,77
7 Psychasthenie	0,67	−0,78	0,71	−0,71	0,73	−0,80
8 Schizoidie	0,60	−0,70	0,80	−0,65	0,73	−0,78
9 Hypomanie	0,49	−0,67	0,84	−0,64	0,65	−0,85
10 Soziale Introversion	0,46	–	–	−0,52	0,54	−0,66
11 Lügen	–	0,77	–	0,72	–	0,74
12 Validität	1,00	−0,59	1,00	−0,57	1,00	−0,77
13 Korrektur	−0,59	1,00	−0,57	1,00	−0,77	1,00
14 Faktor A	0,71	−0,74	0,60	−0,63	0,68	−0,73
15 Delinquenz	–	–	–	–	0,63	−0,73
16 Dominanz	−0,53	0,57	−0,71	0,49	−0,63	0,77
17 Dissimulation	0,71	−0,58	0,78	−0,60	–	−0,71
18 Ich-Stärke	−0,53	0,65	−0,63	0,58	−0,70	0,75
19 Feminität	–	–	–	–	–	−0,54
20 Gen. Maladaptation	0,56	−0,51	0,52	–	0,75	−0,81
21 Hostilitätskontrolle	0,56	−0,51	0,56	–	0,71	−0,94
22 Offene Hostilität	–	−0,49	–	–	–	–
23 Intellekt. Effizienz	–	–	–	–	–	–
24 Impulsivität	0,64	−0,77	0,62	−0,64	–	−0,82
25 Beurt. kompl. Verhaltens	–	–	–	–	–	–
26 Führungseigenschaften	−0,66	0,59	−0,67	0,66	−0,67	0,83
27 Vorurteile	0,56	−0,74	0,56	−0,68	0,69	−0,83
28 Selbstgenügsamkeit	−0,60	0,70	−0,51	0,51	–	0,75
29 Soziale Präsenz	−0,49	–	–	–	−0,58	0,62
30 Arbeitshaltung	0,62	−0,75	0,67	−0,50	0,71	−0,74
31 Aggression	0,63	−0,76	0,55	−0,67	0,62	−0,82
32 Autismus	0,48	−0,78	0,67	−0,60	–	−0,62
33 Körpersymptome	–	−0,51	0,50	–	0,58	−0,74
34 Depression	0,69	−0,61	–	–	0,59	−0,77
35 Introversion	–	–	–	–	–	−0,67
36 Spannungsgefühle	0,76	−0,69	0,53	−0,63	0,76	−0,75

psychische Auffälligkeit erfaßt werden kann, etwa die Validitätsskala auch Items aus den Skalen Paranoia, Schizoidie, Psychopathie und generelle Maladaptation. Aufgrund der resultierenden Skalenüberlappungen ist die F-Skala damit nicht nur eine Validitäts- sondern auch eine klinische Skala. Hierfür sprechen auch die von uns durchgeführten, in Tabelle 3 dargestellten Ergebnisse, nach denen die Kontrollskalen mit den klinischen Skalen hoch korrelieren, und zwar sowohl in der schizodepressiven als auch in der schizomanischen Stichprobe und der affektiven Kontrollgruppe. Daraus läßt sich die Berechtigung ableiten, die Kontrollskalen auch als klinische Skalen zu verwenden und den leicht erhöhten F-Wert der Schizodepressiven als Ausdruck einer höheren psychischen Auffälligkeit zu werten, was auch der von uns vorgenommenen klinischen Einschätzung entspricht.

Die Beurteilung der Primärpersönlichkeit mit klinischen Mitteln ermöglichte eine Unterteilung des schizodepressiven Kollektivs in 3 Untergruppen: 6 Patienten wiesen Eigenschaften des Typus melancholicus auf, allerdings, wie von Huber et al. (1978) und Janzarik (1988) beschrieben wurde, mit kontaktarmen Zügen; 13 trugen schizoide Merkmale i. S. Kretschmers (1977); heterogen blieb eine „Restgruppe" mit 12 Patienten, von denen u. E. 6 bereits primär psychisch unauffällig gewesen waren. Unter den Schizomanischen ließen sich 7 Patienten mit Persönlichkeitsmerkmalen identifizieren, wie sie auch bei Patienten mit bipolaren affektiven Psychosen zu beobachten sind, 15 konnten als „offener" Typus i. S. Mundts (1985) rubriziert werden, weitere 12 wurden zu einer Restgruppe zusammengefaßt, davon waren 5 unauffällig. Eine „Mischung" von Merkmalen aus dem schizoiden und zykloiden Formenkreis i. S. Kretschmers (1977) ließ sich nur bei wenigen Patienten in der schizodepressiven bzw. schizomanischen Gruppe nachweisen.

11.4 Diskussion

Die erhobenen Befunde können generell nur unter Vorbehalt verwertet werden, da die Studie insofern nicht prospektiv war, als die Patienten nicht vor Ausbruch der Erkrankung untersucht wurden wie in der kürzlich durchgeführten Studie von Angst u. Clayton (1986). Weiterhin erfolgte die psychologische Testung nicht im freien Intervall, sondern relativ rasch nach Remission der Symptomatik noch während des stationären Aufenthaltes. Schließlich wurde, obwohl i. S. einer explorativen Studie viele Merkmale gemessen wurden und die Zahl der Signifikanztests hoch war, auf die sog. α-Korrektur (Hays 1973) verzichtet, um das Risiko eines Fehlers zweiter Art (β-Risiko) zu vermindern. Trotz dieser Vorbehalte scheint es gerechtfertigt, die folgenden Ergebnisse festzuhalten, da sie mit der klinischen Einschätzung völlig übereinstimmen:

Die schizoaffektive Gesamtklientel unterscheidet sich in ihren überdauernden Persönlichkeitseigenschaften von affektiv Erkrankten dadurch, daß die Schizoaffektiven stärker schizoid, aber weniger zwanghaft waren. Diese Befunde überzeugen auch aus klinischer Sicht; die höhere Zwanghaftigkeit der affektiven Kontrollgruppe ist dadurch erklärt, daß bei der Hälfte die Persönlichkeitsstruktur des Typus melancholicus Tellenbachs (1983) nachweisbar war. Das zweite Ergebnis betrifft die Heterogenität der Persönlichkeitsprofile, die bei Gegenüberstellung der schizodepressiven, der schizomanischen Patienten und der Kontrollprobanden in der Remission erkennbar wurde. Die meisten der signifikanten Unterschiede bei diesem testpsychologischen Vergleich fanden sich hinsichtlich der Schizodepressiven. Diese waren nach den Rorschach-Befunden in ihrer emotionalen Reagibilität eingeschränkt, zeigten eine höhere Stereotypie des Denkablaufes sowie nach dem Gießen-Test ein reduziertes Sozialverhalten, sie erwiesen sich ferner nach den MMPI-Befunden als u. a. stärker introvertiert, sensitiver und ausgeprägter psychopathisch und psychasthenisch. Die Schizodepressiven sind somit in ihrer Persönlichkeit durch Merkmale charakterisiert, die zwanglos im Kretschmerschen Schizoidiebegriff aufgehen. Die schizomanischen Patienten hingegen differierten von der Kontrollgruppe nur anhand der Skala „Hypomanie", und zwar mit höheren Werten, was ebenfalls den klinischen Befunden entspricht. Die Aufteilung der schizoaffektiven Gesamtklientel in die schizodepressive und schizomanische Gruppe war im übrigen deshalb gerechtfertigt, weil die Schizodepressiven im bisherigen Verlauf hochsignifikant seltener bipolar waren und demzufolge überwiegend monopolare Verläufe zeigten, wie es auch Brockington et al. (1980a) beschrieben.

Wie die klinische Beurteilung zeigt, kommen die höheren Durchschnittswerte für schizoide Persönlichkeitsmerkmale der schizodepressiven Patienten wahrscheinlich durch eine Untergruppe zustande, die aus klinischer Sicht als sehr deutlich schizoid imponiert. Hingegen fanden sich bei anderen schizodepressiven Patienten keine schizoiden Merkmale, wie beispielsweise bei den von uns als Typus melancholicus bzw. als unauffällig rubrizierten Patienten. – Auch hinsichtlich der schizomanischen Gruppe erlaubt die klinische Beurteilung eine weitere Differenzierung, und zwar entsprechend der Merkmale in der Primärpersönlichkeit, wie sie einerseits bei bipolaren Zyklothymien und andererseits bei dem „offenen" Typus i. S. Mundts (1985) zu beobachten sind. Nicht alle ließen sich jedoch diesen beiden Typen zuordnen, so daß auch hier eine heterogene Restgruppe resultierte, von der ebenfalls ein Teil psychisch unauffällig war. Die Differenzierung zwischen den unauffälligen Patienten und denen, die mit Zyklothymen vergleichbar waren, erwies sich als nicht unproblematisch, da die Abweichungen von den Gesunden bei den bipolaren Persönlichkeiten wahrscheinlich geringer sind als beim Typus melancholicus (Möller u. von Zerssen 1987). Nur 2 Patienten in der schizomanischen Gruppe waren klinisch eindeutig schizoid, so daß der Unterschied zwischen den schizomanischen und schizodepressiven Formen hinsichtlich des durchschnittlichen Schizoidiescores (MMPI) auch aus klinischer Sicht bestätigt werden kann.

Die Heterogenität der phasenüberdauernden Persönlichkeitseigenschaften Schizoaffektiver ließ sich damit klinisch und testpsychologisch belegen. Unsere Befunde, nach denen zwischen Schizodepressiven und Schizomanikern erhebliche, zwischen den Schizomanikern und der affektiven Kontrollgruppe aber nur geringe Unterschiede bestehen, widersprechen dem globalen Ergebnis von Zerssens (1982), daß ICD-Schizoaffektive in ihrer Persönlichkeit den Schizophrenen sehr ähnlich seien. Seine Feststellung trifft nur für etwa die Hälfte unserer Patienten zu, nämlich für diejenigen, die schizoide bzw. „offene" Charaktermerkmale aufwiesen und damit als präschizophrene Persönlichkeiten verstanden werden können. Die verbleibenden Probanden dagegen zeigten Ähnlichkeiten mit affektiv Erkrankten bzw. waren unauffällig. Worauf im übrigen die Differenz zwischen beiden Studien beruht, ist unklar, zumal von Zerssen (1982) seine Befunde bisher nur in tabellarischer Form und ohne klinische und soziodemographische Angaben dargestellt hat.

Zwischen den vorgelegten Persönlichkeitsbefunden und den Ergebnissen der Erblichkeits- bzw. outcome-Studien über schizoaffektive Psychosen scheint eine gewisse Übereinstimmung zu bestehen. Auch in diesen Untersuchungen waren die Befundkonstellationen heterogen und sprachen für eine Verwandtschaft teils mit den affektiven, teils mit den schizophrenen Erkrankungen bzw. für eine uncharakteristische Zwischenstellung. Wenn anhand der verschiedenen Parameter uni- und bipolare Formen schizoaffektiver Psychosen gegenübergestellt wurden, ergaben sich ebenfalls tendenziell übereinstimmende Befunde: Die Schizodepressiven zeigten in einigen Studien eine schlechtere Prognose, eine höhere genetische Belastung mit Schizophrenien und nach unseren Befunden auch eine höhere Schizoidie der Persönlichkeit, während sich für die Schizomanischen gegensätzliche Ergebnisse fanden.

Die nosologischen Rückschlüsse auf die Stellung der schizoaffektiven Psychosen, die aus den outcome- bzw. Erblichkeitsstudien gezogen wurden, konnten durch die Befunde zur Persönlichkeit dieser Patienten bestätigt werden. Die Heterogenität der Befundkonstellationen spricht gegen Auffassungen, nach denen schizoaffektive Psychosen eine Variante affektiver Erkrankungen, eine Variante schizophrener Erkrankungen bzw. eine eigene Entität darstellen. Aufgrund der Befundkonstellation kann hingegen die folgende, von Kendell (1986) kürzlich erörterte Hypothese vertreten werden, die beinhaltet, daß endogene Psychosen generell eine multifaktorielle Ätiopathogenese haben und daß schizoaffektive Psychosen dann entstehen, wenn ein Teil der ätiopathogenetischen Schizophreniefaktoren beim gleichen Patienten zusammentrifft mit einem Teil der Faktoren, die affektiven Störungen zugrundeliegen.

Literatur

Angst J, Clayton P (1986) Premorbid personality of depressive, bipolar and schizophrenic patients with special reference to suicidal issues. Compr Psychiatry 27:511–532

Angst J, Felder W, Lohmeyer B (1979) Schizoaffective disorders. Results of a genetic investigation, I. J Affective Disord 1:139–153

Angst J, Felder W, Lohmeyer B (1980) Course of schizoaffective psychoses: Results of a follow-up study. Schizophr Bull 6:579–585

Andreasen NC, Rice J, Endicott J, Coryell W, Grove WM, Reich T (1987) Familial rates of affective disorder. Arch Gen Psychiatry 44:461–469

Armbruster B, Gross G, Huber G (1983) Long-term prognosis and course of schizoaffective, schizophreniform, and cycloid psychosis. Psychiatria Clin 16:156–168

Baron M, Gruen R, Asnis L, Kane J (1982) Schizoaffective illness, schizophrenia and affective disorders: Morbidity risk and genetic transmission. Acta Psychiatr Scand 65:253–262

Beckmann D, Brähler E, Richter HE (1983) Der Gießen-Test, 3. Aufl. Huber, Bern Stuttgart Wien

Bleuler E (1922) Die Probleme der Schizoidie und der Syntonie. Z Ges Neurol Psychiat 78:373–399

Brockington IF, Kendell RE, Wainwright S (1980a) Depressed patients with schizophrenic or paranoid symptoms. Psychol Med 10:665–675

Brockington IF, Wainwright S, Kendell RE (1980b) Manic patients with schizophrenic or paranoid symptoms. Psychol Med 10:73–83

Gehring A, Blaser A (1982) MMPI. Deutsche Kurzform für Handauswertung. Huber, Bern Stuttgart Wien

Gershon ES, Hamovit J, Guroff JJ et al. (1982) A family study of schizoaffective, bipolar I, bipolar II, unipolar, and normal control probands. Arch Gen Psychiatry 39:1157–1167

Hamilton M (1967) Development of a rating scale for primary depressive illness. Br J Clin Soc Psychol 6:278–296

Hathaway SR, McKinley JC (1977) MMPI. Saarbrücken. Handbuch zur deutschen Ausgabe, bearb v Spreen O. Huber, Bern Stuttgart Wien

Hays WL (1973) Statistics for the social sciences, 2. Aufl. Holt, Reinhard Winston, London New York Sidney Toronto

Huber G, Gross G, Schüttler R (1978) Schizophrenie. Springer, Berlin Heidelberg New York

Hunt RC, Appel KE (1936) Prognosis in the psychoses lying midway between schizophrenia and manic-depressive psychoses. Am J Psychiatry 93:313–339

Janzarik W (1988) Strukturdynamische Grundlage der Psychiatrie. Enke, Stuttgart

Kasanin J (1933) The acute schizoaffective psychoses. Am J Psychiatry 13:97–126

Kendell RE (1986) The relationship of schizoaffective illnesses to schizophrenic and affective disorders. In: Marneros A, Tsuang MT (eds) Schizoaffective psychoses. Springer, Berlin Heidelberg New York London Paris Tokyo, pp 18–30

Kendell RE, DiScipio WJ (1968) Eysenck personality inventory scores of patients with depressive illnesses. Br J Psychiatry 114:767–770

Kendler KS, Gruenberg AM, Tsuang MT (1986) A DSM-III family study of the nonschizophrenic psychotic disorders. Am J Psychiatry 143:1098–1105

Klopfer B, Davidson HH (1974) Das Rorschach-Verfahren, 3. Aufl. Huber, Bern Stuttgart Wien

Koss MP, Butcher JN, Hoffmann NG (1976) The MMPI Critical Item: How well do they work? J Cons Clin Psychology 44:921–928

Kretschmer E (1977) Körperbau und Charakter, 26. Aufl, bearb v Kretschmer W. Springer, Berlin Heidelberg New York

Maj M (1985) Clinical course and outcome of schizoaffective disorders. Acta Psychiatr Scand 72:542–550

Marneros A, Deister A, Rohde A, Jünemann H, Fimmers R (1988) Long-term course of schizoaffective disorders (I). Eur Arch Psychiatr Neurol Sci 237:264–275

McCrae RR, Costa PT Jr (1983) Social desirability scales: More substance than style. J Cons Clin Psychol 51:882–888

Mendlewicz J, Linkowski P, Wilmotte J (1980) Relationship between schizoaffective illness and affective disorders or schizophrenia: Morbidity risk and genetic transmission. J Affective Disord 2:289–302

Möller HJ, von Zerssen D (1987) Prämorbide Persönlichkeit von Patienten mit affektiven Psychosen. In: Kisker KP, Lauter H, Meyer JE, Müller C, Strömgren E (Hrsg) Psychiatrie der Gegenwart, Bd 5. Springer, Berlin Heidelberg New York London Paris, S 165–179

Mundt C (1985) Das Apathiesyndrom der Schizophrenen. Springer, Berlin Heidelberg New York Tokyo

Overall JE, Gorham DR (1976) BPRS. The brief psychiatric rating scale. In: Guy W (ed) ECDEU-assessment manual for psychopharmacology, rev ed. Rodeville, Maryland

Roth M, McClelland H (1979) The relationship of "nuclear" and "atypical" psychoses: Some proposals for a classification of disorders in the borderlands of schizophrenia. Psychiatria Clin 12:23–54

Scharfetter CH, Nüsperli M (1980) The group of schizophrenias, schizoaffective psychoses, and affective disorders. Schizophr Bull 6:586–591

Schneider K (1959) Klinische Psychopathologie, 5. Aufl. Thieme, Stuttgart

Spitzer R, Endicott J, Robins E (1975) Research diagnostic criteria instrument no. 58. New York State Psychiatric Institute, New York

Tellenbach H (1983) Melancholie, 4. Aufl. Springer, Berlin Heidelberg New York Tokyo

Tsuang MT, Dempsey GM (1979) Long-term outcome of major psychoses. Arch Gen Psychiatry 36:1302–1304

Young RC, Biggs JT, Ziegler VE, Meyer DA (1978) A rating scale for mania: Reliability, validity and sensitivity. Br J Psychiatry 133:429–435

Zerssen D von (1976) Der „Typus melancholicus" in psychometrischer Sicht. Z Klin Psychol Psychother 24:200–220, 305–316

Zerssen D von (1982) Personality and affective disorders. In: Paykel ES (ed) Handbook of affective disorders. Churchill Livingstone, Edinburgh London Melbourne New York, pp 212–228

12 Die schizoaffektiven Psychosen im Kindesalter

C. EGGERS

12.1 Einleitung

Während die nosologische Position schizoaffektiver Psychosen in der Allgemeinpsychiatrie in den letzten Jahren eine zunehmende Forschungsaktivität hervorgerufen hat, sieht es so aus, als ob diese Problematik für die Kinder- und Jugendpsychiatrie kein Thema sei. Die Literatur über schizoaffektive Psychosen im Kindes- und Jugendalter ist ausgesprochen rar. In den entsprechenden Lehrbüchern finden sie kaum Erwähnung, und wenn, wird kurz auf die Erwachsenenliteratur verwiesen. Es konnte nur 1 Arbeit gefunden werden, in der eindeutige schizoaffektive Psychosen bei Kindern beschrieben worden sind: Unter Zugrundelegung der Research Diagnostic Criteria und des DSM-III, ergänzt durch die Schedule for Affective Disorders and Schizophrenia for School Age Children (K-SADS) and the Children's Depression Rating Scale-Revised (CDRS-R) diagnostizierten Freeman et al. (1985) bei 4 von 6 Kindern im Alter zwischen 6 und 12 Jahren eine schizoaffektive Psychose. Die 4 Kinder zeigten stimmungsunabhängige psychotische Symptome wie akustische Halluzinationen (eine oder mehrere Stimmen, die zu den Kindern sprachen), optische Halluzinationen, Verfolgungs-, Versündigungs- oder Größenideen, die unkorrigierbar und konstant waren. Die Kinder wurden mit Antidepressiva (Desipramin), Neuroleptika (Haloperidol) und Psychotherapie behandelt. Bei 2 Kindern kam es zunächst zu einer Remission der psychotischen Symptome und anschließend der Depression; 1 von den beiden wurde nach 1 Jahr wiederum psychotisch. Das 3. Kind, das mit Despiramin und psychotherapeutisch behandelt wurde, zeigte eine Besserung sowohl der psychotischen als auch der depressiven Symptomatik. Das 4. Kind erhielt keine Behandlung, die psychotischen Symptome remittierten, aber die Depression bestand fort.

Die Diskussion über schizoaffektive Psychosen betrifft im wesentlichen nosologische Fragen. Insbesondere wird diskutiert, ob die schizoaffektiven Psychosen eine eigenständige Entität darstellen oder ob sie lediglich eine Variante schizophrener bzw. affektiver Psychosen sind, ob sie eine Mittelstellung einnehmen innerhalb eines kontinuierlichen Spektrums, an dessen endständiger Begrenzung jeweils prägnanztypische schizophrene und manisch-depressive Psychosen stehen, oder ob es sich bei den schizoaffektiven Psychosen um die Kombination mehr oder weniger distinkter schizophrener und affektiver (zyklothymer) Anteile handelt. Kendell (1986) sprach davon, daß es „sehr, sehr verwirrend" sei mit diesen schizoaffektiven Symptombildern. Wir wollen versuchen, aus jungendpsychiatrischer Sicht das „nosologische Paradoxon" (Clayton 1982) zu behandeln, um zu sehen, ob es ein echtes oder ein scheinbares Paradoxon ist.

12.2 Methodik und Fragestellung

Entsprechend der ICD-9 sind schizoaffektive Psychosen durch das simultane oder sukzessive Auftreten von manischen, depressiven und schizophrenen Symptomen definiert, so daß weder eine rein schizophrene noch eine rein affektive Psychose diagnostiziert werden kann. Die Manifestation rein zyklothymer Stilelemente im Rahmen schizophrener Psychosen und vice versa das Vorkommen von *stimmungsunabhängigen* Halluzinationen, schizophrenen Denkstörungen und psychotischen Wahninhalten bei primär zyklothym erscheinenden Krankheitsbildern rechtfertigen die Diagnose einer schizoaffektiven Psychose des Kindes- und Jugendalters. Im Gegensatz zu den ICD-Kriterien und in Übereinstimmung mit den Research Diagnostic Criteria (RDC) von Spitzer et al. (1978) waren weder ein akuter Krankheitsbeginn noch psychoreaktive Momente oder ein remittierender Krankheitsverlauf eine Voraussetzung für die Diagnose einer schizoaffektiven Psychose. Patienten mit postpsychotischen Depressionen im Sinne postremissiver depressiver Verstimmungszustände nach schizophrenen Episoden wurden *nicht* in das Untersuchungsgut mit einbezogen.

Die vorliegende Untersuchung stützt sich auf 2 Probandengruppen:

1. auf 4 Kurzzeitverläufe schizoaffektiver Psychosen des Jugendalters entsprechend ICD 295.7. Diese 4 Kurzzeitverläufe erstrecken sich auf einen Zeitraum zwischen 1980 und 1988. Es handelt sich dabei um Patienten unserer Essener Klinik. Die Daten über prämorbide Persönlichkeit, familiäre Belastung, individuelle Psychodynamik und Familiendynamik wurden aufgrund der Therapeutenbeobachtungen während der stationären und poststationären ambulanten Behandlung erhoben;

2. auf 57 Langzeitverläufe kindlicher und präpuberaler Schizophrenien (ICD 295.0–295.4). Diese 57 schizophrenen Patienten erkrankten vor dem 14. Lebensjahr; 11 von ihnen erkrankten im oder vor dem 10. Lebensjahr, 46 zwischen dem 11. und 14. Lebensjahr. Diese 57 Patienten liegen einer Langzeitstudie zugrunde mit einer mittleren Verlaufsdauer von 16 Jahren nach Erkrankungsbeginn – die Ergebnisse dieser Studie wurden in einer Monographie 1973 publiziert (Eggers 1973).

Das Probandengut wurde jetzt von uns noch einmal daraufhin untersucht, ob sich unter diesen 57 Verläufen auch schizoaffektive Psychosen befinden. Dabei stellte sich heraus, daß 16 dieser 57 Patienten im Langzeitverlauf in der Tat eine typische schizoaffektive Störung aufwiesen entsprechend der ICD-Nr. 295.7.

Einen Überblick über das 2. Sample gibt Tabelle 1.

Es soll versucht werden, folgende Fragen zu beantworten:
1. Wann und in welcher Form treten zyklothyme Elemente im Kurzzeit- und Langzeitverlauf schizophrener Psychosen des Kindes- und Jugendalters auf?
2. Bestehen Besonderheiten in bezug auf die erbgenetische Belastung?
3. Bestehen Besonderheiten in bezug auf die prämorbide Persönlichkeitsstruktur?
4. Bestehen Besonderheiten im Hinblick auf die Verlaufsweise und Prognose?
5. Wie ist die nosologische Stellung der schizoaffektiven Psychosen des Kindes- und Jugendalters zur Zyklothymie bzw. Schizophrenie?
6. Bestehen Besonderheiten in der Familien- und Psychodynamik bei Kindern und Jugendlichen mit einer schizoaffektiven Psychose?

Tabelle 1. Übersicht über das 2. Sample

	n	Männlich	Weiblich	Katamnesenfrist (Jahre)	Erkrankungsalter
Schizoaffektive Psychosen	16	4	12	12,3 ± 4,8	11,7 ± 2,2
Schizophrene Psychosen	41	22	19	16,4 ± 7,3	12,1 ± 1,9

12.3 Ergebnisse

12.3.1 Beschreibung der schizoaffektiven Symptomatologie in den beiden Untersuchungsgruppen

Die 4 jugendlichen Patienten der 1. Gruppe (Kurzzeitverläufe) erkrankten im Alter von 14, 15 und 16 Jahren. Es handelt sich um 3 Mädchen und 1 Jungen. 3 der 4 Patienten hatten eine familiäre Belastung innerhalb der Verwandtschaft 1. Grades mit schizophrenen, manisch-depressiven oder depressiven Psychosen.

Die Psychose des bei Erkrankungsbeginn 15jährigen Jungen begann mit einer insgesamt 6 Wochen dauernden *manisch-depressiven* Symptomatik. 1 Jahr später kam es zu einer 8 Wochen lang anhaltenden *manisch-depressiven Phase,* diesmal depressiv beginnend mit 2 Phasenwechseln, dann kontinuierlicher Übergang in ein *schizomanisches* Bild mit formalen und inhaltlichen Denkstörungen und katatonen und stuporösen Zuständen; Dauer ein halbes Jahr. Seitdem Vollremission; trotz eines halbjährigen Krankenhausaufenthaltes hat der Junge ohne Zeitverlust das Abitur gemacht mit sehr guten Noten (Notendurchschnitt 2,0). Als Unterprimaner unternahm er allein mit dem Fahrrad eine Radtour bis zum Nordkap und zurück. Er studiert jetzt, mit 23 Jahren, im 6. Semester erfolgreich Theologie. Gelegentlich traten hypomanische und depressive Stimmungsschwankungen auf; seit ¼ Jahr befindet sich der Patient in einer schweren depressiven Phase mit Minderwertigkeitsideen, Apathie, Denk- und Konzentrationsstörungen, Zwangssymptomen, Suizidgedanken und Leistungsversagen. Beide Eltern dieses Jungen leiden an einer bipolaren Zyklothymie.

Die 2. Patientin des 1. Untersuchungsgutes, ein bei Krankheitsbeginn 14jähriges, familiär nicht belastetes Mädchen, begann mit *schizodepressiven* und *schizomanischen Phasen* (Nomenklatur entsprechend RDC nach Spitzer et al. 1978), die jeweils ¼ Jahr anhielten und jährlich auftraten. Bislang sind nach 5 solchen Episoden keinerlei Zeichen einer Persönlichkeitsveränderung zu beobachten, die Patientin ist jetzt 20 Jahre alt und macht eine Lehre.

Die 3. Patientin, ein bei Erkrankungsbeginn 16jähriges Mädchen, ist bisher an 2 langanhaltenden (jeweils etwa 1 Jahr) *schizodepressiven* und *schizomanischen Phasen* (Nomenklatur entsprechend RDC) erkrankt. Die Erkrankung imponierte zunächst als Hebephrenie, hat aber einen zunehmend schizoaffektiven Charakter angenommen. Bis jetzt sind ebenfalls keine bleibenden Persönlichkeitsveränderungen aufgetreten, das Mädchen hat den Realschulabschluß erfolgreich absolviert und befindet sich zur Zeit, im Alter von 21 Jahren, im Berufsvorbereitungsjahr.

Die Mutter und Großmutter mütterlicherseits der 4. Patientin der Kurzzeitgruppe leiden beide an rezidivierenden depressiven Verstimmungszuständen und sind beide deshalb wiederholt stationär behandelt worden. Die Mutter des Mädchens hat 2mal einen Suizidversuch unternommen. Ein ½ Jahr vor Beginn der Erkrankung machte das zu diesem Zeitpunkt 15½ Jahre alte Mädchen eine reaktive Depression durch, nachdem es erfahren hatte, daß die Großmutter mütterlicherseits an Krebs erkrankt war. Das Mädchen hatte panische Angst, daß die Großmutter sterben könnte und reagierte auf einen Streit zwischen der Mutter und der Großmutter mit einer starken *depressiven* Verstimmung. Das Mädchen habe furchtbar geweint und sei lange Zeit sehr traurig gewesen. Im Alter von 16 Jahren erkrankte das Mädchen dann akut an einer *schizomanischen* Phase mit Größenideen, starker Hypermotorik, Schlaflosigkeit, Konzentrationsstörung,

Logorrhoe, Ideenflüchtigkeit und umtriebigem Verhalten. Das Mädchen schlief schließlich überhaupt nicht mehr, war äußerst umtriebig, dauernd in Aktivität, habe nachts laute Musik gehört, zeitweilig habe es nur noch französisch gesprochen, dann nur noch sinnlos aneinandergereihte Fremdwörter. Es habe geäußert, sich mit Paul McCartney von den Beatles zu treffen, der in sie verliebt sei, er hole sie von der Schule ab und fliege mit dem Hubschrauber mit ihr zusammen fort. Die Stimmung war euphorisch gehoben, manisch, der Gedankengang inkohärent, es bestanden eine ausgeprägte Logorrhoe, Wahneinfälle, Wahnvorstellungen, Personenverkennungen und stimmungsinkongruente optische Halluzinationen. So hatte die Patientin u. a. einen gelben Ring gesehen.

Alles, was schwarz war, hatte sie als teuflisch bzw. als vom Teufel kommend erlebt. Sie hatte gemeint, daß Frauen tagsüber blondes und nachts schwarzes Haar hätten.

Außerdem litt das Mädchen an paranoiden Ideen, es glaubte, daß die Mitpatienten in der Klinik Masken aufhätten und es vergiften wollten, deshalb hatte es zeitweise nichts gegessen; auch hatte sich das Mädchen vorgestellt, daß es „die Eva aus dem Paradies" sei und daß sein Leben „wieder bei Null beginnen" könne. Später, nach etwa ½ Jahr, meinte die Patientin, daß sie vielleicht deswegen krank geworden sei, weil sie so schreckliche Erlebnisse mit ihrer Mutter und Großmutter gehabt habe. Das Mädchen zog sich nackt aus, tanzte in der Wohnung und außerhalb der Wohnung herum und mußte schließlich 6 Wochen lang geschlossen stationär behandelt werden. Die *schizomanische* (Nomenklatur entsprechend RDC nach Spitzer et al. 1978) Phase ging in ein *depressives* Zustandsbild mit Apathie, trauriger Verstimmung, Grübelneigung, Selbstvorwürfen, Rückzug und Aspontaneität über, was etwa ein Vierteljahr anhielt. Danach wieder euphorische Stimmung, Konzentrationsstörungen, Müdigkeit, kleinkindhaftes Verhalten mit sozialen Anpassungsstörungen und auffallende Apathie, deutlich reduzierte affektive Reagibilität, das Mädchen schien emotionsarm, war passiv, desinteressiert, äußerte, sich weder freuen noch traurig sein zu können, es wirkte unlebendig und starr. Ein Dreivierteljahr nach Beginn der Erkrankung wirkte das Mädchen affektflach, antriebsarm, retardiert, es schien insgesamt auf der Entwicklungsstufe eines 10jährigen Mädchens zu stehen und verhält sich nicht altersadäquat. Es bestehen leichte, aber deutliche Zeichen einer postpsychotischen Defizienz mit Antriebsarmut, affektiver Verflachung und mangelnder emotionaler Reagibilität.

Zusammenfassend ist festzustellen, daß 2 der 4 Patienten voll remittiert sind, ein Patient zur Zeit stark depressiv ist und nur eine Patientin Zeichen einer postpsychotischen Defizienz aufweist.

Bei den 16 Patienten des 2. Untersuchungskollektivs (Langzeitverläufe) ließen sich *schizodepressive, schizomanische, rein depressive, manische oder manisch-depressive Phasen im Verlauf der Psychose* abgrenzen. 12 der 16 Psychosen verliefen akut-rezidivierend, 4 schleichend-chronisch. Überblickt man die 16 Krankheitsverläufe, so imponiert die Vielfalt der schizoaffektiven Symptomatik, sowohl im Querschnitt als auch v. a. im Längsschnitt. Es gibt Verläufe, in denen die affektive Komponente, und andere, in denen die schizophrene Symptomatik überwiegt. Bei 2 der 16 Patienten war ein *eindeutiges Überwiegen der affektiven Komponente* zu beobachten. Die beiden Krankheitsverläufe sind hier kurz dargestellt.

Bei der einen Patientin handelt es sich um ein bei Krankheitsbeginn 13jähriges Mädchen, das prämorbid syntone, zyklothyme Persönlichkeitszüge aufwies und familiär nicht mit neuropsychiatrischen Erkrankungen belastet war. Die Psychose begann mit prodromartigen, 5–6 Tage lang andauernden depressiven Verstimmungszuständen im Alter von 13 Jahren, in denen das Mädchen immer wieder Suizidabsichten äußerte. Dieser Zustand wiederholte sich 1 Jahr später und ging dann kontinuierlich in ein paranoid-depressives Mischbild mit stimmungsabhängigen akustischen Halluzinationen über (das Mädchen hörte Stimmen, die ihr sagten, sie sei so schlecht, daß sie nicht mehr nach Hause könne; Dauer dieser Phase ½ Jahr. Darauf folgten im Alter von 21, 22 und 22½ Jahren rein depressive Phasen von jeweils 6–8 Wochen Dauer und im Alter von 23 Jahren eine *schizodepressive Phase* (Nomenklatur entsprechend RDC nach Spitzer et al. 1978) mit Selbstmordgedanken und stimmungsunabhängigen Wahnsymptomen und akustischen Halluzinationen von einem Vierteljahr Dauer. Seitdem wechseln sich depressive und manische Verstimmungsepisoden ab; es bestehen leichte aber deutliche Zeichen einer postpsychotischen Persönlichkeitsdefizienz; Katamnesenfrist 13 Jahre.

Auch bei einem ebenfalls bei Krankheitsbeginn 13jährigen Jungen überwog die zyklothyme Symptomatik: Außer einer Depression bei der Großmutter sind in der Familie keine neuropsychiatrischen Krankheiten bekannt. Krankheitsbeginn mit einer 10 Wochen lang anhaltenden manisch-depressiven Phase mit raschem Phasenwechsel innerhalb von 12 h, die Stimmung schlug täglich von einem Extrem ins andere um, morgens war der Junge depressiv, weinte, glaubte, er komme auf den elektrischen Stuhl, er sei der Teufel oder Adolf Hitler, er habe die Lebedame Nitribitt ermordet und Schloß Linderhof bestohlen. Innere Stimmen sagten ihm dies alles und kommentierten seine Handlungen. Abends dagegen entwickelte er Größenideen, er sei der Fußballspieler Pelé, er war logorrhoisch, euphorisch-enthemmt und unternahm viel Schabernack und Streiche. Daran anschließend war der Junge alle 4 Wochen je 1 Woche lang depressiv oder manisch. Mit 15 Jahren setzte eine *schizomanische Periode* (Nomenklatur entsprechend RDC nach Spitzer et al. 1978) ein mit formalen und inhaltlichen Denkstörungen, stimmungsunabhängigen akustischen Halluzinationen und katatonen-stuporösen Zuständen, die ½ Jahr anhielt. Im Alter von 16 Jahren alle 6–7 Wochen auftretende manisch-depressive Phase. Nach einem ¾jährigen Intervall rein manische Phase von 5 Monaten Dauer. Bisher keine Hinweise für eine postpsychotische Defizienz; Katamnesenfrist 6 Jahre.

Bei 5 der 16 Patienten überwog die schizophrene Symptomatik. In diesen Fällen gingen der schizophrenen Psychose depressive und/oder manisch-depressive Phasen voraus, die dann in die chronisch-rezidivierende Psychose schizophrener Ausprägung überleiteten. Als Beispiel für ein eindeutiges Überwiegen der schizophrenen Symptomatik sei folgendes kasuistisches Beispiel erwähnt. Dieser Fall erscheint uns aus mehreren Gründen bemerkenswert: sehr frühes Auftreten einer rein depressiven Phase, deren Symptomatologie, insbesondere die Todessehnsucht und die Suizidabsichten, sich leitmotivartig in die 6 Jahre später einsetzende rezidivierende schizophrene Prozeßpsychose fortsetzt, die wiederum 8 Jahre später im Suizid endet.

Das familiär nicht belastete, schon prämorbid stille, zurückhaltende und introvertierte Mädchen erkrankte im Alter von 8 Jahren (!) an einer ein Vierteljahr anhaltenden depressiven Phase, in der es sich als minderwertig erlebte, sich selbst beschuldigte und sich vorwarf, u. a. am Tod einer Freundin schuld zu sein; das Mädchen war traurig, grübelte viel, war apathisch, aß und schlief nicht mehr. Nach einem Vierteljahr war es wieder wie früher.

Im Alter von 14 Jahren setzte dann der 1. Schub einer rezidivierenden Schizophrenie ein, der durch ein buntes Bild typisch schizophrener Wahnsymptome, Denkstörungen und Halluzinationen verschiedener Sinnesqualitäten sowie durch Todesgedanken und Suizidabsichten gekennzeichnet war. Mit 19 und 20 Jahren 2. und 3. schizophrener Schub; seitdem dauernd psychotisch; immer wieder unternahm das Mädchen ernste, z. T. grausame Suizidversuche, im Alter von 22 Jahren erfolgreicher Suizid (Vor-den-Zug-Werfen).

Die schizophrene Symptomatik überwog auch bei 4 schleichend verlaufenden Psychosen. Hier begann in allen 4 Fällen die Psychose typischerweise mit einer depressiven Symptomatik, die anschließend in ein manisches Zustandsbild überging, bevor dann die schizophrene Psychose einsetzte und chronisch rezidivierend fortbestand.

In einem Fall bestand bereits bei einem 6jährigen Mädchen eine kurzdauernde depressive Verstimmung; im Alter von 12 Jahren trat erneut ein mehrwöchiger depressiver Verstimmungszustand auf; mit 13 Jahren kam es zu einer mehrwöchigen *schizomanischen* (Nomenklatur entsprechend RDC nach Spitzer et al. 1978) Episode, auf die wiederholt kurzdauernde *depressive* Verstimmungszustände folgten. Ab dem Alter von 16 Jahren entwickelte sich eine *hebephrene* Symptomatik, die mit 18/19 Jahren zunehmend eine *paranoide* Färbung mit katatonen Erregungszuständen, Denkzerfahrenheit und akustischen Halluzinationen annahm; seit dem 20. Lebensjahr kommt es immer wieder zu rezidivierenden katatonen-stuporös-halluzinatorischen Episoden mit zunehmender Persönlichkeitsdefizienz. Zwischen den psychotischen Episoden paranoid-hebephrene Symptomatik.

Bei einem anderen Mädchen trat der depressive Zustand mit Hoffnungs- und Freudlosigkeit, Interesseverlust, stillem Rückzug, Gehemmtheit, Antriebsverlust, Denk- und Konzentrationsstörungen im Alter von 13 Jahren auf, gefolgt von einem manischen Zustandsbild. Nach 8wöchiger Dauer setzte eine typisch schizophrene Psychose mit Symptomen ersten und zweiten Ranges nach Kurt Schneider ein. Zwei Jahre später, im Alter von 15 Jahren, wiederum depressiver Verstimmungszustand, der in ein *schizodepressives* (Nomenklatur entsprechend RDC nach Spitzer et al. 1978) und schließlich katatonhebephrenes Bild überging. Seitdem Fortbestehen einer chronischen Schizophrenie; starke Persönlichkeitsdefizienz.

Die anderen beiden Patienten mit überwiegend schizophrener Symptomatik waren Knaben, die jeweils im Alter von 13 bzw. 14 Jahren mit langanhaltenden Depressionen erkrankt waren (Minderwertigkeitsideen, Traurigkeit, Suizidabsichten, Grübelneigung, Rückzug, Interesse- und Antriebsverlust, Konzentrationsstörung, Unfähigkeit zum Denken, „Leere im Kopf"). Bei beiden Patienten ging diese depressive Verstimmung in ein manisches Verhalten mit Possenreißen, albernem Verhalten, Größenideen, Ideenflucht, Logorrhoe, Aggressivität und Schlaflosigkeit über, worauf sich kontinuierlich eine paranoid-halluzinatorische Schizophrenie mit chronischem Weiterverlauf entwickelte. In einem Fall besteht eine leichte, im anderen eine starke postpsychotische Persönlichkeitsdefizienz.

Bei 9 der 16 Patienten war das *Verhältnis zwischen affektiven und schizoaffektiven Komponenten* in etwa ausgeglichen; rein schizophrene, schizodepressive, schizomanische und manisch-depressive Episoden wechselten miteinander ab. Die Verläufe waren alle akut-rezidivierend. In einigen Fällen traten rein depressive Phasen vorauslaufend oder intermittierend im Verlauf der Psychose auf.

Bei einem mit 13 Jahren an einer wahnhaft-halluzinatorischen katatonstuporösen schizophrenen Episode erkrankten Mädchen traten nach 3 schizophrenen Schüben im Alter von 13, 14 und 17 Jahren, 7 Jahre nach Krankheitsbeginn, im Alter von 20 Jahren, zunächst eine rein depressive und dann eine rein manische Phase auf, die jeweils ein Vierteljahr lang andauerten. Nach einem erneuten schizophrenen Schub im Alter von 22 Jahren manifestierte sich eine 2. depressive Phase von einem Vierteljahr Dauer. Bislang bestehen keine Zeichen einer postpsychotischen Persönlichkeitsdefizienz (Katamnesenfrist: 12 Jahre).

Rein manisch-depressive Phasen von jeweils einem Vierteljahr Dauer traten bei einem mit 12 Jahren erstmals schizophren erkrankten Mädchen nach 3- und 4jährigem Krankheitsverlauf auf. Insgesamt sind bei diesem Mädchen rezidivierend 12 Krankheitsepisoden von einem Vierteljahr bis ½ Jahr Dauer aufgetreten, ohne Defektzeichen zu hinterlassen (Katamnesenfrist: 13 Jahre). Rein schizophrene und schizoaffektive (schizomanische und schizodepressive) Phasen wechselten miteinander ab, die jeweils 3–6 Monate anhielten.

Ein anderes, ebenfalls mit 12 Jahren erkranktes Mädchen, hat inzwischen 13 psychotische Episoden durchgemacht, ohne nach bislang 10jährigem Krankheitsverlauf irgendwelche Zeichen einer postpsychotischen Defizienz aufzuweisen. Bei ihr wechselten rein schizophrene Episoden mit schizoaffektiven (schizodepressiven und schizomanischen) Phasen miteinander ab, Dauer jeweils ¼–½ Jahr.

Im Gesamtkollektiv der 16 Patienten mit schizoaffektiven Psychosen kamen also depressive, manische, manisch-depressive, schizodepressive und schizomanische Phasen entweder zu Krankheitsbeginn oder im weiteren Psychoseverlauf vor, wobei sie im letzteren Fall dann mit schizophrenen Episoden alternierten.

Die akut rezidivierenden Verläufe wiesen in einem Zeitraum zwischen 10 und 13 Jahren bis zu 15 schizoaffektive, rein manisch-depressive und rein schizophrene Episoden auf, die miteinander alternierten. Die *schizophrenen Episoden waren signifikant von längerer Dauer* als die schizoaffektiven, rein depressiven und manischen Phasen. In Tabelle 2 wird dargestellt, daß über 90% der Phasen schizoaffektiver Psychosen nur 6 Monate oder weniger anhielten, und 70% dauerten so-

Tabelle 2. Dauer der Phasen (in Monaten)

	n	Streubreite	Median	Weniger als 6 Monate	Mehr als 6 Monate	Summe
Schizoaffektiv Psychosen	16	0,5– 60	3	103 (93%)	8 (7%)	111
Schizophrene Psychosen	41	0,5–204	4,28	101 (67%)	50 (33%)	151

Tabelle 3. Anzahl der Phasen

	n	Streubreite	Median	Mittelwert ($\bar{X}$, S)	Summe
Schizoaffektive Psychosen	16	1–15	7	6,9±3,3	111
Schizophrene Psychosen	41	1–15	4	3,7–3,2	151

Tabelle 4. Kombination von schizophrenen, schizoaffektiven und manisch-depressiven Phasen bei 16 Patienten

Schizophrene und schizoaffektive Episoden	8 Patienten
Schizoaffektive und manisch-depressive und/oder depressive Phasen	4 Patienten
Schizophrene und manisch-depressive Phasen	3 Patienten
Rein zyklothyme (biopolare) Phasen und eine schizomanische Episode	1 Patient

gar nur 3 Monate oder weniger! Auf der anderen Seite dauerten $^2/_3$ der schizophrenen Episoden bis zu 6 Monaten und $^1/_3$ mehr als 6 Monate.

Ein weiterer wichtiger Unterschied zwischen schizophrenen und schizoaffektiven Psychosen ist die größere Anzahl an Phasen im Verlauf schizoaffektiver Psychosen gegenüber den schizophrenen Psychosen, wie aus Tabelle 3 ersichtlich wird.

Bei den meisten Patienten kamen schizophrene, schizoaffektive und affektive Phasen gemeinsam vor (8 Patienten). Vier Patienten wiesen nur schizoaffektive, manisch-depressive oder rein depressive Phasen auf, 1 weiterer Patient machte im Rahmen einer ansonsten rein zyklothym verlaufenden Psychose eine schizomanische Phase von ½ Jahr Dauer durch (die schizophrene Symptomatik bestand in stimmungsunabhängigen akustischen Halluzinationen, Wahnideen, formalen Denkstörungen und katatonen-stuporösen Zuständen). Drei Patienten hatten neben schizophrenen Schüben auch manisch-depressive Phasen, ohne zusätzliche schizoaffektive Phasen (Tabelle 4).

Bei 4 Patienten kamen lediglich *vor* Ausbruch der Schizophrenie manisch-depressive oder depressive Phasen vor, bei allen übrigen Patienten traten sie auch später im Wechsel mit schizophrenen oder schizoaffektiven Episoden auf. Insgesamt begannen 10 der 16 Erkrankungen mit depressiven oder manisch-depressiven Phasen, die sich bei 6 Patienten weiter fortsetzten und mit schizophrenen oder schizoaffektiven Phasen abwechseln. Maximal gingen die depressiven Phasen der schizophrenen bzw. schizoaffektiven Symptomatik um 10 Jahre voraus.

Im Gegensatz zu den 16 Patienten, bei denen sich die schizoaffektive Symptomatologie in Form gut abgrenzbarer manischer, depressiver, manisch-depressiver oder, in erster Linie, schizodepressiver und schizomanischer Phasen manifestierte, die mit rein schizophrenen Episoden alternierten, kamen bei weiteren 13 der 57 Patienten des 2. Untersuchungskollektivs *zyklothyme Prodrome* vor. Dabei handelt es sich um kurzdauernde depressive, manisch-depressive und manische Verstimmungen, die der Psychose in der Regel einige Tage bis Wochen vorausliefen und dann kontinuierlich in die schizophrene Erkrankung übergingen. Bei diesen 13 Patienten dominierte der schizophrene Charakter der Erkrankung ganz eindeutig, so daß diese Verläufe nicht als schizoaffektiv bezeichnet werden können. Trotzdem stellen sie eine abgrenzbare Untergruppe des Gesamtkollektivs dar.

Die manische Symptomatik war jeweils durch drangvolle Getriebenheit, Überaktivität mit Arbeitswut, Logorrhoe, Inkohärenz des Gedankengangs und Lockerung der assoziativen Bezüge, durch euphorisch gehobene Stimmungslage, übertriebene Lustigkeit und Schlaflosigkeit, teilweise in Kombination mit Sendungs- und Größenideen gekennzeichnet. So kamen bei einem 13jährigen Mädchen manische Prodrome 3mal in 28tägigen Abständen vor, bevor die paranoid-halluzinatorische Psychose mit Symptomen ersten und zweiten Ranges nach K. Schneider ausbrach. Die manisch-depressiven Prodrome waren durch gleichzeitiges Vorkommen von Traurigkeit, Verzweiflung, Suizidabsichten, Todes- und Krankheitsfurcht, starke Selbstvorwürfe, Selbstbeschuldigungs- und Versündigungsideen, extreme Stimmungsschwankungen, Appetit- und Schlafstörung, Apathie, Rückzug auf der einen Seite und maniforme Symptome (Logorrhoe, gehobene Stimmung, exaltiertes Gebaren, dranghafte Unruhe, Widersetzlichkeit, Größenideen) auf der anderen Seite gekennzeichnet.

12.3.2 Familiäre Belastung

Drei der 4 Patienten der 1. Gruppe (Kurzzeitverläufe) hatten eine familiäre Belastung in der Verwandtschaft 1. Grades: Schizophrenie 1mal, manisch-depressive Psychose 2mal, depressive Psychose 3mal. Insofern überwogen die zyklothymen gegenüber den schizophrenen Psychosen in der Verwandtschaft 1. Grades ganz eindeutig.

Die familiäre Belastung der 16 Patienten des 2. Untersuchungskollektivs mit schizoaffektiven Psychosen (Langzeitverläufe) war uneinheitlich. Einen Überblick gibt Tabelle 5.

Am häufigsten kamen Depressionen, Suizide und schizophrene Psychosen in der Verwandtschaft 1., 2. und 3. Grades bei 11 der 16 Patienten vor, die 5 übrigen Patienten wiesen keine Belastung mit neuropsychiatrischen Erkrankungen auf.

Im Vergleich zu den 41 Patienten mit stilrein schizophrenen Psychosen sind Depressionen in der Gruppe der 16 schizoaffektiven Psychosen überrepräsentiert: So kamen bei 5 Patienten mit schizoaffektiven Psychosen 6mal eine Depression in der Verwandtschaft 1. oder 2. Grades vor (31%). Dagegen wiesen nur 3 von 41 schizophrenen Patienten ohne schizoaffektive Phasen Depressionen in der Verwandtschaft 1. und 2. Grades auf (7%).

Im Vergleich dazu waren nur 3 der 16 Patienten mit schizoaffektiven Phasen (18%) mit schizophrenen Psychosen in der Verwandtschaft 1. und 2. Grades belastet (je 1mal), während bei den 41 nichtschizoaffektiven Patienten in 44% der

Tabelle 5. Familiäre Belastung bei Patienten mit schizoaffektiven Phasen

	Verwandtschaft 1. Grades	Verwandtscheft 2. Grades	Verwandtschaft 3. Grades
1. Patient	Depression	Depression	–
2. Patient	Depression	Schizophrenie	Suizid
3. Patient	Depression Schizophrenie	Suizid	–
4. Patient	–	Klimakterielle Depression	–
5. Patient	–	Depression	–
6. Patient	Suizid	Schizophrenie	–
7. Patient	–	–	Schizophrenie
8. Patient	–	Schwachsinn	Schizophrenie
9. Patient	Suizid	Suizid	–
10. Patient	–	Suizid	–
11. Patient	–	–	Suizid

Tabelle 6. Familiäre Belastung mit Schizophrenien und Depressionen in der Verwandtschaft 1. und 2. Grades bei 16 Patienten mit schizoaffektiven Psychosen im Vergleich zu 41 Patienten mit schizophrenen Psychosen ohne schizoaffektive Phasen

	Schizophrenie	Depression	Summe
Schizoaffektive Psychosen ($n=16$)	3	6	9
Schizophrene Psychosen ($n=41$)	18	3	21
Summe	21	9	30

Fälle schizophrene Psychosen in der Verwandtschaft 1. und 2. Grades vorkamen. Patienten mit schizoaffektiven Psychosen unterschieden sich also in erbgenetischer Hinsicht von den Patienten mit ausschließlich schizophrenen Psychosen dadurch, daß bei ihnen die Belastung mit Depressionen überwog, schizophrene Psychosen dagegen in der Verwandtschaft 1. und 2. Grades unterrepräsentiert waren im Vergleich zu den rein schizophrenen Psychosen (Tabelle 6).

Auffallend häufig sind Suizide in der Aszendenz unserer schizoaffektiven Patienten: 2mal bei Verwandten 1. Grades, 3mal bei Verwandten 2. Grades und 2mal bei Verwandten 3. Grades.

Bei den 13 Patienten mit zyklothymen Prodromen überwogen in der Verwandtschaft 1. und 2. Grades die schizophrenen Psychosen die Depressionen in einem Verhältnis von 5:1. Da bei Psychosen mit affektiven Prodromen der schizophrene Gesamtcharakter eindeutig überwiegt, verwundert auch das Überwiegen der schizophrenen Psychosen in der Aszendenz gegenüber den Depressionen nicht, jedenfalls besteht hier kein Unterschied im Vergleich zur Gesamtgruppe, wo ebenfalls die schizophrenen Psychosen in der Aszendenz gegenüber den Depressionen überwiegen. Tabelle 7 gibt einen Vergleich zwischen 16 Patienten mit schizoaffektiven Phasen und 13 Patienten mit affektiven Prodromen in bezug auf die Verteilung von Schizophrenien und Depressionen in der Verwandtschaft 1. und 2. Grades wieder.

Tabelle 7. Familiäre Belastung mit Schizophrenien und Depressionen in der Verwandtschaft 1. und 2. Grades bei 16 Patienten mit schizoaffektiven Psychosen im Vergleich zu 13 Patienten mit affektiven Prodromen

	Schizophrenie	Depression	Summe
Schizoaffektive Psychosen $n=16$	3	6	9
Affektive Prodrome $n=13$	5	1	6
Summe	8	7	15

12.3.3 Prämorbide Charakterstruktur

Fünf der 16 Patienten mit schizoaffektiven Psychosen (31%) zeigten prämorbid auffällige Charakterzüge: Sie waren scheu, gehemmt, still, zurückgezogen, introvertiert, unsicher, ängstlich und kontaktgestört. Dagegen wiesen die übrigen 11 Patienten mit schizoaffektiven Psychosen in prämorbider Hinsicht keine Besonderheiten auf, sie waren kontaktfähig, intelligent, ausgeglichen, emotional schwingungsfähig, fröhliche und liebevolle Kinder, fleißig, lebenslustig, sportlich, ohne neurotische Tendenzen, wiesen gute bis durchschnittliche Schulleistungen auf und hatten altersgemäße Interessen und Hobbies. Somit können also etwa $^2/_3$ der Patienten mit schizoaffektiven Psychosen als unauffällig klassifiziert werden mit synton-zyklothymen prämorbiden Persönlichkeitszügen. Im Gegensatz dazu überwogen in der Restgruppe der 41 Patienten mit rein schizophrenen Psychosen die prämorbid auffälligen Persönlichkeiten mit schizothymen Persönlichkeitszügen (59%) gegenüber den prämorbid unauffälligen Patienten (41%). 31% prämorbid auffällige Charaktere in der Gruppe der schizoaffektiven Psychosen stehen somit 59% auffälligen Persönlichkeiten bei rein schizophrenen Psychosen gegenüber (Abb. 1).

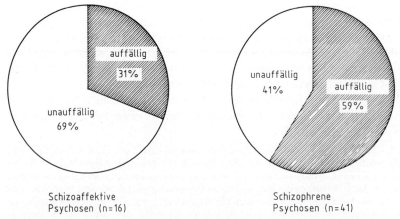

Abb. 1. Prämorbide Persönlichkeitsstruktur von 57 Kindern mit schizoaffektiver und schizophrener Psychose, *auffällig* = fehlangepaßt, introvertiert, disharmonisch, *unauffällig* = gut angepaßt, synton, harmonisch

Tabelle 8. Vergleich der prämorbiden Charakterstrukturen bei 16 Patienten mit schizoaffektiven Psychosen und 41 mit schizophrenen Psychosen ohne affektive Phasen

Häufigkeit Prozentanteil	Auffällig	Nicht-auffällig	Summe
Schizoaffektive Psychosen	5 31,25	11 68,75	16
Schizophrene Psychosen	24 58,54	17 41,46	41
Summe	29 50,88	28 49,12	57 100,00

Exakter Test nach Fisher: $p=0{,}059$.

Das Überwiegen prämorbid unauffälliger Persönlichkeiten mit syntonen Charakterzügen in der Gruppe schizoaffektiver Psychosen steht im Einklang mit einer früher geäußerten Hypothese, daß zyklisch verlaufende Schizophrenien mit eingestreuten affektiven bzw. schizoaffektiven Phasen häufiger bei prämorbid zyklothymen Persönlichkeiten anzutreffen sind (Eggers 1973). Es ist allerdings nicht so, daß schizoaffektive Psychosen nur bei prämorbid unauffälligen Persönlichkeiten vorkommen.

Wenn man die 16 Patienten mit schizoaffektiven Psychosen mit der Restgruppe der 41 Patienten mit stilreinen schizophrenen Episoden hinsichtlich ihrer prämorbiden Charakterstruktur miteinander vergleicht, kann zwar ein statistischer Unterschied nicht errechnet werden ($\chi^2 = 2.42$), es besteht aber eine deutliche Tendenz zum Überwiegen der unauffälligen Charaktere in der Gruppe der schizoaffektiven Psychosen und umgekehrt ein Überwiegen der auffälligen Persönlichkeiten in der Gruppe der schizophrenen Psychosen (Tabelle 8).

12.3.4 Verlauf und Prognose

Bei den 16 Patienten mit schizoaffektiven Psychosen dominierten die akut-rezidivierenden Verlaufsweisen eindeutig; nur 4 der 16 schizoaffektiven Psychosen nahmen von Anfang an einen chronischen Verlauf. Bei den Kurzzeitverläufen der 1. Gruppe verliefen alle akut-rezidivierend. Somit scheint die akut-rezidivierende Verlaufsweise für schizoaffektive Psychosen typisch zu sein, schizoaffektive Psychosen können aber auch chronisch verlaufen.

Fünf der 16 Patienten der Gruppe 2 (Langzeitverläufe) sind vollremittiert, 7 zeigen leichte Persönlichkeitsveränderungen und nur 4 sind schlecht remittiert mit ausgeprägten Zeichen einer postpsychotischen Defizienz. Letztere finden sich in der Untergruppe mit vorwiegend schizophrener Symptomatik. Von den 4 Kurzzeitverläufen der 1. Gruppe sind 3 vollremittiert, in einem Fall entwickelten sich leichte postpsychotische Wesensauffälligkeiten. Zusammengenommen bedeutet dies, daß die *Prognose schizoaffektiver Psychosen günstiger* ist als die Prognose ausschließlich schizophrener Psychosen. Wie aus Abb. 2 hervorgeht, überwiegen

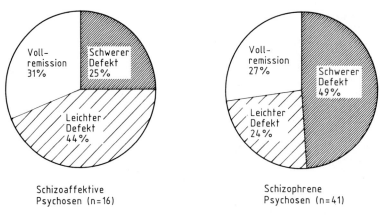

Abb. 2. Remissionsgrad von 57 Kindern mit schizoaffektiver und schizophrener Psychose (Ergebnisse von Langzeituntersuchungen)

Tabelle 9. Beziehung zwischen prämorbider Persönlichkeit und Outcome in der Gesamtgruppe der 57 Langzeitpsychosen

Häufigkeit Prozentanteil	Vollständige Remission	Leichte Defekte	Schwere Defekte	Summe
Prämorbid auffällig	4 13,79	6 20,69	19 65,52	29
Prämorbid unauffällig	12 42,86	11 39,28	5 17,86	28
Summe	16 28,07	17 29,82	24 42,11	57 100,00

χ^2-Trend: 12,3; df: 2; $p<0,001$.

die Verläufe mit schwerem Defekt eindeutig bei den schizophrenen Psychosen gegenüber den schizoaffektiven Psychosen (Abb. 2 bezieht sich ebenso wie Abb. 1 und 3 auf die 2. Gruppe der Langzeitverläufe).

Versucht man eine Beziehung herzustellen zwischen Verlauf und Prognose schizophrener und schizoaffektiver Psychosen einerseits und prämorbider Charakterstruktur andererseits, so ergibt sich folgender Zusammenhang: In der Gesamtgruppe schizoaffektiver (16) und schizophrener (41) Langzeitverläufe waren 28 Patienten primärcharakterlich unauffällig. Sie wurden als kontaktfähig, freundlich, warmherzig, harmonisch, intelligent und ausgeglichen beschrieben. 29 Patienten wiesen prämorbid dagegen schizothyme Persönlichkeitszüge auf: einzelgängerisch, introvertiert, scheu, ängstlich, unsicher, zwanghaft, unausgeglichen, teils phobisch, teils aggressiv, teils schizoid mit stark ausgeprägten autistischen Rückzugstendenzen. Wie aus Tabelle 9 ersichtlich wird, hatten prämorbid unauffällige Kinder ungleich bessere Heilungschancen als prämorbid auffällige. Der Unterschied ist in bezug auf die Prognose dieser beiden Gruppen statistisch signifikant ($\chi^2=13.62$, $p<0,01$). Dies führte uns zur Annahme der Hypothese,

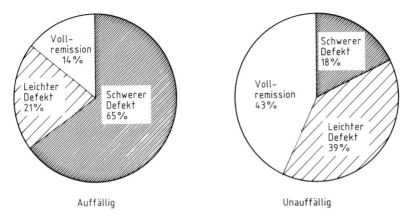

Abb. 3. Zusammenhang zwischen prämorbider Persönlichkeitsstruktur und Remissionsgrad bei 57 Kindern mit schizoaffektiver und schizophrener Psychose

daß das Vorliegen prämorbid syntoner Persönlichkeitszüge mit einem günstigen Verlauf schizoaffektiver und schizophrener Psychosen korreliert und umgekehrt. Dies wird auch durch Abb. 3 verdeutlicht.

12.4 Diskussion

Die Häufigkeit kindlicher Schizophrenien liegt vor dem 10. Lebensjahr bei 0,5–1% und zwischen dem 10. und 14. Lebensjahr bei 4–5% der Gesamtmorbidität schizophrener Psychosen. Bislang gibt es keine entsprechenden Zahlen für schizoaffektive Psychosen. Eine erneute Überprüfung von 57 Langzeitverläufen schizophrener Psychosen, die sich vor dem 14. Lebensjahr manifestiert haben (davon 11 vor dem 11. Lebensjahr), ergab, daß 16 dieser ursprünglich als schizophren eingestuften Psychosen aufgrund der bisherigen Verlaufsentwicklung sowohl nach den RDC-Kriterien von Spitzer et al. (1978) als auch der ICD-9 als schizoaffektiv zu klassifizieren sind. Das bedeutet, daß der Anteil schizoaffektiver Psychosen aus der Gesamtgruppe von 57 psychotischen Langzeitverläufen 28% beträgt. Diese überraschend hohe Zahl liegt deutlich über dem Anteil von 10%, den Brockington et al. (1980) in ihrem Krankengut fanden. Der Unterschied ist dadurch zu erklären, daß das Ausgangsmaterial unterschiedlich ist: Brockington et al. gingen von einer unausgelesenen Aufnahmepopulation ihrer Londoner Klinik aus, die auch aus manisch-depressiven Psychosen bestand; es handelte sich um erwachsene Patienten. Dagegen bezieht sich unser Untersuchungsgut auf in der Kindheit erkrankte Schizophrene; manisch-depressive Psychosen waren nicht darunter, die ja auch in dieser Altersphase außerordentlich selten sind. Sowohl bei den 4 Kurzzeitverläufen schizoaffektiver Adoleszentenpsychosen als auch bei den 16 frühbeginnenden Langzeitverläufen manifestierte sich die schizoaffektive Symptomatik entweder durch das gleichzeitige koinzidente Auftreten manischer, depressiver und schizophrener Stilelemente innerhalb einer psychotischen Episode (schizomanischer oder schizodepressiver Typ), oder es wechselten sich im Verlauf der Psychose sukzessive schizophrene, schizoaffektive, manische, depressive und manisch-depressive Phasen ab. Weitere 13 Patienten der Langzeitstudie wiesen kurzdauernde depressive, manische und/oder manisch-depressive Prodrome auf, die der schizophrenen Psychose um wenige Tage bis Wochen vorausgingen und dann in die schizophrene Psychose einmündeten, in deren Weiterverlauf keine affektiven Phasen mehr auftraten.

Die von uns untersuchten Patienten mit schizoaffektiven Psychosen ließen keine homologe familiäre Belastung erkennen. Dies steht in einem gewissen Gegensatz zu den Befunden von Angst et al. (1980), Baron et al. (1982), Clayton (1982), Gershon et al. (1982), Pope et al. (1980), Rosenthal et al. (1980). Allerdings lag die Inzidenz schizoaffektiver Psychosen in der Verwandtschaft 1. Grades von 150 von Angst et al. (1979) untersuchten schizoaffektiven Psychosen nur bei 3%, während schizophrene Psychosen bei 5,2% und manisch-depressive Psychosen bei 6,7% der Verwandtschaft 1. Grades auftraten. Auch bei unseren Patienten kamen depressive gegenüber schizophrenen Psychosen gehäuft in der Verwandtschaft 1. und 2. Grades vor, so daß hier eine gute Übereinstimmung mit den Befunden aus der Literatur des Erwachsenenalters besteht.

Auffallend häufig sind Suizide in der Aszendenz unserer Patienten (2mal bei Verwandten 1. Grades, 3mal bei Verwandten 2. Grades und 2mal bei Verwandten 3. Grades). Dies steht in Übereinstimmung mit Befunden, die bei schizoaffektiven Psychosen des Erwachsenenalters erhoben wurden (Clayton 1982; Tsuang et al. 1976).

Unsere Befunde hinsichtlich der guten Prognose schizoaffektiver Psychosen bei Kindern und Jugendlichen korrespondieren ebenfalls gut mit Verlaufsstudien bei erwachsenen Patienten. Die von Armbruster et al. (1983) sowie von Berg et al. (1983) berichteten Remissionsquoten sind den unseren sehr ähnlich; auch diese beiden Arbeitsgruppen führten Langzeitverlaufsuntersuchungen durch. Unsere Befunde stehen auch in Übereinstimmung mit bei Erwachsenen gemachten Erfahrungen, daß das Vorherrschen schizophrener Symptome und das Fortbestehen einer schizophrenen Psychopathologie zwischen den schizoaffektiven Phasen eher mit einem ungünstigen Verlauf korreliert (Brockington et al. 1980; Himmelhoch et al. 1981; v. Praag u. Nijo 1984; Welner et al. 1977).

Vier Patienten unserer beiden Untersuchungsgruppen mit schizoaffektiven Psychosen zeigten ein charakteristisches, schizophrenietypisches Residualsyndrom. Auch dieser Befund ist in guter Übereinstimmung mit den Ergebnissen von Armbruster et al. (1983), der bei seinen schizoaffektiven Patienten in 10 bzw. 11% der Fälle charakteristische Defektsyndrome fand, während 46 bzw. 59% uncharakteristische Residualzustände zum Zeitpunkt der Nachuntersuchung durchschnittlich 18 Jahre nach Krankheitsausbruch aufwiesen. Auch bei unseren Patienten überwogen die uncharakteristischen Residualzustände gegenüber den schizophrenie-typischen Defektsyndromen.

Die große Variabilität der Verlaufsweisen schizoaffektiver Psychosen des Kindes- und Jugendalters wurde aufgezeigt. Dies entspricht voll und ganz den bei Erwachsenen gewonnenen Untersuchungsbefunden von Brockington et al. (1980) sowie von Grossmann et al. (1984). Ebenso wie Grossmann et al. (1984) können auch wir bei vor dem 14. Lebensjahr erkrankten Patienten mit schizoaffektiven Phasen feststellen, daß sie nicht zur Ausbildung von schweren Defizienzsyndromen tendieren, andererseits aber auch nicht eine so gute Prognose aufweisen, wie dies für manisch-depressive Psychosen typisch ist. Allerdings stimmen wir mit den genannten Autoren nicht darin überein, daß stimmungsabhängige psychotische Symptome eine ungünstigere prognostische Bedeutung haben. Weder bei den Patienten mit schizoaffektiven Psychosen noch bei den Patienten mit schizophrenen Psychosen ohne schizoaffektive Phasen zeigte sich eine prognostische Bedeutung von psychotischen Einzelsymptomen schizophrener Valenz, wie dies auch für die Gesamtgruppe schizophrener Erkrankungen beschrieben worden ist (Eggers 1973).

Welches ist die nosologische Stellung der schizoaffektiven Psychosen des Kindes- und Jugendalters zur Zyklothymie bzw. Schizophrenie? Die außerordentliche Variabilität der Verläufe, das Fehlen eindeutiger hereditärer, primärcharakterlicher und verlaufstypologischer Kennzeichen spricht gegen eine strenge Eigenständigkeit schizoaffektiver Erkrankungen des Kindes- und Jugendalters. Sie enthalten sowohl zyklothyme als auch eindeutige schizophrene Anteile. Auch in prognostischer Hinsicht stehen sie etwa in der Mitte zwischen dem schizophrenen und dem zyklothymen bzw. affektiven Pol des Spektrums sog. endogener Psychosen (Eggers 1973; Eggers u. Stutte 1969); auch hier stimmen wir mit Angst et al. (1980) und Brockington et al. (1980) überein. Bemerkenswert ist immerhin das Überwiegen von Depressionen in der Verwandtschaft 1. und 2. Grades bei den 16 Patienten mit schizoaffektiven Psychosen im Vergleich zur Restgruppe der 41 reinen Schizophrenieverläufe. Hervorhebenswert ist weiterhin das Überwiegen prämorbid syntoner, zyklothymer Persönlichkeitszüge in der Untergruppe mit schizoaffektiven Phasen und die im Vergleich zur Gesamtgruppe bessere Prognose!

In 2 Fällen konnten wir zwischen schizomanischen und schizodepressiven Krankheitsverläufen differenzieren. In allen anderen Fällen schien die *Koinzidenz* von schizodepressiven, schizomanischen und schizophrenen Episoden in *ein- und demselben Krankheitsverlauf* besonders typisch für schizoaffektive Psychosen des Kindes- und Jugendalters zu sein. Dies hängt wahrscheinlich damit zusammen, daß die *Ich-Strukturen* in der Kindheit, Pubertät und Adoleszenz noch nicht so fest zementiert sind, wie dies bei Erwachsenen der Fall ist. Möglicherweise ist die prä-, peri- und postpubertäre Entwicklungsphase die kritische Phase, in der zunächst zyklothym erscheinende Psychosen einen schizophrenen Anstrich erhalten infolge der phasenspezifischen Integrations- und Koordinierungsschwäche und der Unausgewogenheit in der Ich-Struktur dieses Alters. Die Pubertät gilt hier als typischer Auslöser amorpher Psychoseformen (Petrilowitsch 1969).

Es ist zu diskutieren, ob die 13 Verläufe mit affektiven (manischen, depressiven oder manisch-depressiven) Prodromen den schizoaffektiven Psychosen im eigentlichen Sinne zugerechnet werden sollen. Wie oben ausgeführt, stehen sie sowohl im Hinblick auf ihren Gesamtverlauf, ihre Symptomatologie, die familiäre Belastung in der Aszendenz und die prämorbiden Charakterstrukturen eher den schizophrenen Psychosen nahe. Aber eben aufgrund der typischen affektiven (zyklothymen) Prodrome ist ihre Besprechung im Rahmen schizoaffektiver Psychosen gerechtfertigt. Es kann im übrigen daraus geschlossen werden, daß die simple Zweiteilung funktioneller Psychosen in schizophrene und affektive höchst fragwürdig und sicher viel zu einfach ist.

Bestehen Besonderheiten in der Familien- und Psychodynamik bei Kindern und Jungendlichen mit einer schizoaffektiven Psychose? Zur Familien- und Psychodynamik können nur ganz verkürzt und sehr allgemeine Aussagen gemacht werden. Aufgrund unserer Essener Erfahrungen mit jugendlichen Psychotikern können jedoch psychodynamische und familiendynamische Hypothesen und Befunde anderer Autoren bestätigt weden, die gezeigt haben, daß die individuelle Entwicklungs- und Beziehungsgeschichte des Patienten und familiäre Bindungs- und Interaktionsmodi einen wesentlichen pathogenetischen oder zumindest pathoplastischen Einfluß auf die Psychose des erkrankten Kindes bzw. Adoleszenten haben (Bateson et al. 1956; Benedetti 1985; Eggers 1984; Rosenfeld 1954; Wynne u. Cole 1985). So zeigte sich, daß die 4 Jugendlichen mit schizoaffektiven Psychosen der Essener Gruppe noch sehr stark an ein Elternteil gebunden waren und dadurch in ihrer persönlichen, individuellen und natürlichen Entwicklung behindert wurden. Vor allem bei dem männlichen Jugendlichen der Essener Gruppe zeigte sich sehr eindrucksvoll, daß die Erkrankung u. a. auch dazu diente, die schwergestörte zwischenelterliche Beziehung zu neutralisieren und symbiotische Beziehungswünsche seitens der Mutter zu erfüllen. Dies kam auch in Zeiten schwerster psychotischer Desintegration zum Ausdruck, als der zu diesem Zeitpunkt stuporös-katatone Patient die Tatsache, daß er altes Zeitungspapier an seinen Bettpfosten mit einem Bindfaden gebunden hatte, mit den Worten erklärte: „Ich habe meine Mutter angebunden". Seine Mutter litt an einer schweren rezidivierenden, vorwiegend monopolar verlaufenden Depression, und sie hatte ihren jüngsten Sohn, quasi als Substitut ihres eigenen schwachen Ichs, eng an sich gebunden.

Die bei unseren Patienten zu beobachtenden psycho- und familiendynamischen Besonderheiten sind nicht spezifisch für schizoaffektive Psychosen im besonderen und schizophrene Psychosen der Adoleszenz im allgemeinen. Es sind jedoch Befunde, die durch moderne High-risk- und Adoptionsstudien an großen Samples gut belegt sind (Tienari et al. 1985), wo gezeigt werden konnte, daß frühadoptierte Kinder schizophrener Eltern sich dann nicht von frühadoptierten Kindern nichtpsychotischer Eltern unterschieden, wenn sie in einer relativ gesunden Adoptivfamilie aufwuchsen. Auch aus therapeutischen Gründen ist es wichtig, mit der Familie der betroffenen Patienten darauf hinzuarbeiten, daß gesündere intrafamiliäre Kommunikationsformen ermöglicht werden, sich positivere Gefühlsbeziehungen zwischen den Familienmitgliedern entwickeln und so ein altersangemessenes Gleichgewicht in den Interaktionen zwischen Eltern und Kindern entstehen kann.

Literatur

Angst J, Felder W, Lohmeyer B (1979) Are schizoaffective psychoses heterogenous? Results of a genetic investigation. II. J Affect Disord 1:155–165

Angst J, Felder W, Lohmeyer B (1980) Verlauf schizoaffektiver Psychosen. Ergebnisse katamnestischer Untersuchungen. In: Schimmelpfennig GW (Hrsg) Psychiatrische Verlaufsforschung. Methoden und Ergebnisse. Huber, Bern, S 176–194

Armbruster B, Gross G, Huber G (1983) Long-term prognosis and course of schizoaffective, schizophreniform, and cycloid psychoses. Psychiatr Clin 16:156–168

Baron M, Gruen R, Asnis L, Kane J (1982) Schizoaffective illness, schizophrenia and affective disorders: Morbidity, risk and genetic transmission. Acta Psychiatr Scand 65:253–262

Bateson G, Jackson DD, Haley J, Weakland JW (1956) Towards a theory of schizophrenia. Behav Sci 1:246–251

Benedetti G (1985) Möglichkeiten und Grenzen der Psychotherapie bei Schizophrenen. In: Stierlin H, Wynne LC, Wirsching M (Hrsg) Psychotherapie und Sozialtherapie der Schizophrenie. Ein internationaler Überblick. Springer, Berlin Heidelberg New York Tokyo, S 171–183

Berg E, Lindelius R, Petterson U, Salum I (1983) Schizoaffective psychoses. A long-term follow-up. Acta Psychiatr Scand 67:389–398

Brockington IF, Kendell RE, Wainwright S (1980) Depressed patients with schizophrenic or paranoid symptoms. Psychol Med 10:665–675

Clayton PJ (1982) Schizoaffective disorders. J Nerv Ment Dis 170:646–650

Eggers C (1973) Verlaufsweisen kindlicher und präpuberaler Schizophrenien (Monographien aus dem Gesamtgebiete der Psychiatrie). Springer, Berlin Heidelberg New York

Eggers C (1984) Beziehungen zwischen kindlichen Psychosen und Psychosen des Erwachsenenalters. In: Lempp R (Hrsg) Psychische Entwicklung und Schizophrenie. Huber, Bern Stuttgart Toronto, S 28–42

Eggers C, Stutte H (1969) Zur nosologischen Umgrenzung der kindlichen und präpuberalen Schizophrenie aus katamnestischer Sicht. Fortschr Neurol Psychiat 37:305–318

Freemann LN, Poznanski EO, Grossmann JA, Buchsbaum YY, Banegas ME (1985) Psychotic and depressed children: A new entity. J Am Acad Child Psychiatry 24:95–102

Gershon ES, Hamovit J, Guroff JJ (1982) A family study of schizoaffective, bipolar I, bipolar II, unipolar, and normal control patients. Arch Gen Psychiatry 39:1157–1167

Grossmann LS, Harrow M, Fudala JL, Meltzer HY (1984) The longitudinal course of schizoaffective disorders. A prospective follow-up study. J Nerv Ment Dis 172:140–149

Himmelhoch JM, Fuchs CZ, May SJ, Symons BJ, Neil JF (1981) When a schizoaffective diagnosis has meaning. J Nerv Ment Dis 169:277–282

Kendell RE (1986) The relationship of schizoaffective illness to schizophrenic or affective disorders. In: Marneros A, Tsuang MT (eds) Schizoaffective psychoses. Springer, Berlin Heidelberg New York Tokyo, pp 18–30

Petrilowitsch N (1969) Die Schizophrenien in strukturpsychiatrischer Sicht. Psychiatr Clin 2:289–296

Pope HG, Lipinski JF, Cohen BM, Axelrod DT (1980) Schizoaffective disorder. An invalid diagnosis? A comparison of schizoaffective disorder, schizophrenia, and affective disorder. Am J Psychiatry 137:921–927

Praag von HM, Nijo L (1984) About the course of schizoaffective psychoses. Compr Psychiatry 25:9–22

Rosenfeld H (1954) Considerations regarding the psychoanalytic approach to acute and chronic schizophrenia. Int J Psychoanal 35:135–140

Rosenthal NE, Rosenthal LN, Stallone F, Dunner DL, Fieve RR (1980) Toward the validation of RDC schizoaffective disorder. Arch Gen Psychiatry 37:804–810

Spitzer RL, Endicott J, Robins E (1978) Research diagnostic criteria: Rationale and reliability. Arch Gen Psychiatry 35:773–782

Tienari P, Sorri A, Naarala M, Lahti I, Pohjola J, Boström, Wahlberg KE (1985) Die finnische Adoptionsstudie: Kinder schizophrener Mütter, die von anderen Familien adoptiert wurden. In: Stierlin H, Wynne LC, Wirsching M (Hrsg) Psychotherapie und Sozialtherapie der Schizophrenie. Ein internationaler Überblick. Springer, Berlin Heidelberg New York Tokyo, S 25–38

Tsuang MT, Dempsey GM, Rauscher F (1976) A study of "atypical schizophrenia". Arch Gen Psychiatry 33:1157–1160

Welner A, Broughan J, Fishman R, Robins E (1977) The group of schizoaffective and related psychoses: A follow-up study. Compr Psychiatry 18:413–422

Wynne LC, Cole RE (1985) Das Rochester-Risikoforschungsprogramm. Die Diagnosen der Eltern und die Familienbeziehungen in neuer Sicht. In: Stierlin H, Wynne LC, Wirsching M (Hrsg) Psychotherapie und Sozialtherapie der Schizophrenie. Ein internationaler Überblick. Springer, Berlin Heidelberg New York Tokyo, S 39–54

13 Genetische Beratung bei schizoaffektiven Psychosen

P. PROPPING

Die Humangenetik ist das Fach der theoretischen Medizin, das sich mit der genetisch bedingten Variabilität zwischen den Menschen und mit den Gesetzmäßigkeiten der Weitergabe dieser Variabilität über die Generationen beschäftigt. Je stärker genetische Faktoren an der Ausbildung eines Merkmals beteiligt sind, desto besser ist es im Prinzip möglich, das Auftreten dieses Phänotyps unter Verwandten eines Merkmalsträgers vorherzusagen. Es hängt vom Ausmaß unseres theoretischen Verständnisses und dem methodischen Zugang ab, welchen Sicherheitsgrad eine genetische Vorhersage haben kann. Wenn die Entstehung eines Phänotyps nur schlecht verstanden ist, bleiben im allgemeinen nur die empirischen Wiederholungsziffern. Bei monogenen Krankheiten hängt es von der Verfügbarkeit biochemischer oder molekulargenetischer Labortests ab, ob nur Mendelsche Risikoziffern angegeben werden können oder ob eine definitive Aussage möglich ist.

Humangenetisches Wissen kann in verschiedener Hinsicht praktisch angewendet werden: In der Diagnostik, Therapie und Prävention von Krankheiten (Propping u. Zerres 1986). Diese Anwendungsmöglichkeiten werden bislang keineswegs ausgeschöpft. Verbreitete Anwendung finden humangenetische Erkenntnisse dagegen in der genetischen Beratung.

13.1 Aufgaben der genetischen Beratung

In der genetischen Beratung wird ein Ratsuchender für das spezielle Problem, das in seiner Familie vorliegt, zunächst in den Stand eines Fachmannes versetzt, damit er sich selbst ein Urteil bilden kann. Ein Komitee der "American Society of Human Genetics" hat 1975 eine Begriffsbestimmung der genetischen Beratung gegeben, die allgemein akzeptiert ist: Genetische Beratung ist ein Kommunikationsprozeß, bei dem es um menschliche Probleme geht, die mit dem Auftreten oder dem Risiko des Auftretens einer genetischen Krankheit in einer Familie zu tun haben. Dieser Prozeß erfordert entsprechend ausgebildete Personen, um dem einzelnen oder seiner Familie eine Hilfe beim Verständnis der folgenden Sachverhalte zu geben: Medizinische Zusammenhänge einschließlich Diagnose, voraussichtlicher Verlauf der Krankheit und Therapiemöglichkeiten; Art der Vererbung, Erkrankungsrisiko bei Verwandten des Patienten; mögliche Strategien zur Auseinandersetzung mit dem Erkrankungsrisiko; bewußte Entscheidung für die Strategie, die der eigenen Lebenssituation am besten angemessen ist; bestmögliche Anpassung an das Leben mit der Krankheit und mit dem Erkrankungsrisiko für Familienangehörige.

Genetische Beratung ist nicht direktiv. Dem Ratsuchenden werden die genetischen Informationen vermittelt, und es werden mit ihm die möglichen Entscheidungsalternativen besprochen. Es hängt von der Art der Krankheit und den diagnostischen Möglichkeiten ab – d. h. von der Ebene der genetischen Analysierbarkeit –, welchen Grad der Sicherheit eine genetische Vorhersage hat. In einem Teil der Fälle stellt die Besprechung des Erkrankungsrisikos den Ratsuchenden vor erhebliche menschliche und psychologische Probleme. Es ist in dieser Situation auch Aufgabe des Beraters, dem Ratsuchenden bei der Lösung seiner Probleme zu helfen.

Wenn eine Krankheit einem Mendelschen Erbgang folgt, dann liegt dem im allgemeinen eine spezifische Ursache in der DNA zugrunde. Es hängt vom methodischen Zugang ab, ob man auf die Anwendung der Mendelschen Aufspaltungsziffern angewiesen bleibt oder eine biochemische oder molekulargenetische Diagnose möglich ist. Ein guter Teil der metabolischen Oligophrenieformen kann z. B. bereits pränatal nachgewiesen werden. Bei einer derartigen Krankheit ist die häufigste Beratungssituation die, daß Eltern eines betroffenen Kindes nach dem Erkrankungsrisiko für weitere Kinder fragen. Die Eltern müssen über die Zuverlässigkeit und Aussagekraft der genetischen Untersuchung informiert werden. Sie müssen letztlich selbst entscheiden, ob sie bei einer Schwangerschaft eine pränatale Diagnose in Anspruch nehmen wollen. Auch über diese Technik, ihre Risiken und die Frage eines eventuellen selektiven Aborts muß mit den Eltern zuvor eingehend gesprochen worden sein.

Auf einer ganz anderen Ebene liegen die Probleme bei spätmanifesten genetischen Krankheiten. Als paradigmatisch kann hier die Chorea Huntington angesehen werden. Von dieser Krankheit und den damit verbundenen Problemen sind auch wesentliche Einsichten für andere spätmanifeste Krankheiten zu erwarten.

Bisher ist die genetische Beratung noch ganz auf Risiken zentriert, die für die nächste Generation gelten. Dadurch haben frühmanifeste Krankheiten ein Übergewicht; sie lassen leicht vergessen, daß auch bei später manifesten Krankheiten genetische Faktoren wesentliche Bedeutung haben können. Langfristig wird diese Tatsache zweifellos praktische Anwendung in der Präventivmedizin finden, jedenfalls bei den Krankheiten, die therapeutisch beeinflußbar sind. Die genetische Beratung wird eine Akzentverschiebung erfahren.

Man kann bei einer spätmanifesten Krankheit das Restrisiko für die Erkrankung für jedes Lebensalter berechnen. Es wird um so unwahrscheinlicher, daß ein Kind das verantwortliche Gen von seinem erkrankten Elternteil geerbt hat, je weiter das Alter des Kindes fortgeschritten ist, ohne erkrankt zu sein. Wir wählen wieder die Chorea Huntington als Beispiel. Die a-priori-Wahrscheinlichkeit des Kindes eines Kranken beträgt 50%. Jedem Lebensalter kann man eine bedingte Wahrscheinlichkeit zuordnen, daß die Krankheit sich noch manifestieren wird. Das Produkt aus diesen beiden Werten stellt die verbundene Wahrscheinlichkeit dar. Wenn man die verbundene Wahrscheinlichkeit auf die Gesamtheit der Möglichkeiten bezieht, dann erhält man die a-posteriori-Wahrscheinlichkeit. Sie gibt an, wie wahrscheinlich es in einem bestimmten Alter noch ist, daß die Risikoperson Genträger ist. Die Berechnung einer a-posteriori-Wahrscheinlichkeit mit Hilfe einer bedingten Wahrscheinlichkeit erfolgt mit dem Bayes-Theorem (vgl. Fuhrmann u. Vogel 1982; Emery 1986).

13.2 Genetische Befunde bei schizoaffektiven Psychosen

Da über die ursächlichen, für die Entwicklung einer schizoaffektiven Psychose maßgeblichen Faktoren bisher nichts bekannt ist, stehen nur die empirisch gewonnenen Befunde zur Verfügung, d. h. im wesentlichen die Ergebnisse von Familien- und Zwillingsuntersuchungen.

Tabelle 1 stellt Morbiditätsrisiken für die verschiedenen Psychosetypen unter den Verwandten 1. Grades schizoaffektiver Probanden zusammen. Die Unterschiede zwischen den Studien sind erheblich, auch dann, wenn die gleichen diagnostischen Konzepte angewandt worden sind. Trotzdem lassen sich – auch unter Berücksichtigung von Befunden, die wir hier nicht im einzelnen referiert haben – gewisse Folgerungen ableiten:

a) Unter den Verwandten schizoaffektiver Probanden treten sowohl schizoaffektive Psychosen als auch Schizophrenien sowie uni- und bipolare Psychosen häufiger auf.
b) Das Morbiditätsrisiko für Psychosen insgesamt ist bei den Verwandten schizoaffektiver Indexfälle höher als bei den Verwandten schizophrener oder affektiv psychotischer Indexfälle. Schizoaffektive Psychosen haben deshalb das höchste Morbiditätsrisiko der Psychosen für Verwandte 1. Grades (12–42%).
c) Teilt man die Indexfälle mit schizoaffektiven Psychosen in solche mit stärker schizophrener und solche mit stärker affektiver Symptomatik, dann läßt sich unter den Verwandten eine gewisse, jedoch nur schwache Tendenz zur Homotypie nachweisen (Angst et al. 1979b; Kendler et al. 1986) (Tabelle 2).
d) Es besteht kein Geschlechtsunterschied (Loyd et al. 1985).
e) Es ist mit Familienuntersuchungen bisher nicht gelungen, einen genetisch determinierten Typ der schizoaffektiven Psychose zu umreißen. Vermutlich handelt es sich bei schizoaffektiven Psychosen um heterogene Ätiologien.

An den Zwillingen der amerikanischen Kriegsveteranenserie sind die Konkordanzraten bei den verschiedenen Psychosetypen miteinander verglichen worden

Tabelle 1. Morbiditätsrisiko für die verschiedenen Psychosen unter den Verwandten 1. Grades von Indexfällen mit schizoaffektiver Psychose bei verschiedenen Untersuchern

	Diagnostische Kriterien	Anzahl Probanden	Morbiditätsrisiko in % für			
			Schizoaffektive Psychosen	Schizophrenie	Affektive Psychosen	
					Unipolar	Bipolar
Tsuang et al. (1977)	DSM-II	53		0,9	11,8	
Angst et al. (1979a)	ICD	150	3,0	5,3	5,6	1,1
Scharfetter und Nüsperli (1980)	ICD	40	2,5	13,5	4,4	4,4
Gershon et al. (1982)	RDC	11	6,5	4,8	14,5	16,8
Kendler et al. (1986)	DSM-III	27 eher bipolar	9,0	3,8	7,1	3,9
		15 eher unipolar	3,3	8,1	7,5	3,5

Tabelle 2. Morbiditätsrisiko für Verwandte 1. Grades von 145 Patienten mit schizoaffektiver Psychose, die nach der vorherrschenden Symptomatik in die Gruppen „schizodominant" und „affektdominant" eingeteilt waren (Angst et al. 1979b)

	Morbiditätsrisiko in % für Verwandte 1. Grades von	
	Probanden schizodominant (72)	Probanden affektdominant (73)
Schizophrenie	5,9	4,6
Schizoaffektive Psychosen	3,3	2,9
Affektive Psychosen	5,8	7,8

(Cohen et al. 1972). Die Arbeit zeigt zwar etliche methodische Mängel (Zerbin-Rüdin 1982); immerhin fällt aber auf, daß die Konkordanzraten bei eineiigen Zwillingen (EZ) für schizoaffektive Psychosen höher sind als für Schizophrenie und affektive Psychosen. Erstaunlicherweise kamen EZ-Paare mit verschiedenen Diagnosen überhaupt nicht vor.

Welche genetischen Modellvorstellungen über schizoaffektive Psychosen sind möglich? Sie könnten sein (Zerbin-Rüdin 1982):

a) Varianten der Schizophrenien und affektiven Psychosen, die durch genetische oder nichtgenetische Faktoren atypisch gefärbt sind,
b) echte genetische Mischpsychosen, d. h. gleichzeitiges Vorkommen von Genen, die einerseits zu Schizophrenie, andererseits zu affektiven Psychosen disponieren,
c) eigene Einheiten.

Vermutlich kommen alle 3 Möglichkeiten vor. Auf Phänotypebene gelingt es bislang nicht, die verschiedenen Formen voneinander zu unterscheiden.

Echte genetische Mischpsychosen sind offenbar selten. Der Nachweis verschiedenartiger psychotischer Belastung von väterlicher und mütterlicher Seite läßt sich nur selten erbringen. Schulz (1940) untersuchte die Nachkommen der Elternkombination schizophren × affektiv-psychotisch. Er fand in 3% eine „Mischpsychose". Dies entspricht dem statistisch zu erwartenden Zusammentreffen schizophrener und affektiv-psychotischer Erbanlagen.

13.3 Genetische Beratung bei schizoaffektiven Psychosen

Es sind 2 Situationen zu unterscheiden: a) Der Ratsuchende selbst ist erkrankt, b) Verwandte 1. Grades fragen nach dem Erkrankungsrisiko.

Der Ratsuchende selbst ist erkrankt: Die genetische Beratung wirft hier Probleme auf, die bei somatischen Krankheiten eine viel geringere Rolle spielen. Der Ratsuchende muß üblicherweise eine Risikoangabe verstehen, die möglichen Konsequenzen beurteilen und eine für ihn und seine Familie angemessene Entscheidung fällen. Die in dieser komplexen Situation erforderlichen Fähigkeiten können von krankhaften Vorgängen erfaßt oder blockiert sein, so daß eine Einsicht in die eigene Situation nicht vorhanden ist.

Das Erkrankungsrisiko für Kinder kann man aufgrund der empirischen Ziffern und des klinischen Bildes unter Berücksichtigung des Familienbefundes angeben (vgl. Tabellen 1, 2). Das entscheidende Problem stellt die Besprechung der verschiedenen Aspekte mit dem Ratsuchenden dar. Wenn der Ratsuchende zum Zeitpunkt der Beratung Zeichen der Psychose erkennen läßt, dann sollte der behandelnde Psychiater den gesamten Fragenkomplex mit dem Patienten besprechen. Diese Beratung hat nicht nur das empirische Erkrankungsrisiko der Kinder zu berücksichtigen, sondern auch die persönliche Situation und die Prognose des Patienten.

Eine allgemein verbindliche Empfehlung für die Beratung eines Patienten mit einer schizoaffektiven Psychose läßt sich nicht geben. Die Familienberatung bei psychiatrisch Kranken ist immer nur als Teil eines Gesamttherapieplanes denkbar. Etwas einfacher ist die Besprechung in der Praxis, wenn die psychotische Episode bereits längere Zeit zurückliegt, der Ratsuchende urteilsfähig und wieder sozial integriert ist.

Ratsuchende sind Verwandte 1. Grades: Für den Humangenetiker ist die übliche Beratungssituation die, von einem Verwandten 1. Grades eines Schizophrenen um Rat gefragt zu werden. Der Sohn oder die Tochter eines Patienten fragt nach dem Erkrankungsrisiko für die eigenen Kinder. Das Risiko hängt wiederum entscheidend davon ab, ob der/die Ratsuchende selbst von der Psychose freibleiben wird. Dies wiederum läßt sich bisher mit keiner Methode feststellen. Wenn Verwandte 1. Grades besorgt wegen des Erkrankungsrisikos sind, kann der Vorschlag, die Entscheidung über eigene Kinder bis zum Alter von etwa 30 Jahren aufzuschieben, evtl. eine Hilfe sein. Bis zu diesem Alter dürfte sich mehr als die Hälfte schizoaffektiver Erkrankungen manifestiert haben.

13.4 Entwicklungen der Zukunft

Molekulargenetische Methoden haben große Möglichkeiten der Kartierung von Krankheitsgenen eröffnet. Dies gilt v.a. für monogene Krankheiten. Eine beträchtliche Anzahl monogener Krankheiten ist bereits heute bestimmten Chromosomenabschnitten zugeordnet worden. Aber auch bei genetisch komplexeren Phänotypen bahnen sich neue Erkenntnisse an. An einzelnen Familien mit bipolaren affektiven Psychosen hat sich einerseits eine Koppelung mit Markern auf dem kurzen Arm von Chromosom 11 nachweisen lassen (Egeland et al. 1987), andererseits ist die alte Hypothese eines X-chromosomalen Erbgangs mit biochemischer und molekulargenetischer Methodik bestätigt worden (Baron et al. 1987; Mendlewicz et al. 1987). Allerdings ist klar, daß keineswegs alle Familien mit Genen auf den genannten Chromosomen in Zusammenhang gebracht werden können. In einigen Familien ist eine Koppelung mit Markern auf 11p ausgeschlossen worden (Detera-Wadleigh et al. 1987; Hodgkinson et al. 1987; Gill et al. 1988).

In anderen Familien schließt eine Vater-Sohn-Übertragung einen X-chromosomalen Erbgang aus.

Bei der Schizophrenie könnte eine Familienbeobachtung größere Bedeutung bekommen. Bassett et al. (1988) beschrieben bei 2 Angehörigen einer Familie das gleichzeitige Vorkommen einer partiellen Trisomie 5q und einer Schizophrenie. Diese kasuistische Beobachtung weist auf die Möglichkeit hin, daß Gene der betreffenden Region auf Chromosom 5 zur Entwicklung einer Schizophrenie führen können. Andererseits ist es aufgrund zahlreicher anderer Beobachtungen wahrscheinlich, daß schizophrene Psychosen genetisch und ätiologisch heterogen sind (Propping 1989).

Es ist bislang noch ganz unklar, inwieweit die beschriebenen Koppelungen für die beiden Psychosetypen verallgemeinerungsfähig sind. Es wird mit Sicherheit noch langjähriger Anstrengungen bedürfen, bis über diese Frage eine einigermaßen klare Vorstellung besteht. Schizoaffektive Psychosen sind bisher nicht im Hinblick auf genetische Marker untersucht worden. Das Fehlen einer klaren genetischen Konzeption macht einen solchen Ansatz auch schwierig. Andererseits können genetische Marker, von denen eines Tages klar ist, daß sie affektive oder schizophrene Psychosen charakterisieren, dann zur nosologischen Einordnung schizoaffektiver Psychosen beitragen.

Gegenwärtig ist es zweifellos verfrüht, an die praktische Anwendung genetischer Markerbefunde bei Psychosen zu denken. Trotzdem sollte man sich im Prinzip über die Tragweite und die Anwendungsmöglichkeiten solcher Befunde im klaren sein, wenn sie einmal zur Verfügung stehen.

Wenn es gelungen ist, eine genetische Region auf einem Chromosom zu benennen, in der ein Gen existiert, das zur Entwicklung einer Psychose führen kann, dann besteht im Prinzip die Möglichkeit, dieses Gen eines Tages zu benennen. Aufgrund der bekannten empirischen Wiederholungsziffern kann man vorhersagen, daß eine Psychose keine obligate Konsequenz dieses Gens sein wird. Vielmehr muß man annehmen, daß es von verschiedenen anderen endogenen und exogenen Faktoren abhängt, welche phänotypischen Auswirkungen dieses Gen hat. Es wird eine große Herausforderung für die klinisch orientierte Grundlagenforschung sein, die Beziehung zwischen Genotyp und Phänotyp herauszuarbeiten.

Eine andere mögliche Anwendung sollte man aber auch sehen: Die vorgeburtliche Diagnose. Die pränatale Diagnostik wird heute praktisch angewendet, um das Auftreten oder Wiederauftreten einer schweren, unbehandelbaren Krankheit bei einem Kind zu verhüten. Man sollte aber bereits heute klarmachen, daß das Ziel der genetischen Forschung in der Psychiatrie nicht die Anwendung in der pränatalen Diagnostik sein kann. Diese Feststellung gilt im übrigen auch für viele andere Krankheiten, die entweder relativ leicht verlaufen oder erst spät im Leben auftreten. Es kann nur das Ziel der genetischen Forschung in der Psychiatrie sein, den Mechanismus der Krankheitsentstehung zu verstehen, um dann gezielter vorbeugen oder heilen zu können.

Literatur

Angst J, Felder W, Lohmeyer B (1979a) Schizoaffective disorders. Results of a genetic investigation, I. J Affect Dis 1:139–153

Angst J, Felder W, Lohmeyer B (1979b) Are schizoaffective psychoses heterogenous? Results of a genetic investigation, II. J Affect Dis 1:155–165

Baron M, Risch N, Hamburger R, Mandel B, Kushner S, Newman M, Drumer D, Belmaker RH (1987) Genetic linkage between X-chromosome markers and bipolar affective illness. Nature 326:289–292

Bassett AS, McGillivray BC, Jones BD, Pantzar JT (1988) Partial trisomy chromosome 5 cosegregating with schizophrenia. Lancet I:799–800

Cohen SM, Allen MG, Pollin W, Hrubec Z (1972) Relationship of schizo-affective psychosis to manic depressive psychosis and schizophrenia. Arch Gen Psychiat 26:539–546

Detera-Wadleigh SD, Berrettini WH, Goldin LR, Boormann D, Anderson S, Gershon ES (1987) Close linkage of c-Harvey-ras-1 and the insulin gene to affective disorder is ruled out in three North American pedigrees. Nature 325:806–808

Egeland JA, Gerhard DS, Pauls DL, Sussex JN, Kidd KK, Allen CR, Hostetter AM, Housman DE (1987) Bipolar affective disorders linked to DNA markers on chromosome 11. Nature 325:783–787

Emery AEH (1986) Methodology in medical genetics. Churchill Livingstone, Edinburgh London New York

Fuhrmann W, Vogel F (1982) Genetische Familienberatung. Springer, Berlin Heidelberg New York

Gershon ES, Hamovit JH, Gusoff JJ et al. (1982) A family study of schizoaffective, bipolar I, bipolar II, unipolar, and normal control probands. Arch Gen Psychiatr 39:1157–1167

Gill M, McKeon P, Humphries P (1988) Linkage analysis of manic depression in an Irish family using U-ras 1 and INS DNA markers. J Med Genet 25:634–637

Hodgkinson S, Sherrington R, Gurling H et al. (1987) Molecular genetic evidence for heterogeneity in manic depression. Nature 325:805–806

Kendler KS, Gruenberg AM, Tsuang MT (1986) A DSM-III family study of the nonschizophrenic psychotic disorders. Am J Psychiat 143:1098–1105

Loyd DW, Simpson JC, Tsuang MT (1985) A family study of sex differences in the diagnosis of atypical schizophrenia. Am J Psychiat 142:1366–1368

Mendlewicz J, Simon P, Sevy S, Charon F, Brocas H, Legros S, Vassart G (1987) Polymorphic DNA marker on X chromosome and manic depression. Lancet I:1230–1232

Propping P (1989) Psychiatrische Genetik. Springer, Berlin Heidelberg New York Tokyo

Propping P, Zerres K (1986) Präventivmedizinische Bedeutung des Familienbefundes. Deutsches Ärzteblatt 30:2077–2081

Scharfetter C, Nüsperli M (1980) The group of schizophrenic, schizoaffective psychoses, and affective disorders. Schizophr Bull 6:586–591

Schulz B (1940) Kinder von Elternpaaren mit einem schizophrenen und einem affektpsychotischen Partner. Zsch Ges Neurol Psychiat 170:441–514

Tsuang MT, Dempsey GM, Dvoredsky A, Struss A (1977) A family history of schizoaffective disorder. Biol Psychiatr 12:331–338

Zerbin-Rüdin E (1982) Genetische Befunde bei den atypischen Psychosen. In: Huber G (Hrsg) Endogene Psychosen: Diagnostik, Basissymptome und biologische Parameter. Schattauer, Stuttgart New York, S 325–336

Diskussion der Vorträge 10–13

von Frau Dr. Rohde, Dr. Sauer, Prof. Dr. Saß, Prof. Dr. Eggers und Prof. Dr. Propping

Dr. Weig
Frau Rohde, wir haben vor Jahren an Patienten mit affektiven Psychosen, ICD 296, eine Untersuchung mit ganz ähnlicher Fragestellung und Methodik durchgeführt. Wir kamen zu teils sehr ähnlichen Ergebnissen. In der Tendenz lag bei unserer Studie die Gesamtsuizidalität allerdings noch höher. Aber es gibt auch 2 Unterschiede. Der eine ist: Das Verhältnis der Verheirateten oder in Beziehungen Lebenden zu den Alleinstehenden war bei unseren Patienten genau umgekehrt. Wir fanden eine erheblich geringere Suizidalität bei den in Beziehungen Lebenden.
    Der andere Unterschied ist vielleicht noch wichtiger: Zwar war – ähnlich wie bei Ihren Patienten – die Ausprägung der depressiven Symptomatik für das Auftreten von Suizidgedanken auch in unserer Studie ganz entscheidend. Für die tatsächliche Ausführung von Suizidhandlungen spielten aber die Faktoren, die Sie als irrelevant bezeichnet haben, eine ganz erhebliche Rolle – also insbesondere z. B. die Einbettung in das soziale Netzwerk oder die Verhältnisse im Elternhaus. Patienten mit ungünstigen Prädiktoren aus diesem Bereich haben nach unseren Resultaten häufiger Suizidversuche unternommen. Diese Frage ist durchaus von klinischer Relevanz, denn wir müssen ja unser therapeutisches Vorgehen auch danach ausrichten. Haben Sie unter diesem Gesichtspunkt eine Differenzierung vorgenommen?

Frau Dr. A. Rohde
Ja. Wir haben bei allen untersuchten Parametern jeweils unterschieden nach Suizidgedanken und tatsächlichen Suizidversuchen und haben keine Unterschiede gefunden.
    Der Einfluß der partnerschaftlichen Beziehung auf die Suizidalität ist in unserer Langzeituntersuchung sehr schwierig zu beurteilen. Der kürzeste Verlauf in unserer Studie umfaßt 10 Jahre, der längste 59 Jahre. Wir haben alle Episoden in diesen Verläufen untersucht. Was vor 40 Jahren in einer Ehe gewesen ist, läßt sich meist sehr schlecht rekonstruieren. Wir wissen also noch nicht, warum die Suizidalität gerade bei verheirateten Frauen höher ist.

Prof. Dr. E.M. Steinmeyer
Herr Sauer, ich finde es sehr erfreulich, daß Sie den Rorschach-Test in Ihre Persönlichkeitsuntersuchung einbezogen haben. Ich bin allerdings erstaunt, daß dabei so wenig unterschiedliche Parameter herausgekommen sind. Nach meinen Erfahrungen ist gerade der Bereich der sozialen Introversion mit dem Rorschach-

Test besonders gut erfaßbar. Haben Sie eine Erklärung dafür, warum der Rorschach-Test bei Ihren Patienten nur so geringe Differenzen zeigt?

Dr. H. Sauer
Wir haben den Rorschach-Test nicht klinisch ausgewertet, sondern lediglich die Häufigkeiten der Antworten bestimmt. Möglicherweise hätte eine klinische Bewertung der Protokolle durch einen blinden Beurteiler deutlichere Unterschiede erbracht.

Prof. Dr. J. Angst
Bestand Ihre Kontrollgruppe aus Melancholikern?

Dr. H. Sauer
Ja, es handelte sich um Patienten mit "major depressive disorders" nach RDC.

Prof. Dr. J. Angst
Hat es Sie denn nicht überrascht, daß sich die Schizodepressiven im Trend stärker von dieser Kontrollgruppe unterschieden als die Schizomanischen? Es wäre ja naheliegend, das Gegenteil anzunehmen.

Bei den Affektpsychosen, für die uns prämorbide Daten vorliegen, unterscheiden sich die Bipolaren nicht von den Gesunden. Die Depressiven unterscheiden sich dagegen in der Weise, wie Sie es bei den Schizodepressiven finden.

Dr. H. Sauer
Ich glaube, daß es vielleicht an der Selektion der Patienten liegt. Möglicherweise selektiert man mit den Kriterien des RDC für schizodepressive Störungen – dafür sprechen auch die Untersuchungen von Vogel und Zaudig – ein relativ breites Spektrum, weil der Affekt relativ unspezifisch erfaßt wird. Unter diesen Patienten befinden sich also vielleicht viele, die wir nach klinischer Beurteilung eher als Schizophrene bezeichnen würden.

Insofern ist das Schizodepressive möglicherweise weiter gefaßt als das Schizomanische, wodurch sich die Schizodepressiven eben etwas stärker schizoid darstellen als die Depressiven. Ähnliches hat sich in vielen Outcome-Studien und in genetischen Untersuchungen gezeigt, in denen das erbliche Schizophrenierisiko auch angestiegen ist.

Prof. Dr. J. Angst
In Ihrer Untersuchung ist das Ersterkrankungsalter der Bipolaren ebenfalls geringer als das der Depressiven. Es ist nicht einzusehen, warum die Schizoaffektiven stärker deviant sein sollen als die Melancholiker. Wenn tatsächlich ein Zusammenhang besteht zwischen prämorbider Persönlichkeit und Psychose, dann erscheint es mir einsichtiger, daß ein früh in seiner Persönlichkeit gestörter Mensch auch früher erkrankt als jemand mit gesunder Persönlichkeitsstruktur.

Dr. H. Sauer
Aber auch bei rein affektiven Psychosen erkranken die Bipolaren, die ja auch nach Ihren Untersuchungen die weniger Auffälligen sind, früher als die Auffälligen. Das ist doch eine gewisse Parallele zu unseren Schizobipolaren.

Prof. Dr. G. Huber
Herr Saß, Sie haben gesagt, daß man die schizoaffektiven Psychosen weder den affektiven noch den schizophrenen Psychosen zuordnen kann, noch daß sie eine eigenständige Krankheitsform darstellen. Was unterscheidet diese Position eigentlich von dem Standpunkt von Schneider, der sagte: Es gibt keine strenge Alternative. Ein bestimmter Patient oder eine bestimmte Gruppe von Patienten gehört mehr oder weniger zum schizophrenen oder zum zyklothymen Pol. Es gibt also nur eine Differentialtypologie und keine Differentialdiagnose innerhalb dieser idiopathischen Psychosen.

Selbstverständlich differenzieren wir auch, aber im Sinne einer Differentialtypologie. Wir glauben eben nicht, daß es nosologische Entitäten gibt. Der Versuch, mit der Kraepelin-Kahlbaumschen Methode eigenständige Krankheitsformen herauszuheben, muß unseres Erachtens die Jagd nach einem Phantom sein, solange wir keine charakteristischen oder gar spezifischen körperlichen Befunde in Händen haben.

Prof. Dr. H. Saß
Ich habe eigentlich immer die Kurt Schneidersche Diagnostik verwandt und war auch immer der Meinung, daß die schizoaffektiven Psychosen eher dahin gehören. Unsere Befunde zeigen aber, daß diese Patienten doch stärker genetisch belastet sind als die Schizophrenen, daran kommt man nicht vorbei.

Aber selbst wenn man davon ausgeht, daß es ein Kontinuum ist, aus dem wir einen Sektor herausschneiden, den wir schizoaffektiv nennen, dann besteht doch in vielen Bereichen Übereinstimmung mit der Kurt Schneiderschen Auffassung. Es ist keine Diagnose, sondern ist nur eine Typologie, wie Sie schon gesagt haben. Wir verstehen die schizoaffektive Psychose sicher nicht als eigenständigen Nosos, sondern eben als eine Typologie bei endogenen Psychosen.

Prof. Dr. Ch. Eggers
Herr Angst, ich stimme Ihnen völlig zu, daß frühe Störungen sich im allgemeinen auch früh manifestieren. Aber manchmal kann eine frühe Störung auch durch eine supportive Umwelt und günstige lebensgeschichtliche Faktoren kompensiert werden. Und erst in der Adoleszenz, Spätadoleszenz oder auch im Erwachsenenalter, wenn diese Faktoren nicht mehr vorhanden sind, beispielsweise aufgrund einer Trennung von der Ehefrau oder durch berufliches Schicksal, kommt es zu einer Dekompensation. Das ist vielleicht eine Erklärung.

Prof. Dr. P. Propping
Herr Eggers, Sie zeigten in Ihrer Studie das familiäre Auftreten von Schizophrenien und Depressionen. Haben Sie auch Morbiditätsrisiken berechnet, um den Vergleich zu den Erwachsenen-Studien zu haben? Das wäre sehr wichtig, weil die Angabe der Morbiditätsrisiken in der Form, wie sie sonst in der Literatur üblich ist, nicht möglich ist.

Prof. Dr. Ch. Eggers
Nein, ich habe keine Morbiditätsrisiken berechnet. Ich habe lediglich festgestellt, ob in der Familie psychiatrische Erkrankungen wie Schizophrenie oder Depressi-

on bestanden. Mehr war aus methodischen Gründen auch nicht möglich. Dies war eine katamnestische Studie, bei der die ältesten Patienten bereits in den 20er und 30er Jahren erkrankt waren. Das war vielfach überhaupt nicht mehr festzustellen. Ich war völlig auf die Krankenblattunterlagen angewiesen und konnte keine Eigenerhebungen machen.

Ich habe aber noch eine Anmerkung zu Ihrem Beitrag: Sie haben Erkrankungsrisiken von 15% bei einem und 40% bei beiden Elternteilen genannt. Das gilt ja v. a. auch für früh adoptierte Kinder. Tiennari und Mitarbeiter haben aber zeigen können, daß die Güte des Adoptionsmilieus offenbar eine ganz erhebliche Rolle spielt. Selbst bei Kindern mit einem schizophrenen Elternteil ist das Schizophrenierisiko nicht größer als in der Durchschnittsbevölkerung, wenn sie in gesunde Familien adoptiert werden.

Als Kinderpsychiater möchte ich vor genetischen Beratungen eher warnen. Wir wissen zwar, daß die Gene ein Faktor sind, wir wissen aber auch, daß der Beziehungsdynamik und der Entwicklungspsychologie eine große Bedeutung zukommt. Bei jugendlichen schizoaffektiven, aber auch schizophrenen Psychosen sehen wir erhebliche psychodynamische und beziehungsdynamische Konflikte. Wenn man in diesen Fällen eine genetische Beratung durchführt – das Risiko in der Verwandtschaft ersten Grades liegt hier bei 3-9% –, dann kann man dadurch auch eine Therapiescheu auslösen und die Krankheitsentwicklung möglicherweise sogar noch fördern.

N.N.

Ein ähnliches Dilemma hinsichtlich der Wahrscheinlichkeit des Auftretens im Vergleich zur Normalbevölkerung besteht beim Morbus Alzheimer. Da kennt man den Genlocus. Die positive Besetzung des Alzheimer-Locus bedeutet aber noch nicht, daß der Betroffene tatsächlich an Morbus Alzheimer erkranken muß, weil offenbar der bisher noch unbekannte Genlocus der Familiarität, den man seit kurzem diskutiert, auch noch von Bedeutung ist.

Könnte es nicht auch im Bereich der endogenen Psychosen so sein, daß – global gesprochen – neben dem möglichen Genlocus der endogenen Psychosen auch noch einer der Familiarität hineinspielt? Das böte auch eine Erklärung dafür, daß die Restwahrscheinlichkeit der Erkrankung sich nicht von der Durchschnittsbevölkerung unterscheidet.

Prof. Dr. P. Propping

Im Moment steht nur fest, daß in einigen wenigen Familien, in denen die Alzheimersche Krankheit dominant erblich ist, eine Kopplung an Chromosom 21 besteht. Bei der großen Mehrzahl der Alzheimer-Kranken liegt aber kein dominanter Erbgang vor. In diesen Fällen ist weiterhin völlig unklar, ob eine genetisch multifaktorielle Vererbung besteht. Im wesentlichen hat die Alzheimer-Forschung zum Verständnis der Demenzentwicklung beim Down-Syndrom beigetragen, aber sehr wenig zum Verständnis der Genetik der Alzheimerschen Krankheit.

Zu Ihrer Frage: Ich glaube, daß die Ätiologie und Genetik der geistigen Behinderung, soweit sie uns heute bekannt ist, auch ein sehr überzeugendes Modell für Psychosen bieten kann. Die Debilität, also die leichte geistige Behinderung, ist im wesentlichen genetisch multifaktoriell bedingt. Das heißt, ein Kind, das in diesem Bereich liegt, kommt häufig aus einem familiären Milieu, das sich in einer ähnlichen Kategorie bewegt. Nach der Hypothese der Erbe-Umwelt-Interaktion sind in Familien, in denen Debilität vorkommt, ungünstige Voraussetzungen zur intellektuellen Stimulierung gegeben. Daneben gibt es eine große Zahl gut definierter genetischer Krankheiten, die ebenfalls mit einem mehr oder weniger schweren Schwachsinn einhergehen können. Es gibt aber auch rein exogene Faktoren.

Ich halte es für einen sehr sinnvollen Ansatz, dieses Modell auch auf die Psychosengenetik anzuwenden. Das gleiche Modell gilt übrigens auch für die Arteriosklerose und die Epilepsie. Es zieht sich sozusagen durch die gesamte Lehre der medizinischen Genetik. Die Psychosen wären geradezu eine Ausnahme, wenn es dort anders wäre.

14 Neuroleptika in der Behandlung schizoaffektiver Psychosen

B. BANDELOW und E. RÜTHER

Wegen der Probleme bei der nosologischen Zuordnung der schizoaffektiven Psychosen sind die derzeit angewendeten Klassifikationsschemata bezüglich ihrer Abgrenzung der schizoaffektiven Psychosen gegenüber schizophrenen oder affektiven Störungen umstritten. Hieraus resultiert eine gewisse Unsicherheit bezüglich der medikamentösen Therapie der schizoaffektiven Psychosen.

Differentialdiagnostische Überlegungen sind für die Behandlung jedoch nur soweit von Nutzen, insofern sich daraus Konsequenzen für eine differentielle Therapie ergeben. Wo liegen im einzelnen die Probleme?

Akutbehandlung. Die Behandlung akuter psychiatrischer Syndrome sollte nicht nosologisch, sondern syndromorientiert erfolgen (Hippius 1981; Nedopil u. Rüther 1983). Die schizoaffektive Psychose kann sich akut mit paranoid-halluzinatorischen, manischen oder depressiven Symptomen (mit verschiedenen Kombinationen) präsentieren. Folgende Probleme ergeben sich bei der medikamentösen Therapie des akuten Stadiums:
- Manisches Syndrom bei schizoaffektiver Psychose: Da Neuroleptika sowohl paranoid-halluzinatorische sowie manische Syndrome beeinflussen, könnten hier differentialdiagnostische Überlegungen in den Hintergrund treten. Wäre hier aber eine Kombination mit Lithium oder eine Lithiummonotherapie sinnvoll?
- Depressives Syndrom bei schizoaffektiver Psychose: Sollte ein Syndrom, das depressive und paranoid-halluzinatorische Elemente enthält, mit Antidepressiva, mit Neuroleptika oder einer Kombination aus beiden behandelt werden?
- Schizoaffektiver Mischzustand (manische und depressive Symptome gleichzeitig): Kommen Antidepressiva, Neuroleptika oder ihre Kombination in Frage?

Langzeitbehandlung. Bei der Langzeitbehandlung der schizoaffektiven Psychosen spielen nosologische Überlegungen eine entscheidende Rolle. Ein bipolarer Verlauf, Rezidivhäufigkeit, symptomfreie Intervalle sind Kriterien, die die Entscheidungen für die Langzeittherapie beeinflussen. Hier muß die Frage geklärt werden, ob die Rezidivprophylaxe mit Lithium oder Depotneuroleptika (oder kombiniert) erfolgen soll.

Im folgenden sollen die existierenden Untersuchungen zur Mono- oder Kombinationstherapie mit Neuroleptika dargestellt werden. Die Vergleichsmöglichkeit dieser Untersuchungen wird durch die Verwendung unterschiedlicher Diagnosekriterien und kleine Patientenzahlen eingeschränkt.

14.1 Akutbehandlung

14.1.1 Manische Syndrome

Lithium allein. Mehrere Untersucher berichten über eine Besserung manischer Syndrome bei schizoaffektiven Psychosen unter einer Lithiummonotherapie (siehe Kap. 17, S. 191).

Neuroleptika vs. Lithium. Fünf kontrollierte Studien verglichen eine Neuroleptikamonotherapie mit einer Lithiummonotherapie. Johnson et al. (1968) untersuchten in einem Doppelblindvergleich Lithium und Chlorpromazin bei der Behandlung akuter manischer Zustände bei 14 schizoaffektiven Patienten. Eine Chlorpromazinmonotherapie erwies sich als wirksamer. Johnson et al. (1971) verglichen in einer Doppelblindstudie Lithium und Chlorpromazin bei der Behandlung akuter manischer Zustände bei zyklothymen (21) und schizoaffektiven Patienten (13). Lithium führte bei den manischen Patienten zu einer signifikanten Besserung, aber nicht bei den schizoaffektiven Patienten ($n=7$). Chlorpromazin führte bei beiden Gruppen zu einer Besserung (6 schizoaffektive Patienten).

Prien et al. (1972) behandelten doppelblind 37 schizoaffektive Patienten mit Lithium und 46 mit Chlorpromazin. Sie unterschieden dabei agitierte und nicht agitierte Syndrome. Bei den agitierten Patienten, die mit Lithium ($n=17$) behandelt wurden, zeigte sich im Gegensatz zu Chlorpromazin ($n=25$) keine Besserung. Bei den nichtagitierten Patienten zeigte sich kein Unterschied zwischen den mit Lithium (20) und Chlorpromazin (21) behandelten Patienten. Beide Behandlun-

Tabelle 1. Behandlung schizoaffektiver Psychosen: Neuroleptika vs. Lithium

Autoren (Jahr)	Schizoaffektive Patienten Anzahl/ Syndrom	Diagnostische Kriterien/ Art der Studie	Psychopharmaka	Ergebnis
Johnson et al. (1968)	14 Manisch	Eigene/ dpppelblind	Chlorpromazin/ Lithium	Chlorpromazin wirksamer als Lithium
Johnson et al. (1971)	13 Manisch	Eigene/ doppelblind	Chlorpromazin/ Lithium	Chlorpromazin wirksamer als Lithium
Prien et al. (1972)	83 Agitiert/ nicht ag.	Mayer-Gross, DSM II/ doppelblind	Chlorpromazin/ Lithium	Agitierte: Chlorpromazin besser als Lithium/ nicht agitierte: Kein Unterschied
Brockington et al. (1978)	12 Manisch	Eigene/ doppelblind	Chlorpromazin/ Lithium	Kein Unterschied
Braden et al. (1982)	31 Agitiert/ nicht ag.	Feighner, RDC/ doppelblind	Chlorpromazin/ Lithium	Agitierte: Chorpromazin besser als Lithium/ nicht agitierte: Kein Unterschied
Goodnick u. Meltzer (1983)	30 Manisch	RDC/offene Studie	Verschiedene Neuroleptika/ Lithium	Kein Unterschied

gen führten zu einer signifikanten Symptomreduktion. Brockington et al. (1978) behandelten von ihren 12 Patienten mit einem manischen schizoaffektiven Syndrom 6 mit Lithium und 8 mit Chlorpromazin auf doppelblinder Basis. Bei globaler Beurteilung erschienen Lithium und Chlorpromazin in ihrer Wirkung auf manische und schizophrene Symptome gleich effektiv. Lithium bewirkte bei 3 Patienten eine Remission, bei 2 eine Teilremission, bei 1 keine Veränderung. 2 Patienten brachen die Therapie ab. Chlorpromazin bewirkte bei 2 Patienten eine Remission, bei 2 eine Teilremission, bei 1 keine Veränderung. 3 Patienten brachen die Therapie ab. Der Unterschied war nicht signifikant. Braden et al. (1982) verglichen ebenfalls doppelblind Lithium und Chlorpromazin. Von den 78 behandelten psychotischen Patienten wurden 31 nach den Feighner- oder RDC-Kriterien als schizoaffektiv eingestuft. Die diagnostische Einordnung hatte jedoch keinen Einfluß auf den Behandlungserfolg. Unterschied man agitierte und nichtagitierte Patienten, erwies sich Lithium bei den agitierten Patienten als weniger effektiv als Chlorpromazin. Unter Lithium kam es früher zu Behandlungsabbrüchen. Bei den nichtagitierten Patienten waren beide Medikamente gleich effektiv.

Goodnick u. Meltzer (1983, 1984) behandelten in einer offenen Studie von 30 schizoaffektiven Patienten 9 nur mit Lithium, 11 nur mit (verschiedenen) Neuroleptika und 10 mit der Kombination beider Medikamente. Sie fanden bei den 3 Treatments keine Unterschiede im Behandlungserfolg.

In der Tabelle 1 sind die genannten Untersuchungen in vereinfachender Darstellung zusammengefaßt.

Die Mehrzahl der genannten Untersuchungen kommt zu dem Schluß, daß eine reine Neuroleptika-Behandlung bei agitierten bzw. manischen Syndromen der alleinigen Lithiumbehandlung überlegen ist. Soll man nun aber im akuten Stadium noch zusätzlich mit Lithium behandeln?

Neuroleptika plus Lithium vs. nur Neuroleptika (s. Tabelle 2). Drei kontrollierte Studien untersuchten den Vergleich einer Kombinationstherapie mit einer Neuroleptikamonotherapie: Small et al. (1975) gaben in einem Doppelblind-Crossover-Design 8 schizoaffektiven Patienten, die sich unter Neuroleptika nicht vollständig gebessert hatten, zusätzlich Lithium. Biedermann et al. (1979) behandelten in einer Doppelblindstudie schizoaffektive Patienten mit Lithium plus Haloperidol (18 Patienten) oder mit Plazebo plus Haloperidol (18 Patienten). Lithium plus Haloperidol erwies sich als geringfügig, aber dennoch statistisch signifikant besser als Plazebo plus Haloperidol. In einer plazebokontrollierten Doppelblindstudie gaben Carman et al. (1981) 11 schizophrenen und 7 schizoaffektiven Patienten, die 8 Wochen lang mit unterschiedlichen Neuroleptika (Chlorpromazin, Haloperidol, Fluphenazin u. a.) stabilisiert waren, zusätzlich Lithium. Es wurden signifikante Verbesserungen bei agitiertem oder manischem Verhalten sowie psychotischen und depressiven Symptomen festgestellt. Bei 3 von 4 agitierten und bei 1 von 4 depressiven schizoaffektiven Patienten führte die kombinierte Behandlung zu einer Besserung.

Goodnick u. Meltzer (1983) fanden in ihrer offenen Studie, wie bereits erwähnt, keine Vorteile einer kombinierten Therapie.

In der retrospektiven Studie von Pope et al. (1980) trat bei kombinierter Lithium-Neuroleptika-Therapie bei 10 von 14 Patienten eine deutliche, bei 2 eine

Tabelle 2. Behandlung schizoaffektiver Psychosen: Neuroleptika plus Lithium vs. nur Neuroleptika

Autoren (Jahr)	Schizoaffektive Patienten Anzahl/ Syndrom	Diagnostische Kriteria/ Art der Studie	Psychopharmaka	Ergebnis
Small et al. (1975)	8 Agitiert/ depressiv	Feighner (modifiziert) Doppelblind	Verschiedene Neuroleptika +Lithium/nur Neuroleptika	Agitierte: Kombination deutlich besser; depressive: Kombination etwas besser
Biedermann et al. (1979)	36 Manisch	RDC Doppelblind	Haloperidol +Lithium/ nur Haloperidol	Kombination wirksamer als nur Haloperidol
Carman et al. (1981)	13 Manisch	RDC Neuroleptika Doppelblind	Verschiedene Neuroleptika +Lithium/nur Neuroleptika	Kombination wirksamer als nur Neuroleptika
Goodnick u. Meltzer (1983)	30 Manisch	RDC Offene Studie	Verschiedene Neuroleptika +Lithium/ Monotherapie	Kein Unterschied

mäßiggradige, bei 2 eine geringfügige Besserung ein. Bei 12 nur mit Neuroleptika behandelten Patienten trat bei 8 eine deutliche, bei 2 eine mäßiggradige und bei 2 eine geringfügige Besserung ein. Ein direkter Vergleich zwischen den beiden Therapiemöglichkeiten ist bei dieser Untersuchung aus methodischen Gründen nicht möglich.

Eine Kombinationstherapie mit Lithium und Neuroleptika scheint also bei agitierten bzw. manischen Syndromen oft eine weitere Verbesserung der Symptomatik zu bewirken.

Bei einer Kombinationstherapie sind die Medikamentenwechselwirkungen zu beachten. Nach einer Lithium-Neuroleptika-Kombination wurden neurotoxische Syndrome von Cohen u. Cohen (1974), Loudon u. Waring (1976), Pühringer et al. (1979), Coffee u. Ross (1980) sowie von Spring u. Frankel (1981) beschrieben. Baastrup et al. (1976) sowie Juhl et al. (1977) fanden bei 425 bzw. 55 Patienten nur Nebenwirkungen, die auch bei alleiniger Lithium- oder Neuroleptikabehandlung aufgetreten wären. Die Erhöhung der Lithiumplasmaspiegel durch Neuroleptika (Schaffer et al. 1984) bzw. die Erhöhung des Neuroleptikaspiegels nach Lithiumverabreichung (Nemes et al. 1986) scheinen klinisch nicht relevant zu sein. Nebenwirkungen von Lithium und Neuroleptika, wie Tremor, Mundtrockenheit, Müdigkeit und extrapyramidalmotorische Störungen können sich bei gleichzeitiger Anwendung additiv verstärken (Klein u. Rüther 1983).

14.1.2 Depressive Syndrome

In Tabelle 3 werden die Untersuchungen aufgelistet, die Antidepressiva- mit Neuroleptikabehandlungen vergleichen.

Tabelle 3. Behandlung schizoaffektiver Psychosen: Neuroleptika vs. Antidepressiva

Autoren (Jahr)	Schizoaffektive Patienten Anzahl/ Syndrom	Diagnostische Kriteria/ Art der Studie	Psychopharmaka	Ergebnis
Brockington et al. (1978)	36 Depressiv	Eigene Doppelblind	Chlorpromazin/ Amitriptylin/ Kombination	Kein sign. Unterschied; Trend: Chlorpromazin oder Kombination wirksamer
Siris et al. (1987)	28 Depressiv	RDC Doppelblind	Fluphenazin-Decanoat + Imipramin/nur Fluphenazin-D	Kombination wirksamer gegen depressive Syndrome
Dorfman (1963)	14 ?	? Retrospektiv	Perphenazin + Amitriptylin/ nur Amitriptylin	Kombination wirksamer
Goodnick u. Meltzer (1984)	44 Depressiv	RDC Retrospektiv	Verschiedene Neuroleptika/ verschiedene Antidepressiva	Neuroleptika wirksamer als Antidepressiva

Neuroleptika vs. Antidepressiva. Leider gibt es nur wenige zuverlässige Daten zum direkten Vergleich einer Neuroleptikamonotherapie mit einer Antidepressivamonotherapie. Brockington et al. (1978) behandelten in einer plazebokontrollierten Doppelblindstudie von 36 depressiven schizoaffektiven Patienten 13 mit Amitriptylin, 11 mit Chlorpromazin und 12 mit beiden Medikamenten. Bei den Amitriptylin-Patienten kam es nur in einem Fall zu einer dauerhaften Remission. Bei Chlorpromazin-Patienten war die Behandlung effektiver, obwohl der Unterschied statistisch nicht signifikant war. Goodnick u. Meltzer (1984) untersuchten in einer retrospektiven Studie an 44 Patienten mit schizoaffektiver Depression die Symptomveränderung unter Therapie mit verschiedenen Antidepressiva und Neuroleptika. Neuroleptika führten zu einer deutlichen Verbesserung der Hamilton-Scores, Antidepressiva nicht. Neuroleptika verbesserten etwas stärker als die Antidepressiva die "Global Assessment Scores" sowie akustische Halluzinationen, Beziehungs- und Verfolgungswahn.

Die referierten Ergebnisse lassen – bei aller Vorsicht wegen der kleinen Patientenzahlen – die Vermutung aufkommen, daß eine alleinige Antidepressivatherapie bei depressiv schizoaffektiven Syndromen einer alleinigen Neuroleptikatherapie unterlegen sein könnte. In diesem Zusammenhang ist die Beobachtung von Hordern et al. (1963) interessant, daß 4 ihrer 137 depressiven Patienten, die unter Wahnideen litten und deren Diagnose wegen einer „schizophrenen Komponente" zweifelhaft war, weniger gut auf Antidepressiva reagierten als die anderen Patienten.

Der Vergleich *Neuroleptika plus Antidepressiva vs. nur Neuroleptika* wurde von Siris et al. (1987) überprüft: Sie behandelten 28 schizoaffektive Patienten, die mit Fluphenazin-Decanoat stabilisiert waren und unter einem „postpsychotischen depressiven Syndrom" litten, in einer plazebokontrollierten Doppelblindstudie zusätzlich mit Imipramin. Die depressiven Symptome besserten sich signifikant, ohne daß psychotische Rezidive auftraten. In der oben erwähnten Studie von Brockington et al. (1978) ergab sich kein statistisch signifikanter Vorteil durch die Kombinationstherapie.

Auch zum Vergleich *Neuroleptika plus Antidepressiva vs. nur Antidepressiva* gibt es nur wenige Daten: In der Studie von Brockington et al. (1978) gab es nur in einem Fall eine Besserung durch alleinige Behandlung mit Amitryptilin. Der Unterschied zur kombinierten Behandlung mit Chlorpromazin war jedoch nicht signifikant. Dorfman (1963) stellte in einer retrospektiven Untersuchung fest, daß 9 von 14 schizoaffektiven Patienten durch zusätzliche Gabe von Perphenazin zu einer Amitriptylin-Medikation (plus Psychotherapie) gebessert wurden.

Weitere kontrollierte Untersuchungen werden die Rolle der Neuroleptika bei der Behandlung depressiver Syndrome bei schizoaffektiven Erkrankungen klären müssen.

Es ist noch nicht geklärt, ob Antidepressiva zu einer Exazerbation „schizophrener" Symptome führen können. Prusoff et al. (1979) gaben 35 *schizophrenen* Patienten mit depressiven Symptomen, die auf Perphenazin eingestellt waren, zusätzlich Amitryptilin oder Plazebo. In der Amitryptilin-Gruppe gingen die depressiven Symptome signifikant zurück; es traten jedoch mehr Denkstörungen auf als in der Gruppe, die nur Perphenazin und Plazebo erhalten hatte.

Die Möglichkeit einer durch Neuroleptika ausgelösten pharmakogenen Depression (Müller 1981) ist bei der Behandlung depressiver Syndrome ebenfalls zu beachten.

Bei einer Antidepressiva-Neuroleptika-Kombination ist ein Anstieg des Antidepressivaplasmaspiegels möglich (Gram u. Fredericson-Overø 1972); über die klinische Relevanz dieses Effektes ist jedoch nichts bekannt.

Über die Behandlung von *manisch-depressiven Mischzuständen* liegen leider keine gesicherten Daten in der Literatur vor. Es spricht jedoch alles dafür, daß eine Therapie mit starkpotenten Neuroleptika zunächst versucht werden sollte.

14.2 Rezidivprophylaxe

Tabelle 4 zeigt die Untersuchungen zur Rezidivprophylaxe bei schizoaffektiven Psychosen, bei denen Depotneuroleptika eingesetzt wurden.

Goodnick u. Meltzer (1984) zitieren 10 Arbeiten über die langjährige Rezidivprophylaxe mit *Lithiumsalzen* bei schizoaffektiven Psychosen. Nur eine Untersuchung mit 6 Patienten war doppelblind. Bei etwa $^2/_3$ der insgesamt 220 untersuchten Patienten konnten mit Lithiumkarbonat Rückfälle verhindert werden. Möglicherweise wurde diese Rückfallverhinderungsquote bisher als befriedigend angesehen. Dies hat wohl dazu geführt, daß die prophylaktische Gabe von Neuroleptika bisher nicht im großen Umfang angewendet wurde – u. a. wegen der zu erwartenden extrapyramidalen Früh- und Spätwirkungen. Zum Vergleich *Depotneuroleptika vs. Lithium* konnte nur eine einzige Untersuchung gefunden werden. In einer Doppelblindstudie verglichen Mattes u. Nayak (1984) Lithium und Fluphenazin-Decanoat bezüglich der Rezidivprophylaxe bei vorwiegend schizophrenen schizoaffektiven Patienten. Von 7 Fluphenazin-Patienten blieben 4 stabil, ein

Tabelle 4. Behandlung schizoaffektiver Psychosen: Rezidivprophylaxe mit Depotneuroleptika

Autoren (Jahr)	Schizoaffektive Patienten Anzahl/ Syndrom	Diagnostische Kriteria/ Art der Studie	Psychopharmaka	Ergebnis
Mattes u. Nayak (1984)	14 Vorwiegend schizophren	RDC Doppelblind	Fluphenazin/ Lithium	Fluphenazin wirksamer als Lithium
Singh (1984)	22 Depressiv	Eigene Offen	Flupenthixol	Signifikante Verbesserung bei 15 Patienten

Patient erlitt einen Rückfall und 2 nahmen nicht mehr an der Studie teil. Von den 7 Lithium-Patienten erlitten 6 während der Untersuchungsperiode einen Rückfall; auch der 7. Patient erlitt 1 Monat später einen Rückfall.

Singh (1984) behandelte in einer offenen Studie 22 schizoaffektive Patienten mit Flupenthixol-Decanoat. Signifikante Verbesserungen wurden bei 15 Patienten, keine Veränderungen bei 2, Verschlechterungen bei 3 Patienten festgestellt.

Es wäre durch weitere kontrollierte Untersuchungen zu überprüfen, ob durch die Anwendung von Neuroleptika – möglicherweise beim vorwiegend schizophrenen Subtyp der schizoaffektiven Psychosen – eine weitere Senkung der Rückfallquoten zu erreichen wäre. Große Bedeutung hat hier jedoch eine sorgfältige Abwägung von Nutzen und Risiko.

14.3 Empirische Daten:
Medikamentöse Behandlung der schizoaffektiven Psychosen in der Psychiatrischen Universitätsklinik Göttingen

Tabelle 5 zeigt die Prävalenzrate der ICD-9-Diagnose 295.7 in den Jahren 1986 und 1987. Nach ICD-9 wurden 2 bzw. 4% aller Psychosen als schizoaffektiv eingestuft.

In einer retrospektiven Studie wurden die Krankenblätter der Patienten ausgewertet, die während eines stationären Aufenthaltes in unserer Klinik als schizoaffektiv diagnostiziert worden waren. Die meisten Patienten wurden während ihres stationären Aufenthaltes mit 2 oder mehreren Medikamenten behandelt.

Die Abb. 1 und 2 zeigen das Verordnungsverhalten der Ärzte bei der Behandlung schizoaffektiver Psychosen.

Tabelle 5. Prävalenz schizoaffektiver Psychosen (ICD-9-Diagnose), Psychiatrische Universitätsklinik Göttingen

	1986	1987
Aufnahmen gesamt	1634	1666
Psychosen	703	645
Schizoaffektive Psychosen	11 (2%)	27 (4%)

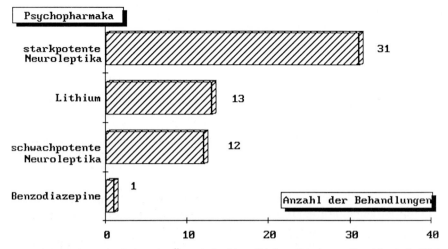

Abb. 1. Verordnungsverhalten der Ärzte bei schizoaffektiven Psychosen, Psychiatrische Universitätsklinik Göttingen (vorwiegend manische Syndrome; 31 Behandungsfälle)

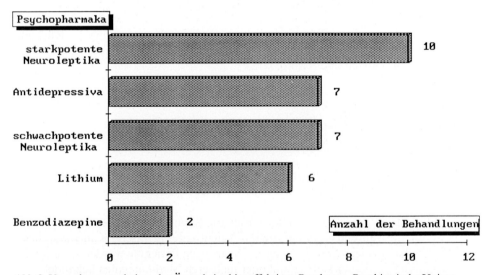

Abb. 2. Verordnungsverhalten der Ärzte bei schizoaffektiven Psychosen, Psychiatrische Universitätsklinik Göttingen (vorwiegend depressive Syndrome; 13 Behandlungsfälle)

In allen 31 Behandlungsfällen vorwiegend manischer Syndrome bei schizoaffektiven Psychosen wurden starkpotente Neuroleptika gegeben. In 13 Fällen wurde mit Lithium kombiniert. In 12 Fällen wurden zusätzlich schwachpotente Neuroleptika gegeben. Ein Benzodiazepin wurde nur in einem Fall verordnet. In den meisten Fällen wurden 2 oder mehr Medikamente kombiniert.

In 13 Behandlungsfällen vorwiegend depressiver Syndrome wurden starkpotente Neuroleptika verordnet, in 7 Fällen Antidepressiva, in 7 Fällen schwachpo-

Tabelle 6. Verordnungsverhalten der Ärzte bei schizoaffektiven Psychosen (Neuroleptika; 46 Behandlungsfälle), Psychiatrische Universitätsklinik Göttingen (1986/87)

Starkpotente Neuroleptika		Schwachpotente Neuroleptika	
Haloperidol	57%	Levomepromazin	17%
Clozapin	43%	Promethazin	15%
Perphenazin	28%	Pipamperon	13%
Flupenthixol	4%	Chlorprothixen	7%
Fluspirilen	4%	Melperon	7%
Fluphenazin	4%	Thioridazin	4%
Perazin	2%		
Bromperidol	2%		
Benperidol	2%		

tente Neuroleptika, in 6 Fällen Lithium, in 2 Fällen Benzodiazepine. In den meisten Fällen wurden 2 oder mehr Medikamente kombiniert.

Tabelle 6 zeigt die Verordnungshäufigkeit stark- und schwachpotenter Neuroleptika bei schizoaffektiven Psychosen.

Aus retrospektiven Daten über das Verordnungsverhalten der Ärzte können zwar keine zuverlässigen Daten zur Wirksamkeit der einen oder anderen Therapie gewonnen werden. Vergleicht man aber die aus der Literatur gewonnenen Erkenntnisse mit den empirischen Daten, so zeigt sich eine gewisse Übereinstimmung.

Bei den *vorwiegend manischen Syndromen* wurden von den Ärzten in allen Fällen starkpotente Neuroleptika als sinnvoll erachtet. Eine Lithiummonotherapie wurde bei agitierten Patienten in keinem Fall durchgeführt. In $1/3$ der Fälle wurde mit Lithium kombiniert. Dies entspricht den aus kontrollierten Untersuchungen gewonnenen Erkenntnissen, daß bei agitierten Syndromen Neuroleptika allein wirksamer sind als eine Lithiummonotherapie und daß eine Kombination beider Therapiemaßnahmen oft sinnvoll ist.

Bei den *vorwiegend depressiven Syndromen* wurden starkpotente Neuroleptika häufiger verordnet als Antidepressiva. Nur 7 von 13 Patienten wurden überhaupt mit Antidepressiva behandelt. Dies spiegelt die aus kontrollierten Untersuchungen gewonnenen Erkenntnisse wider, daß eine alleinige Antidepressivatherapie bei depressiven schizoaffektiven Syndromen möglicherweise nicht ausreichend ist und zusätzlich Neuroleptika gegeben werden müssen.

Literatur

Baastrup PC, Hollnagel P, Sørensen R, Schou M (1976) Adverse reactions in treatment with lithium carbonate and haloperidol. JAMA 236:2645–2646

Biederman J, Lerner Y, Belmaker RH (1979) Combination of lithium carbonate and haloperidol in schizo-affective disorder. A controlled study. Arch Gen Psychiatry 6:327–333

Braden W, Fink EB, Qualls B, Ho CK, Samuels WO (1982) Lithium and chlorpromazine in psychotic inpatients. Psychiatry research 7:69–81

Brockington IF, Kendell RE, Kellett JM, Curry SH, Wainwright S (1978) Trials of lithium, chlorpromazine and amitryptiline in schizoaffective patients. Brit J Psychiatry 133:162–168

Carman JS, Bigelow LB, Wyatt RJ (1981) Lithium combined with neuroleptics in chronic schizophrenic and schizoaffective patients. J Clin Psychiatry 42:124–128

Coffee CE, Ross DR (1980) Treatment of lithium/neuroleptic neurotoxicity during lithium maintenance. Am J Psychiat 137(6):736–737

Cohen WJ, Cohen NH (1974) Lithium carbonate, haloperidol, and irreversible brain damage. JAMA 230:1283–1287

Dorfman W (1963) Combined drug treatment. Am J Psychiat 120:275–276

Goodnick PJ, Meltzer HY (1983) Lithium treatment of schizomania and mania. Paper presented at the Annual Meeting of the American Psychiatric Association, New York, 1983, May 1–6

Goodnick PJ, Meltzer HY (1984) Treatment of schizoaffective disorders. Schizophrenia Bull 10:30–48

Gram LF, Fredericson-Overø K (1972) Drug interaction. Inhibitory effect of neuroleptics on metabolism of tricyclic antidepressants in man. Brit Med J I:463–465

Hippius H (1981) Psychiatrie. In: Franke R, Hippius H (Hrsg) Geriatrie, Psychiatrie. Springer, Berlin Heidelberg New York, S 89

Hordern A, Holt NF, Burt CG, Gordon WF (1963) Amitriptyline in depressive states. Brit J Psychiat 109:815–825

Johnson G, Gershon S, Hekimian LJ (1968) Controlled evaluation of lithium and chlorpromazine in the treatment of manic states: An interim report. Compr Psychiat 9:563–573

Johnson G, Gershon S, Burdock EI, Floyd A, Hekiman L (1971) Comparative effects of lithium and chlorpromazine in the treatment of acute manic states. Brit J Psychiat 119:267–276

Juhl RP, Tsuang MT, Perry PJ (1977) Concurrent use of haloperidol and lithium carbonate in acute mania. Dis Nerv Syst 38(9):675–676

Klein HE, Rüther E (1983) Klinisch bedeutsame Wechselwirkungen der Psychopharmaka. In: Langer G, Heimann H (Hrsg) Psychopharmaka. Grundlagen und Therapie. Springer, Wien, S 617

Loudon JB, Waring H (1976) Toxic reactions to lithium and haloperidol (ltr to ed). Lancet II:1088

Mattes JA, Nayak D (1984) Lithium versus fluphenazine for prophylaxis in mainly schizophrenic schizoaffectives. Biol Psychiat 19(3):445–448

Müller P (1981) Depressive Syndrome im Verlauf schizophrener Psychosen. Enke, Stuttgart

Nedopil N, Rüther E (1983) Psychopharmakotherapie bei schizoaffektiven Psychosen. In: Langer G, Heimann H (Hrsg) Psychopharmaka. Springer, Wien, S 467–476

Nemes ZC, Volavka J, Cooper RB, O'Donnell M, Jaeger J (1986) Lithium and haloperidol. Biol Psychiat 21:568–569

Pope HG, Lipinski JF, Cohen BM, Axelrod DT (1980) "Schizoaffective Disorder": An invalid diagnosis? A comparison of schizoaffective disorder, schizophrenia, and affective disorder. Am J Psychiatry 137:921–927

Prien RJ, Caffey EM, Klett CJ (1972) A comparison of lithium carbonate and chlorpromazine in the treatment of excited schizoaffectives. Arch Gen Psychiat 27:182–189

Prusoff BA, Williams DH, Weissman MM, Astrachan BM (1979) Treatment of secondary depression in schizophrenia. A double-blind, placebo-controlled trial of amitryptiline added to perphenazine. Arch Gen Psychiatry 36:569–575

Pühringer W, Kocher R, Gastpar M (1979) Zur Frage der Inkompatibilität einer Lithium-Neuroleptika-Kombinationstherapie. Nervenarzt 50:124–127

Schaffer CB, Kumar TRA, Garvey MJ, Mungas DM, Schaffer LC (1984) The effect of haloperidol on serum levels of lithium in adult manic patients. Biol Psychiat 19(10):1495–1499

Singh AN (1984) Therapeutic efficacy of flupenthixol decanoate in schizoaffective disorder: A clinical evaluation. J Int Med Res 17–22

Siris SG, Morgan V, Fagerstrom R, Rifkin A, Cooper TB (1987) Adjunctive imipramine in the treatment of postpsychotic depression. Arch Gen Psychiat 44:533–539

Small JG, Kellams JJ, Milstein V, Moore J (1975) A placebo-controlled study of lithium combined with neuroleptics in chronic schizophrenic patients. Am J Psychiat 132:1315–1317

Spring G, Frankel M (1981) New data on lithium and haloperidol incompability. Am J Psychiatry 138:818–821

15 Behandlung schizodepressiver Syndrome mit Antidepressiva

H. J. Möller und C. Morin

15.1 Einleitung

Die schizoaffektiven Psychosen sind in den letzten 20 Jahren zunehmend zu einem höchst interessanten und intensiv bearbeiteten Forschungsfeld im Bereich der endogenen Psychosen geworden (Marneros u. Tsuang 1986). Trotz unterschiedlicher diagnostischer Definitionen dieser Diagnosegruppe wurde versucht, familienanamnestische, genetische, biologische und Verlaufsaspekte zu unterscheiden und, je nach Gewichtung dieser einzelnen für eine Nosologie relevanten Teilaspekte, die syndromatologische/nosologische Sonderstellung dieser Gruppe herauszuarbeiten, sei es durch Zuordnung zu den schizophrenen Psychosen (Detre u. Jarecki 1971), zu den affektiven Psychosen (Pope u. Lipinski 1978) oder als diagnostische Extrakategorie, die zwischen diesen beiden großen Formenkreisen der endogenen Psychosen steht (Klein et al. 1981).

Die Frage der medikamentösen Behandlung dieser Gruppe von endogenen Psychosen mit gemischter affektiver und schizophrener Symptomatologie wurde allerdings bisher nur wenig in guten, aussagekräftigen Studien untersucht. Das gilt insbesondere für die Behandlung der akuten schizodepressiven Phase. Man hat den Eindruck, daß hier die plausibel scheinende Übertragung empirischer Behandlungsansätze im Bereich der endogenen Depressionen und Schizophrenien als a priori sinnvoll erschien und keiner aufwendigen empirischen Begründung bedurfte. So wurde die Fragestellung, wenn überhaupt, nur im Rahmen von wesentlich breiter konzipierten empirischen Untersuchungen über die Behandlung von endogenen Depressionen gestreift, in dem Sinne, daß im Rahmen solcher Untersuchungen auch Aussagen über entsprechende Subgruppen gemacht wurden, häufig z. B. im Kontext der Unterteilung in wahnhafte und nichtwahnhafte Depressionen und ihrer Responseraten. Speziell sich mit der Behandlung schizodepressiver Syndrome beschäftigende Studien gibt es erst seit einigen Jahren. Möglicherweise hat die Festlegung eindeutiger diagnostischer Konzepte, z. B. durch die Research Diagnostic Criteria, die zunächst einmal erforderlichen diagnostischen Voraussetzungen geschaffen.

Im Vordergrund der Beschäftigung mit der Frage, welche medikamentöse Behandlungsstrategien den besten therapeutischen Effekt bei schizodepressiven Syndromen zeigen, steht natürlich die praktische therapeutische Relevanz. Darüber hinausgehend wurde aber von einigen Autoren auch postuliert, daß das Ansprechen auf bestimmte Medikamente auch nosologische Rückschlüsse zulasse, in dem Sinne, daß z. B. das Ansprechen auf Antidepressiva oder Lithium i. S. der Zugehörigkeit zu den affektiven Psychosen zu interpretieren sei (Forssman u. Walinder 1970; Sicignano u. Lichtenstein 1978), eine Position, die von anderen

Autoren zurückgewiesen wurde (Shopsin et al. 1971; Dunner u. Fieve 1978; Braden et al. 1982).

15.2 Nosologische vs. syndromatologische Ansätze in der Psychopharmakologie und ihre Bedeutung für die medikamentöse Behandlung schizophrener, depressiver und schizodepressiver Krankheitsbilder

Um den theoretischen Hintergrund der Problematik und daraus folgende Konsequenzen für das therapeutische Handeln zu beleuchten, sei hier zunächst ganz allgemein auf die nosologische und syndromatologische Strömung in der klinischen Psychopharmakologie eingegangen sowie auf die daraus ableitbaren Grundpositionen bei der Behandlung der hier relevanten Syndrombereiche: depressive Erkrankung, wahnhafte Depression, depressive Störungen im Rahmen schizophrener Erkrankungen, schizodepressive Syndrome im Rahmen schizoaffektiver Psychosen. Nur die kritische Reflexion dieser theoretischen Grundposition und der daraus ableitbaren Handlungsansätze in den hier relevanten Syndrombereichen läßt eine ausreichend offene Einstellung bezüglich der empirisch zu prüfenden Sachverhalte zu.

In der klinischen Psychopharmakologie lassen sich 2 Grundpositionen abgrenzen (Möller 1987). Der symptomatologische/syndromatologische Ansatz (Freyhan 1957; van Praag 1978), der als Zielgegenstand psychopharmakologischer Interventionen Zielsymptome/-syndrome ansieht, legt, auf den einfachsten Nenner gebracht, nahe, für erregte/überaktive Patienten „sedierende" Psychopharmaka einzusetzen und bei apathisch/anergischen Patienten „stimulierende" Psychopharmaka zu verwenden. Das bedeutet, daß z. B. für erregte Schizophrene sedierende Neuroleptika und diese ggf. auch bei agitiert Depressiven ergänzend zu sedierenden Antidepressiva oder ggf. sogar allein empfohlen werden. Analog werden z. B. für gehemmt Depressive oder antriebsarme Schizophrene antriebssteigernde Antidepressiva als indiziert angesehen. Demgegenüber betrachtet der nosologische Ansatz die Krankheitsdiagnose als das entscheidende Indikationskriterium (Simpson u. Watts 1965; Klein 1968): z. B. in dem Sinn, daß Neuroleptika zur Behandlung verschiedener Syndrome schizophrener Erkrankungen indiziert sind, Antidepressiva zur Behandlung verschiedener Syndrome im Rahmen von (endogenen) Depressionen.

Diese unterschiedlichen klinisch-psychopharmakologischen Positionen sind keineswegs bedeutungslos für die praktische Tätigkeit, sondern sie prägen theoretische Grundhaltungen und damit verbundene Verordnungsstereotype. Der syndromatologisch orientierte Psychiater ist von seiner Grundposition jederzeit bereit, ein bestimmtes Psychopharmakon auf das jeweilige Zielsymptom/-syndrom bei Patienten unterschiedlicher Erkrankungsgruppen anzuwenden. Der nosologisch orientierte Psychiater nimmt demgegenüber eher eine „puristische" Position ein, nach der z. B. Neuroleptika im wesentlichen bei schizophrenen Psychosen, Antidepressiva im wesentlichen bei (endogenen) Depressionen anzuwenden sind. Auf einer weiter differenzierenden Ebene ist selbstverständlich auch bei dem nosologischen Ansatz eine syndromatologische Indikationsstellung, gewissermaßen als untergeordnetes Entscheidungskriterium, möglich.

Am besten kann man den Unterschied beider Positionen in der jeweiligen Auffassung über die Bedeutung der Neuroleptika bei der Behandlung depressiver Störungen sehen. Einige Autoren haben, basierend auf Erfahrungen, daß zum syndromatologischen Wirkspektrum einiger Neuroleptika auch antidepressive Wirkkomponenten gehören, schon in der frühen Phase der Psychopharmakologie berichtet, daß (bestimmte) Neuroleptika ebenso effektiv bei der Behandlung von Depressionen wie Antidepressiva sind (Overall et al. 1964, 1966). Andere Autoren haben diese Befunde mit dem Hinweis kritisiert, daß der Begriff „Depression" unterschiedlich verwendet werde und daß dies die Quelle solcher unerwarteten Befunde sei (Raskin et al. 1970; McConaghy 1970). Wenn die Behandlung gegen das Symptom „Depressivität" gerichtet sei, das in allen diagnostischen Kategorien auftreten könne, dann seien Neuroleptika möglicherweise genauso wirksam wie Antidepressiva. Dabei werde in Betracht gezogen, daß viele dieser depressiven Zustände zu den Krankheitsbildern gehören, bei denen an sich Neuroleptika indiziert seien. Wenn es sich jedoch um endogene Depression handle, also um das Krankheitsbild, das aus dieser nosologischen Sicht das Hauptindikationsgebiet für Antidepressiva darstelle, sei eher mit deutlichen Effektivitätsunterschieden zugunsten der Antidepressiva zu rechnen (Simpson et al. 1972). Diese schon relativ früh nach der Erfindung der als neuroleptisch bzw. antidepressiv bezeichneten Substanzen – eine Klassifikation nach dem Hauptindikationsgebiet, über die ohnehin gerade in der anfänglichen Phase der Psychopharmakologie erst langsam Einigkeit zu erreichen war (Arnold et al. 1970; Bobon 1973) – auftretende Kontroverse ist letztlich bis heute nicht ausreichend durch empirische Daten geklärt. Insbesondere blieb aus psychopathologischer Sicht unklar, ob vielleicht der „entängstigende" Effekt der Neuroleptika mit einem „antidepressiven" Effekt im engeren Sinne verwechselt werde (Robertson u. Trimble 1982). Spätere empirische Befunde lieferten Argumente und Gegenargumente hinsichtlich des Einsatzes von Neuroleptika zur Behandlung von depressiven Erkrankungen (Simpson et al. 1972; Raskin et al. 1970; Paykel 1977; Pöldinger u. Sieberns 1983; Overall et al. 1969; Menter u. Mandel 1979). Deutlicher wurde allerdings mit der Zeit, daß der kontrovers beurteilte Sachverhalt komplexer ist als ursprünglich angenommen. Es zeigte sich nämlich sowohl aus pharmakologischer als auch aus klinischer Sicht, daß der qualitative Effekt der Neuroleptika dosisabhängig umschlagen kann: Bei der klinisch üblichen Dosierung für schizophrene Erkrankungen kommt es zur antipsychotischen Tranquilisierung, bei wesentlich niedrigerer Dosierung zu antidepressiver Stimulation (Simpson 1969). Das wurde in neuerer Zeit mit unterschiedlichen Hauptangriffspunkten an zentralnervösen dopaminergen Rezeptoren erklärt: postsynaptisch für die Tranquilisierung, präsynaptisch für die Stimulierung (Puech et al. 1984).

Unterschiede zwischen dem nosologischen und dem syndromatologischen Ansatz in der Indikationsstellung werden auch deutlich bei der Entscheidung darüber, ob Neuroleptika bei wahnhaften Depressionen zusätzlich zu Antidepressiva zur Kupierung der synthymen Wahnsymptomatik indiziert sind. Von einer nosologischen Position, die den synthymen Wahn als Resultat der depressiven Verstimmung auffaßt, scheint dies nicht unbedingt sinnvoll. Von einer syndromatologischen Position, die Neuroleptika als Mittel gegen Wahnideen ansieht, hingegen durchaus. Dabei sind solche klinischen Überlegungen unabhängig von der ebenfalls noch ungeklärten Frage, inwieweit synthyme Wahnideen ebenso wie schizophrene Symptomatik mit einer Überfunktion dopaminerger zentralnervöser Synapsen zu tun haben oder durch die für die Depression als Erklärungshypothese herangezogenen Störungen im noradrenergen bzw. und/oder serotonergen System zu klären sind. Einige empirische Befunde aus klinischen Studien scheinen dafür zu sprechen, daß Neuroleptika sinnvoll zur Therapie von Wahnideen im Rahmen von Depressionen eingesetzt werden können bzw. zumindest in der Kombination mit Antidepressiva bei wahnhaften Depressionen der Monotherapie mit Antidepressiva hinsichtlich des globalen therapeutischen Effekts überlegen sind (Spiker et al. 1982, 1985; Nelson u. Bowers 1978). Allerdings ist nicht ganz klar, ob es sich bei den diesbezüglichen positiven Befunden wirklich immer nur um synthyme Wahnideen handelte oder nicht auch oder sogar vorwiegend um parathyme Wahnideen, die dann i. S. der traditionellen deutschsprachigen Psychiatrie eher die Diagnose einer schizoaffektiven Psychose nahelegen würden und deswegen möglicherweise (s. u.) neuroleptische Behandlung zur Folge hätten.

Vice versa stellt sich das Problem bei depressiven bzw. apathischen Zuständen im Rahmen schizophrener Erkrankungen (Prusoff et al. 1979; Siris et al. 1978). Der stärker nosologisch orientierte Kliniker wird auch dabei, zumindest zunächst, Neuroleptika für indiziert halten, da er depressive Symptomatologie als Teilphänomen der Grunderkrankung ansieht (Hirsch 1983; Möller u. von Zerssen 1986), die mit der neuroleptischen Behandlung der Grunderkrankung zum Abklingen gebracht werden kann. Der stärker syndromatologisch Orientierte wird eher an den gezielten Einsatz von Antidepressiva denken, wobei er allerdings die – wohl überbewertete (Prusoff et al. 1979) – Gefahr einer möglichen Provokation schizophrener Symptomatik durch eine derartige Stimulation fürchtet. Sehr erfolgreich scheint weder das eine noch das andere Vorgehen zu sein, zumindest nicht, wenn es sich um Residualsymptomatik und nicht um aktuelle depressive Verstimmungen handelt (Klein u. Rüther 1983). Bei den akuten depressiv-apathischen Zuständen im Rahmen schizophrener Psychosen muß zwischen ätiologisch unterschiedlichen, klinisch aber schwer voneinander abgrenzbaren Formen differenziert werden (Möller u. von Zerssen 1986). Die die akute schizophrene Symptomatik begleitende Depressivität klingt größtenteils, wenn auch z. T. mit zeitlicher Verzögerung (Abb. 1), mit der neuroleptischen Reduktion der schizophrenen Symptomatik ab, erfordert also im Gegensatz zu den endogenen Depressionen nicht den Einsatz von Antidepressiva. Gerade diese Tatsache scheint ein gewichtiges Argument gegen den Zielsyndromansatz. Obwohl die Schizophrenen ebenso stark „depressiv" sind wie die endogen Depressiven, genügt die Behandlung der schizophrenen Symptomatik mit Neuroleptika. Man könnte darin eine psychopharmakologische Variante der Schichtenregel sehen: Es genügt, die tiefste Störungsschicht zu behandeln, die darüber liegenden Störungsschichten normalisieren sich dann von selbst. Die insbesondere in der neuroleptischen Langzeitbehandlung zu beobachtenden pharmakogenen Depressionen sind häufig als "akinesia" oder "akinetic depression" im Sinne eines Parkinsonoids (Rifkin et al. 1975) aufzufassen und sprechen dann neben Dosisreduktion meist gut auf Anticholinergika an, oder sie sind als eigenständige neuroleptikabedingte Depressionen analog dem Modell der Reserpindepression zu interpretieren und bedürfen

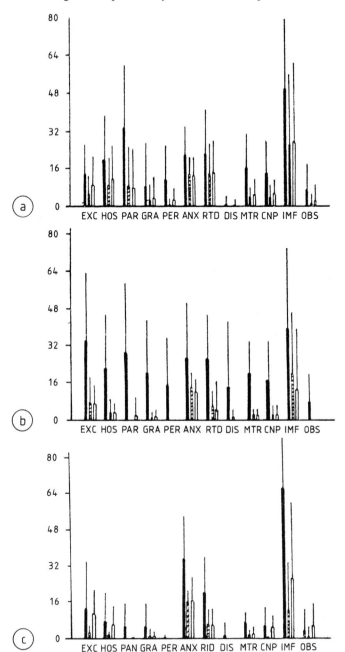

Abb. 1 a–c. Mittelwerte und Standardabweichungen der IMPS-Syndrom-Scores von Patienten **a** mit Schizophrenien, **b** schizoaffektiven Psychosen und **c** affektiven Psychosen bei Aufnahme, Entlassung und Katamnese. Syndrome: *EXC* Euphorischer Erregungszustand, *HOS* Dysphorischer Erregungszustand, *PAR* Paranoides Syndrom, *GRA* Megalomanes Syndrom, *PER* Halluzinatorisches Syndrom, *ANX* Depressives Syndrom, *RET* Apathisches Syndrom, *DIS* Orientierungsstörungen, *MTR* Katatones Syndrom, *CNR* Formale Denkstörungen, *IMF* Erschöpfungszustand, *OBS* Phobisch-anankastisches Syndrom

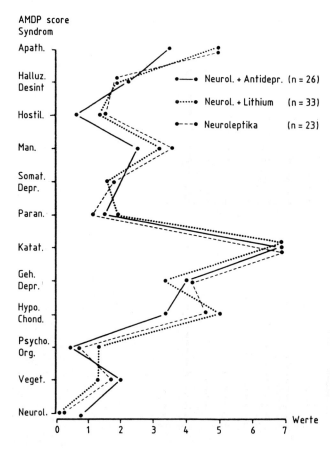

Abb. 2. Syndromausprägung bei schizoaffektiven Patienten (Die Auswahl der jeweiligen Therapie erfolgte nur bedingt nach der syndromalen Ausprägung der Psychopathologie). (Aus Nedopil u. Rüther 1983)

dann der antidepressiven Medikation. Insgesamt ist aber der Erfolg der Antidepressivatherapie von depressiven Zuständen im Rahmen schizophrener Erkrankungen nicht vergleichbar mit dem guten Effekt bei endogenen Depressionen (Klein u. Rüther 1983).

Ganz besonders deutlich wird die Problematik am Beispiel schizodepressiver Zustandsbilder. Je nach ihrer nosologischen Einstufung könnte man als Nosologiker die Extremposition vertreten, schizodepressive Syndrome müssen mit Neuroleptika, Antidepressiva oder mit einer Kombination von Neuroleptika und Antidepressiva behandelt werden, wobei im ersten Fall diese Bilder den Schizophrenien, im zweiten Fall den affektiven Psychosen und im dritten Fall einer nosologischen Mischform zwischen Schizophrenie und affektiven Psychosen zugeordnet werden. Für den Syndromatologiker scheint zunächst evident, daß er im entsprechenden Fall Neuroleptika zur Behandlung des schizophrenen Syndroms, Antidepressiva zur Behandlung des depressiven Syndroms zu verordnen hat, wobei er sich ggf. in der Dosierung nach dem Vorherrschen der jeweiligen Symptomatik richten würde. Vergleicht man allerdings die empirischen Syndromprofile von Patienten mit Schizophrenien und schizoaffektiven Psychosen (vgl. Abb. 1) und sieht ihre Ähnlichkeit, so wird diese Sichtweise in Frage gestellt: *Beide* Syndromprofile sind durch depressive und schizophrene Symptomatik geprägt. Die empirischen Belege für die Überlegenheit des einen oder anderen Vorgehens sind widersprüchlich, scheinen aber, wenn man die von Nedopil u. Rüther (1983) dargestellte Position hier zunächst unkritisch übernimmt, eher in die Richtung zu gehen, daß Neuroleptika effektiver sind und häufiger als Antidepressiva monotherapeutisch verordnet werden. Auch scheint es so, daß sich viele Kliniker in ihrer Entscheidung, ob sie zusätzlich ein Antidepressivum einsetzen, sich nicht so sehr von dem Ausmaß der depressiven Symptomatik im Querschnittsbild beeinflussen lassen (Abb. 2), sondern einem anderen Rational folgen. Möglicherweise sind anamnestische Daten (z. B. Vorgeschichte mit manisch- oder endogen-depressiven Phasen) oder andere Gesichtspunkte von größerer Bedeutung bei diesem Entscheidungsprozeß.

15.3 Das Problem der Diagnostik schizodepressiver Zustandsbilder

Die Forschungsresultate über die adäquate Behandlung schizodepressiver Zustandsbilder sind möglicherweise stark abhängig von den jeweils verwendeten diagnostischen Konzepten. Deshalb sind gerade die Ergebnisse der älteren Arbeiten zur Pharmakotherapie dieser Störungen sehr schwer zu interpretieren, da sie, wenn überhaupt, nur zwischen stimmungskongruentem Wahn und stimmungsinkongruentem Wahn im Rahmen von psychotischen Depressionen unterscheiden. Aber auch die Einführung der ICD-8 und -9 sowie insbesondere die Einführung der operationalisierten Diagnosesysteme hat die Situation nur teilweise erleichtert. Durch die operationalisierten Diagnosesysteme wurden zwar relativ eindeutige Krankheitsdefinitionen erreicht, denen aber in den verschiedenen diagnostischen Systemen unterschiedliche Krankheitskonstrukte zugrundeliegen. Man kann der hier gestellten Aufgabe, einen Abriß über die Pharmakotherapie der schizodepressiven Syndrome zu geben, nicht gerecht werden, ohne diesen diagnostischen Aspekt ausreichend zu würdigen.

Die Unterschiede in den einzelnen diagnostischen Konzepten schizoaffektiver Psychosen beziehen sich auf verschiedene Aspekte, u. a.

a. auf die Definition der schizophrenen Symptomatik, die Definition der affektiven Symptomatik, was insbesondere bezüglich der depressiven Symptomatik von großer Relevanz ist: Wird das Vollbild einer endogenen Depression gefordert oder wird nur eine Major Depressive Disorder gefordert?
b. die zeitliche Relation von depressiver und schizophrener Symptomatik: Muß beides gleichzeitig vorhanden sein in einer Phase oder genügt auch das Auftreten affektiver und schizophrener Symptomatik im Gesamtverlauf über mehrere Phasen? Welche Symptomatik tritt bei schizoaffektiven Mischbildern zuerst auf? Welche Symptomatik dominiert zeitlich und hinsichtlich Intensität bei schizoaffektiven Mischbildern?
c. nach der Art der Grenzziehung zwischen affektiven und schizophrenen Psychosen: z. B. Jasperssche Schichtenregel in dem Sinne, daß schizophrene Symptome immer eine schizophrene Erkrankung annehmen lassen, auch wenn affektive Symptome vorhanden sind, oder die Umdrehung im DSM-III, wo affektive Symptomatik i. d. R. zur Diagnose einer affektiven Psychose führt, auch wenn schizophrene Symptomatik vorhanden ist.

Diagnostische Systeme, die einer Schichtenregel folgen, wie die klassische, in der Tradition der Jaspersschen Schichtenregel verwurzelte deutschsprachige Psychiatrie oder das durch eine Umkehr der Jaspersschen Schichtenregel gekennzeichnete DSM-III, lassen im Grunde die nosologische Mischgruppe einer schizoaffektiven Psychose nicht zu, da sie ja immer die Zuordnung in die eine oder andere Richtung entsprechend dem immanenten Algorithmus bevorzugen. Dementsprechend fand das Konzept der schizoaffektiven Psychosen erst spät in der klassischen deutschsprachigen Psychiatrie Eingang, und im DSM-III wurde es nur als Restgruppe definiert, eine Position, die im DSM-III-R aufgehoben wurde. Zunehmend setzt sich die Auffassung durch, daß die schizoaffektiven Psychosen nicht als eine Subgruppe der schizophrenen bzw. der affektiven Psychosen anzusehen sind, sondern am ehesten als eine in vieler Hinsicht eigenständige diagnostische Gruppe, eine Position, wie sie z. B. auch in der ICD-10 ihren Niederschlag finden wird.

Entsprechend den dargelegten Unterschieden in den diagnostischen Konzepten werden Patienten mit funktionellen Psychosen je nach verwendetem diagnostischen System in unterschiedlicher Weise der Gruppe der schizoaffektiven Psychosen zugeordnet, wenn man ein polydiagnostisches Instrumentarium verwendet, wie z. B. die Untersuchung von Berner (1987). Aus einer Stichprobe von 200 Patienten, die erstmals wegen einer funktionellen Psychose stationär aufgenommen wurden, wurden 37 von den Research Diagnostic Criteria, 33 von der ICD-9, 6 vom DSM-III und 4 von den Wiener Forschungskriterien als „schizoaffektiv" eingeordnet. Die Übereinstimmung zwischen den beiden weitgefaßten (RDC und ICD-9, Kappa-Wert 0,69) und den beiden engen Definitionen (DSM-III und Wiener Forschungskriterien, Kappa-Wert 0,59) ist zwar relativ gut. Dennoch fällt auf, daß z. B. nahezu $1/3$ der RDC-schizoaffektiven Psychosen bei Anwendung der ICD-9 nicht dieser Kategorie zugeschlagen wird und daß die Hälfte der DSM-III-schizoaffektiven Störungen nicht den nach den Wiener Kriterien diagnostizierten Fällen entsprechen. Zwar werden die in die eng gehaltenen Definitionen einbezogenen Fälle größtenteils auch von den weiten Konzepten erfaßt; sie machen jedoch nur einen kleinen Teil der betreffenden Stichproben aus. Bei der weiteren Subdifferenzierung hinsichtlich schizomanisch und schizodepressiv scheinen die depressiven Mischbilder im Hinblick auf ihre nosologische Zuordnung viel problematischer zu sein. Von den 16 RDC-schizodepressiven Fällen werden vom DSM-III nahezu $1/3$ der reinen Schizophrenie und 1 Patient dem paranoiden Syndrom zugeschlagen; die Wiener Forschungskriterien lassen mehr als $1/3$ als nicht zuordbar erscheinen und 2 weitere als schizophren diagnostizieren.

Ähnlich sind auch unsere eigenen, im Rahmen eines großen Katamneseforschungsprojektes am Max-Planck-Institut für Psychiatrie gemachten Erfahrungen (Möller et al. 1989a). Deutlich wird aus diesen Daten, daß die den einzelnen Diagnosesystemen zugrunde liegenden Krankheitskonzepte von schizoaffektiven Psychosen z. T. sehr stark unterschiedlich sind und daß für Therapiestudien eigentlich nur die weiteren Konzepte in Frage kommen, weil engere Konzepte extrem wenige Patienten mit funktionellen Psychosen als schizoaffektiv diagnostizieren lassen.

15.4 Übersicht über die empirischen Studien zur Antidepressivatherapie bei schizodepressiven Syndromen

Eine sehr wichtige in diesem Zusammenhang zu erwähnende Übersichtsarbeit von Kantor u. Glassman (1977) erscheint noch unter dem Aspekt "delusional depressions". Sie ist insbesondere von Interesse, weil sie auch die präpsychopharmakologische Elektrokrampftherapie (EKT)-Ära umgreift. Ohne ins Detail zu gehen, sollen hier die wesentlichen Ergebnisse zusammengefaßt werden. Bezüglich der präpsychopharmakologischen EKT-Ära ergibt sich, daß Depressionen in etwa 80% der Fälle auf EKT ansprechen, ganz gleich, ob wahnhafte Symptomatik vorliegt oder nicht. Das gilt auch für solche Fälle, die nach heutiger Auffassung eher als schizoaffektive Psychosen diagnostiziert würden. Die Übersicht über die Studien während der psychopharmakologischen Ära ergab das eindeutige Resultat, daß unipolar wahnhaft Depressive viel schlechter auf Antidepressiva ansprachen als nichtwahnhaft Depressive. In dem Zusammenhang sei erwähnt, daß auch schon vor der EKT-Ära diese Gruppe als prognostisch besonders ungünstig bekannt war. Die wahnhaft depressiven Patienten, die nicht auf Antidepressiva angesprochen hatten, sprachen größtenteils noch auf EKT an. Nicht die Schwere der Depression, sondern der Aspekt wahnhaft/nichtwahnhaft war der entscheidende Prädiktor. Dieses globale Ergebnis galt sowohl für Patienten mit stimmungskongruenten Wahnideen als auch für Patienten mit stimmungsinkongruenten Wahnideen. Die Autoren ziehen aus der Übersichtsarbeit die Schlußfolgerung, daß Patienten mit wahnhaften Depressionen bevorzugt mit EKT behandelt werden sollten und daß diese wahnhaften Depressionen möglicherweise eine biologische Sondergruppe der affektiven Psychosen darstellen (z. B. verminderte Dopamin-beta-Hydroxilaseaktivität, Meltzer et al. 1976).

Die erste psychopharmakologische Übersichtsarbeit mit ausdrücklichem Bezug auf depressive schizoaffektive Psychosen stammt von Spiker (1981). Der Autor geht davon aus, daß Patienten mit einer "schizoaffective disorder-depressed" sicherlich in großer Zahl in die bisherigen Studien über die Behandlung schizophrener oder depressiver Störungen einbezogen wurden, daß aber in den meisten Fällen es nicht möglich ist, nachträglich ihre speziellen Behandlungsergebnisse herauszudifferenzieren. Nur bei 4 Antidepressivastudien sei es möglich gewesen, annähernd herauszufinden, ob die Patienten die RDC-Kriterien für schizodepressive Syndrome erfüllen. Dies waren 7 Fälle in der Studie von Angst (1961), 4 Fälle in der Studie von Hordern et al. (1963), 8 Fälle in der Studie von Avery u. Winokur (1977) und 14 Fälle in der Studie von Brockington et al. (1978). Sechs (18%) waren Responder, 9 (27%) teilweise Responder auf die Antidepressivatherapie in üblicher Dosierung bis zu 200 mg bzw. in einer Studie (Brockington et al. 1978) 250 mg eines klassischen Trizyklikums (Tabelle 1). Insgesamt zieht der Autor die Schlußfolgerung, daß die Behandlungserfolge mit Antidepressiva allein nicht befriedigend sind und wahrscheinlich unter den Erfolgen der Antidepressivatherapie bei Depressionen liegen.

Die jüngste Literaturübersicht zu diesem Thema stammt von Goodnick u. Meltzer (1984). Sie umfaßt auch die 4 in der Literaturübersicht von Spiker (1981) zusammengefaßten relativ frühen Arbeiten und überblickt damit insgesamt 12 Studien aus dem Zeitraum von 1961–1981. Eine dieser Studien ist retrospektiv,

Tabelle 1. Zusammenfassung von 4 Studien über die Antidepressivabehandlung schizodepressiver Syndrome. (Aus: Spiker 1981)

	n	Responder	Partielle Responder	Nonresponder
Angst (1961)	7	0	4	3
Hordern et al. (1963)	4	2	0	2
Avery u. Winokur (1977)[a]	8	3	0	5
Brockington et al. (1978)	14	1	5	8

[a] Einige Patienten haben möglicherweise MAO-Hemmer erhalten.
Responder: Patienten waren symptomfrei.
Partielle Responder: Entweder die depressive oder die psychotische Symptomatik war gebessert.

von den prospektiven Studien sind 3 offen, die restlichen doppelblind. Die Patienten wurden größtenteils mit trizyklischen Antidepressiva behandelt, in einigen Studien auch mit MAO-Hemmern oder Lithium (Akutbehandlung!) oder Neuroleptika (Tabelle 2). Wegen der unterschiedlichen Patientenselektion und Methodik sind die Studienergebnisse schwer zu vergleichen. Versucht man trotzdem einige Schlußfolgerungen zu ziehen, so ergibt sich etwa das nachfolgende Bild.

Vier Studien (Angst 1961; Greenblatt et al. 1962; Hordern et al. 1963; Avery u. Winokur 1977) haben die Responseraten von Depressionen und Schizodepressionen auf Antidepressiva verglichen. Entgegen der von Goodnick u. Meltzer (1984) vertretenen Auffassung scheinen die Ergebnisse der Schizodepressiven nach unserer Berechnung ungünstiger zu liegen als die der rein Depressiven. Die Responseraten der Schizodepressiven liegen durchschnittlich bei 41%, wenn man die beiden Studien mit sehr geringer Fallzahl ($n=10$) schizodepressiver Fälle ausscheidet (Angst 1961; Hordern et al. 1963), sogar nur bei 28%. Demgegenüber liegen die Vergleichszahlen für unipolar Depressive durchschnittlich bei 48% bzw. 45%, für den Fall, daß man die in einer Studie differenzierten wahnhaften Depressionen aus der Berechnung wegläßt, sogar noch etwas günstiger. Aufgrund der 3 Studien, die die RDC verwendet haben (Avery u. Winokur 1977; Brockington et al. 1978; Brockington et al. 1980), resultiert ebenfalls eine relativ niedrige Responserate der schizodepressiven Patienten auf Antidepressiva (durchschnittlich 37%).

Die Literaturübersicht von Goodnick u. Meltzer (1984) macht deutlich, daß Neuroleptika nur wenig bei schizodepressiven Psychosen untersucht wurden. Am aussagekräftigsten ist die Studie von Brockington et al. (1978), in der in einem Doppelblindkontrollgruppendesign der Effekt von Chlorpromazin allein (450–700 mg), Amitriptylin allein (150–200 mg) und der Kombinationsbehandlung geprüft wurde. Die Besserungsquoten für die kombinierte Behandlung lagen bei 75%, die für die Chlorpromazinbehandlung bei 54% und die für Amitriptylin allein bei 46%. Wegen der geringen Fallzahl sind die Ergebnisse allerdings nur beschränkt generalisierbar. Aus der 1980 publizierten offenen Studie von Brockington et al. an einer größeren Stichprobe resultierte ebenfalls, daß die neuroleptische Behandlung allein der Antidepressivabehandlung überlegen war: 55% Besserung vs. 33% unter trizyklischen Antidepressiva. Die Studie von Prusoff et al.

Tabelle 2. Zusammenfassende Übersicht der Studien zur Behandlung schizodepressiver Syndrome. (Aus Goodnick u. Meltzer 1984)

Studie	Patienten	Diagnose-kriterien	Response-meßinstrument	Medikation	Dauer	Bedin-gungen	Ergebnisse
Angst (1961)	41 MD 17 RD, 7 SA	des Autors	des Autors	Imipramin 200 mg	2 Wochen	Offen	% gebessert MD: 63,4; RD: 58,8; SAD: 57,1
Greenblatt et al. (1962)	25 MD 24 Psycho-neurot. 10 Psychot. 31 SA	der Autoren	Globalurteil (der Autoren)	EKT (≥9 Behandlungen) Isocarboxacid 40–50 mg Phenelzine 60–75 mg Imipramin 150–187 mg	8 Wochen	DB	% deutlich gebessert AD EKT Gesamt MD 40,0 80,0 48,0 Psychoneurot. 87,0 71,0 33,0 Psychot. 30,0 50,0 33,0 SAD 23,0 60,0 29,0
Hordern et al. (1963)	110 N-D 23 D	der Autoren	HAMD	Amitriptylin 200 mg Imipramin 200 mg Nonresponder erhalten EKT (alle SA auf Amitriptylin)	4–6 Wochen	DB	% gebessert auf Amitriptylin nicht wahnhaft 88,0 wahnhaft 67,0 SAD 50,0
Small et al. (1975)	14 S 4 SAD	Feighner + der Autoren	BPRS CGI NOSIE	Fortführung der NL Lithium 0,6–1,0 mEq/l Plazebo	4 Wochen	DB	% gutes Ansprechen S: 43; SAD: 25,0
Avery u. Winokur (1977)	444 UP 47 BP 54 SA	Feighner RDC (SA)	Klinisches Globalurteil	Amitriptylin 150 mg Imipramin 150 mg Desipramin 150 mg Nortriptylin 150 mg Protriptylin 45 mg Phenelzine 45 mg Tranylcypromin 30 mg Isocarboxacid 30 mg EKT 5 Behandlungen	4 Wochen (mindestens 2 Wochen)	Retro-spek-tiv	% gebessert nach Behandlung AD EKT UP 26 52 BP 33 43 SAD 33 41
Brockington et al. (1978)	41 SA (36 aufgenommen)	PSE + Autoren	BPRS PSE	Amitriptylin 150–250 mg (13) CPZ 450–750 mg (11) Kombination (12)	1 Monat	DB	% gebessert nach Behandlung (alle SAD) Amitriptylin 45 CPZ 54 Amitriptylin + CPZ 75

Tabelle 2 (Fortsetzung)

Studie	Patienten	Diagnose-kriterien	Response-meßinstrument	Medikation	Dauer	Bedingungen	Ergebnisse
Alexander et al. (1979)	5 S 5 SAD	RDC DSM-II	Bunney-Hamburg	Lithium ⌀ 1600 mg 0,7–1,2 mEq/l Plasma Plazebo	3 Wochen	DB	% gebessert S 40 SA 40
Van Kammen et al. (1980)	1 S 10 SAD	RDC	Bunney-Hamburg	Lithium 900–2100 mg 0,7–1,3 mEq/l Plasma	3 Wochen	DB	Gebesserter Depressivitätswert (>1,5) 60% der SAD
Prusoff et al. (1979)	40 DS	DSM-II NHSI + Autoren	NHSI BPRS HAMD Raskin SCL-90 SAS II	Fortführung Perphenazin Amitriptylin 100–20 mg Plazebo	1–6 Monate	DB	Symptombesserung auf einem Signifikanzniveau von 0,05 BPRS Denkstörungen (6 Monate) HAMD Somatisierung (2 Monate) HAMD Angst-Depression (4 Monate) Raskin Depression (4 Monate)
Hirschkowitz et al. (1980)	20 S 9 SAD 2 SAM	RDC	NHSI ADRS	Lithium 1,1–1,4 mEq/l	2 Wochen	Offen	% gebessert S 25 SA 36
Brockington et al. (1980)	4 S 8 MD 60 SAD 4 andere	RDC	des Autoren	Trizyklische AD, verschiedene NL EKT	Verschieden	Offen	% gebessert durch SAD Trizyklika 33 Neuroleptika 55 EKT 62
Carman et al. (1981)	11 S 2 SAD	RDC	IBRS	Fortführung NL Lithium 0,75–1,3 mEq/l Plazebo	4 Wochen	DB	% gebessert Psychosen Depression S 18 36 SAD 0 50

AD Antidepressiva; *ADRS* Affective Disorder Rating Scale; *BP* bipolar; *BPRS* Brief Psychiatric Rating Scale; *CGI* Clinical Global Impression; *CPZ* Chlorpromazin; *DB* doppelblind; *DS* depressiv schizophren; *DSM* Diagnostical and Statistical Mannual; *EKT* Elektrokrampftherapie; *HAMD* Hamilton Depression Score; *MD* manisch-depressiv; *NHSI* New Haven Schizophrenia Index; *NL* Neuroleptika; *NOSIE* Nurses Observation Scale for Inpatient Evaluation; *NWD* nicht wahnhafte Depression; *PSE* Present State Examination; *RD* rezidivierende Depression; *S* Schizophrenie; *SA* schizoaffektiv; *SAD* schizoaffektiv depressiv; *SAM* schizoaffektiv manisch; *SAS* Social Adjustment Scale; *SCL-90* Symptom Checklist 90; *UP* unipolar; *WD* wahnhafte Depression.

1979, die doppelblind den Effekt von Amitriptylin und Neuroleptika bei 40 „depressiven Schizophrenen" nach DSM-III evaluierte, enthält möglicherweise eine größere Gruppe von RDC-schizodepressiven Patienten. Darüber läßt sich aber keine genauere Aussage machen. In dieser Studie wurde eine geringfügige Zunahme schizophrener Symptomatik unter Antidepressivatherapie beschrieben. Bemerkenswert ist aber in dem Zusammenhang, daß aufgrund aller mitgeteilten Erfahrungen mit der Antidepressivabehandlung bei schizodepressiven Patienten die Provokation schizophrener Symptomatik kein nennenswertes Problem zu sein scheint.

Nach der Literaturübersicht von Goodnick u. Meltzer (1984) haben 5 Studien den akuten Effekt von Lithium bei schizodepressiven Patienten untersucht (Small et al. 1975; Alexander et al. 1979; van Kammen et al. 1980; Hirschkowitz et al. 1980; Carman et al. 1981). In fast allen Studien wurde die Diagnose nach RDC gestellt. Die Responsequote lag bei durchschnittlich 38% ($n=30$). Lithium scheint nach dieser vorläufigen Erfahrung insgesamt einen eher bescheidenen Effekt bei schizodepressiven Syndromen zu haben.

Entsprechend der Übersichtsarbeit von Goodnick u. Meltzer (1984) haben 7 Studien (Greenblatt et al. 1962; Hordern et al. 1963; Folstein et al. 1973; Wells 1973; Avery u. Winokur 1977; Brockington et al. 1980; Ries et al. 1981) die Wirkung von EKT in der Behandlung schizoaffektiver Depressionen untersucht. Zwei davon verglichen das Ansprechen von Patienten mit schizoaffektiver Depression und Major Depression (Greenblatt et al. 1962; Avery u. Winokur 1977) und demonstrierten vergleichbare Responseraten für beide Gruppen von Patienten (bipolare Depressionen 43–80%, unipolare Depression 52–89%, schizoaffektive Depressionen 41–80%). Vier Studien (Greenblatt et al. 1962; Hordern et al. 1963; Avery u. Winokur 1977; Brockington et al. 1980) kamen zu dem Schluß, daß EKT wirksamer ist bei schizoaffektiver Depression als Psychopharmakotherapie. Analoges wurde für psychotische Depressionen gefunden. Durchschnitt-

Tabelle 3. Besserungsscores aus der Studie von Goodnick u. Meltzer (1984)

Symptom	Schizoaffektive Depression		Depression	
	Neuroleptika	Antidepressiva	Neuroleptika	Antidepressiva
Globalurteil (GAS)	23,6 ± 19,8 (0,0001)	14,1 ± 17,7 (0,0027)	23,4 ± 21,8 (0,0001)	21,0 ± 10,2 (0,0001)
Hamilton-Gesamtscore	5,8 ± 12,1 (0,0245)	2,8 ± 10,1 (n.s.)	3,0 ± 10,9 (n.s.)	9,4 ± 11,3 (0,0001)
Depressives Syndrom	8,2 ± 16,7 (0,0220)	7,9 ± 13,5 (0,0200)	4,4 ± 15,5 (n.s.)	14,7 ± 16,0 (0,0001)
Stimmenhören	1,4 ± 2,4 (0,0087)	2,2 ± 3,4 (0,0118)	0,6 ± 1,2 (0,0552)	0,2 ± 1,4 (n.s.)
Beziehungs- und Verfolgungswahn	1,4 ± 2,4 (0,0083)	1,3 ± 2,2 (0,0239)	1,3 ± 1,9 (0,0200)	0,1 ± 1,2 (n.s.)
Denkstörungen	0,4 ± 1,4 (n.s.)	0,3 ± 1,8 (n.s.)	0,1 ± 1,2 (n.s.)	0,1 ± 0,8 (n.s.)

lich zeigten insgesamt 54 der Patienten eine deutliche Besserung nach EKT, aber nur 30 eine deutliche Besserung nach Antidepressiva.

Eine von uns durchgeführte DIMDI-Literaturrecherche über die letzten 5 Jahre ergab (Ballenger u. Post 1980; Berlant 1986; Greenspan u. Levin 1985; Singh 1984), abgesehen von einigen ungewöhnlichen Behandlungsansätzen, keine neuen relevanten Erkenntnisse zu den hier angeschnittenen Fragestellungen. Die retrospektive Untersuchung von Goodnick u. Meltzer (1984) an insgesamt 99 Patienten zeigte z. B. erneut, daß schizodepressive Patienten schlechter auf Antidepressiva ansprechen als rein depressive Patienten und besser auf Neuroleptika ansprechen als auf Antidepressiva (Tabelle 3).

15.5 Genauere Darstellung einiger exemplarisch ausgewählter Studien

Im folgenden werden einige wenige Studien aus den letzten 10 Jahren, die wegen ihrer hohen Fallzahl oder wegen einer guten Methodik von besonderem Interesse sind, etwas genauer dargestellt, um etwas mehr Detailinformation über Art und Fragestellung der Studien in diesem Bereich zu vermitteln.

15.5.1 Avery und Winokur (1977):
"The efficacy of electroconvulsive therapy and antidepressants in depression"

Art der Studie:	Retrospektiver Vergleich verschiedener Antidepressiva und EKT.
Anzahl der Patienten:	519 Patienten mit insgesamt 609 stationären Aufnahmen.
Beschreibung der Patienten:	Manisch-depressiv, depressiv.
Diagnosen:	Manisch-depressiv, zirkulär oder gemischt psychotische, depressive Reaktion, Involutionsmelancholie, depressive Neurose, schizoaffektive Psychose bei Erfüllung von mindestens 4 von 10 ausgewählten depressiven Symptomen.
Auswahlkriterien:	DSM-I oder -II, Feighner-Kriterien für primäre Depression, RDC für schizoaffektive Psychose, depressiver Typ. Patienten mit manischer Phase in der Vorgeschichte = bipolar I, Patienten mit hypomanischer Phase in der Vorgeschichte = bipolar II.
Medikation:	Bei insgesamt 4wöchiger Gabe von Antidepressiva wurde folgendes Dosierungsschema als adäquat angesehen: – Imipramin, Amitriptylin, Desimipramin oder Nortriptylin 150 mg oder mehr für mindestens 2 Wochen – Protriptylin, Phenelzine mindestens 45 mg für mindestens 2 Wochen – Tranylcypromin oder Isocarboxazid mindestens 30 mg für mindestens 2 Wochen.
Zusätzlich erlaubte Medikation:	Nicht erwähnt.
Beurteilungskriterien:	Nach klinischem Eindruck des behandelnden Arztes und Dokumentation im Abschlußbericht Einteilung der Patienten in – erheblich gebessert bzw. Vollremission – gebessert (kein depressives Symptom durfte persistieren) – nicht gebessert.

Erfolgskriterien:	Siehe Beurteilungskriterien.
Ergebnisse:	– Die Gesamtrate „erheblich gebessert" war für die 10 Jahre insgesamt 39%, wobei die Rate nur 32% war in 4 Jahren, in denen strengere Kriterien angewandt wurden, jedoch 44% in 6 Jahren mit weniger strengen Kriterien.
	– In beiden Perioden war EKT statistisch überlegen (42% bzw. 55%) gegenüber den Antidepressiva (22% bzw. 32%).
	– Die Entlassungsrate nach 7wöchiger stationärer Behandlung war bei EKT 74%, bei Antidepressiva 51%.
	– Vorhandensein von Wahnideen oder Halluzinationen verschlechterte insgesamt die Rate der erheblich gebesserten.
	– In die Gruppe der Patienten mit Wahnideen wurde die Gruppe der insgesamt nur weniger als schizoaffektiv, unipolar eingeordneten Patienten aufgenommen. Die Erfolgsrate war für EKT 42%, für Behandlung mit Antidepressiva 18%.

15.5.2 Brockington et al. (1978):
"Trials of lithium, chlorpromazine and amitriptyline in schizoaffective patients"

Art der Studie:	Doppelblindkontrollgruppenvergleich von Amitriptylin, Chlorpromazin und der Kombination.
Anzahl der Patienten:	41.
Auswahlkriterien:	Untersuchung nach PSE (Present State Examination). Vorhandensein von schizophrener oder paranoider Psychose *und* affektiver Erkrankung (manisch oder depressiv).
Medikation:	Vierwöchige Medikation mit Amitriptylin: 100–250 mg/die; oder Chlorpromazin: 450–750 mg/die; oder beides gemeinsam: 150 mg Amitriptylin + 450 mg Chlorpromazin/die.
Compliancekontrolle:	Wöchentliche Urinkontrollen, um das den Kapseln beigegebene Riboflavin festzustellen.
Zusätzlich erlaubte Medikation:	Nitrazepam, Triclofos, Diazepam, Analgetika.
Beurteilungskriterien:	PSE und BPRS vor Studienstart und am Ende bzw. bei Abbruch.
Erfolgskriterien:	Differenz zwischen Score vor Behandlung und Score nach Behandlung dividiert durch die Standardabweichung der Scores vor Behandlung aller Patienten = Veränderung.
Ergebnisse:	– Von 41 Patienten schieden 5 innerhalb der ersten 10 Tage aus.
	– Von den verbliebenen 36 wurden behandelt: 13 mit Amitriptylin, davon voll remittiert 1, 11 mit Chlorpromazin, davon voll remittiert 4, 12 mit beiden, davon voll remittiert 2.
	– Insgesamt nur 20%ige Erfolgsrate.
	– Chlorpromazin schien unter dem Aspekt der Vollremission insgesamt besser (aber statistisch nicht signifikant), bei Einbeziehung auch der partiellen Responder Kombinationstherapie am besten, Chlorpromazin besser als Amitriptylin.
	– Nur 5 von 59 Variablen aus BPRS und PSE erreichten statistische Signifikanz: Amitriptylin besser bei: obsessional symptoms, ideas of reference, delusions of reference. Chlorpromazin besser bei: anxiety, emotional withdrawal.

15.5.3 Brockington et al. (1980):
"Depressed patients with schizophrenic or paranoid symptoms"

Art der Studie:	Offener, unkontrollierter Vergleich von trizyklischen Antidepressiva, Neuroleptika, EKT.
Anzahl der Patienten:	76 (36 davon bereits in der Studie 1978 beschrieben).
Beschreibung der Patienten, Diagnosen:	Schizodepressiv, gleichzeitiges Vorhandensein von Depression und schizophrenen oder paranoiden Symptomen.

- 60 der Patienten nach RDC: schizoaffektive disorder, depressed type.
- Verwendung von PSE, CATEGO, RDC.
- Flexible system of Carpenter et al.
- Schneiders Symptome ersten Ranges, Langfeldt's poor prognosis schizophrenia.
- 2 Definitionen für schizoaffektive Psychosen nach Kasanin und Welner. Definition für "good prognosis schizophrenia" nach Stephens.

Medikation:
a. Trizyklische Antidepressiva (Amitriptylin oder Imipramin) 42 Patienten behandelt bei 43 Gelegenheiten:
- 19mal als Erstbehandlung,
- 19mal in Kombination mit anderer Therapie,
- 5mal als neue Therapie bei Versagen anderer.

b. Neuroleptika (Chlorpromazin, Trifluoperazin, Haloperidol) 62 Patienten behandelt bei 69 Gelegenheiten:
- 29mal als Erstbehandlung,
- 23mal als Kombinationsbehandlung,
- 17mal als neue Therapie bei vorherigem Versagen.

Ergebnisse:
- 14 Patienten = 33% der mit trizyklischen Antidepressiva behandelten Patienten zeigten eine Vollremission, davon 10 Patienten, bei denen andere Therapiemaßnahmen versagt hatten, nur 4 Patienten der 24 (=17%), bei denen trizyklische Antidepressiva Erst- oder Kombinationstherapie waren.
- 38 Patienten = 55% der mit Neuroleptika behandelten Patienten zeigten eine Vollremission, davon 28 Patienten = 61% aus 46 Versuchen, bei denen Neuroleptika Erst- oder einzige additive Therapie waren.

Schlußfolgerungen der Autoren:
- Chlorpromazin scheint Amitriptylin überlegen bei schizodepressiven Patienten.
- Vergleich der Studien extrem schwer, da bei Anwendung verschiedener Diagnosekriterien völlig verschiedene Diagnosen für z. T. gleiche Patienten entstehen (siehe Hirschkowitz et al. 1980).

15.5.4 Goodnick und Meltzer (1984): "Treatment of schizoaffective disorders"

Art der Studie:	Retrospektive Analyse.
Anzahl der Patienten:	99, davon 54 mit "major depressive disorder", 44 mit schizoaffektiver Depression.
Auswahlkriterien:	Diagnose nach RDC

- Vor Behandlung GAS-rating von SADS 60 oder weniger,
- Vorausgehende mindestens 3wöchige Behandlung mit Neuroleptika äquivalent zu mindestens 600 mg Chlorpromazin oder 150 mg Imipramin/Desipramin/Amitriptylin oder 75 mg Nortriptylin oder 300 mg Trazodon.

Beurteilungskriterien: a) wöchentlich nach SADS-C,
b) Globalurteil nach GAS,
c) Hamilton Depression Scale.

Ergebnisse: – Antidepressiva: Verbesserung im Hamilton-Gesamtscore sowie im SADS-depressive-syndrome-score.
– Neuroleptika: Verbesserung von Stimmenhalluzinationen, Verfolgungswahn und "delusions of reference"; signifikante Besserung im Hamilton-Score bei schizoaffektiven depressiven Patienten; etwas ausgeprägtere Besserung im Globalurteil (GAS) bei schizoaffektiven depressiven Patienten (vgl. Tabelle 3).

Schlußfolgerung der Autoren: Schizoaffektive depressive Patienten reagieren schlechter auf Antidepressiva als depressive Patienten und dafür besser auf Neuroleptika als depressive Patienten.

15.6 Zusammenfassung

Für die Therapie akuter schizodepressiver Phasen werden in psychopharmakologischen Lehrbüchern uneinheitliche Empfehlungen gegeben. Insgesamt gibt es bisher, wie dargestellt, nur wenige Arbeiten zu dem Problem der Akutbehandlung schizodepressiver Syndrome. Wegen der Uneinheitlichkeit der Versuchspläne, der verabreichten Pharmaka, der Medikamentendosierungen, der Diagnostik und der Meßinstrumente können daraus kaum differenzierte Richtlinien für die Behandlung akuter schizodepressiver Syndrome abgeleitet werden. Dementsprechend vielfältig ist das Verordnungsverhalten bei der Akutbehandlung schizoaffektiver Psychosen, wie u. a. eine diesbezügliche Erhebung in der Psychiatrischen Klinik der Ludwig-Maximilians-Universität München zeigte (Tabelle 4). Das Verordnungsverhalten ließ keinen klaren Bezug zu der mit dem AMDP-System gemessenen syndromatologischen Ausprägung erkennen, außer daß Antidepressiva eher dann eingesetzt wurden, wenn nur geringe Ausprägungen des manischen oder des Hostilitätssyndroms vorhanden waren (Nedopil u. Rüther 1983).

Bemerkenswert ist, daß nach den Erfahrungen der referierten Studien offensichtlich die Behandlung mit Antidepressiva (allein oder in Kombination mit

Tabelle 4. Schizoaffektive Psychosen: Art der Psychopharmakotherapie an der Psychiatrischen Universitätsklinik München. (Aus Nedopil u. Rüther 1983)

Substanzklasse bzw. Substanz	Zahl der behandelten Patienten mit		
	1 Präparat	2 Präparaten	3 oder mehr Präparaten
Neuroleptikum	23	38	51
Lithium	1	9	33
Neuroleptikum kombiniert mit:			
– Anti-Parkinson-Mittel	–	15	50
– Lithium	–	9	33
– Antidepressivum	–	8	26
– Benzodiazepin	–	6	50

Neuroleptika) nicht zu relevanten Exazerbationen der schizophrenen Symptomatik führt.

Insgesamt wirft die Behandlung der schizodepressiven Syndrome Fragen auf, die beim gegenwärtigen Forschungsstand nicht abschließend zu beantworten sind. Insbesondere interessiert die Frage, ob die Monotherapie mit Neuroleptika ausreichend effektiv ist oder ob zur Behandlung der schizodepressiven Syndrome die Neuroleptika mit Antidepressiva kombiniert werden sollten. Sicher scheint aufgrund der bisher vorliegenden Studien, daß eine alleinige antidepressive Therapie bei schizodepressiven Syndromen in einem Großteil der Fälle nicht ausreichend erfolgreich ist, während es gewisse Evidenzen dafür gibt, daß eine alleinige Behandlung mit Neuroleptika erfolgversprechender ist (Möller et al. 1989b). Für die Überlegenheit einer Kombinationstherapie von Neuroleptika und Antidepressiva gegenüber der neuroleptischen Monotherapie gibt es bisher nur erste empirische Evidenzen. Der Stellenwert von Lithium allein oder in Kombination mit Neuroleptika ist bisher nicht ausreichend abschätzbar, scheint aber eher weniger bedeutend zu sein. Von manchen Autoren wird empfohlen, bei schizodepressiven Syndromen insbesondere Neuroleptika mit antidepressiver Wirkkomponente einzusetzen (Benkert u. Hippius 1986), eine Position, die zwar aufgrund des postulierten gleichzeitig antidepressiven Wirkprofils dieser Neuroleptika theoretisch plausibel ist, empirisch aber noch nicht in ihrer Überlegenheit belegt erscheint.

Literatur

Alexander PE, Kammen DP van, Bunney ER Jr (1979) Antipsychotic effects of lithium in schizophrenia. Am J Psychiatry 136:283–287

Angst J (1961) A clinical analysis of the effects of tofranil in depression. Psychopharmacologia 2:381–407

Arnold OH, Collard J, Deniker P et al. (1970) Definition and classification of neuroleptics. Mod Probl Pharmacopsychiatry 5:141–147

Avery D, Winokur G (1977) The efficacy of electroconvulsive therapy and antidepressants in depression. Biol Psychiatry 12:507–523

Ballenger J, Post RM (1980) Carbamazepine in manic-depressive illness: A new treatment. Am J Psychiatry 137:782–790

Benkert O, Hippius H (1986) Psychiatrische Pharmakotherapie. Springer, Berlin Heidelberg New York Tokyo

Berlant J (1986) Neuroleptics and reserpine in refractory psychoses. J Clin Psychopharmacol 6:180–184

Berner P (1987) Neuroleptika zur Behandlung schizoaffektiver Psychosen. In: Pichot P, Möller HJ (Hrsg) Neuroleptika. Rückschau 1952–1986. Künftige Entwicklungen. Springer, Berlin Heidelberg New York Tokyo, S 103–110

Bobon DP (1973) Classifications and terminology of psychotropic drugs. Pharmacopsychiatry 6:1–12

Braden W, Fink EB, Qualls CB, Ho CK, Samuels WO (1982) Lithium and chlorpromazine in psychotic patients. Psychiatry Res 7:69–81

Brockington IF, Kendell RE, Kellett JM, Curry SH, Wainwright S (1978) Trials of lithium, chlorpromazine and amitriptyline in schizoaffective patients. Brit J Psychiatry 133:162–168

Brockington IF, Kendell R, Wainwright S (1980) Depressed patients with schizophrenic or paranoid symptoms. Psych Medicine 10:665–675

Carman JS, Bigelow LB, Wyatt RJ (1981) Lithium combined with neuroleptics in chronic schizophrenic and schizoaffective patients. J Clin Psychiatry 42:124–128

Detre TP, Jarecki HP (1971) Modern psychiatric treatment. Lippincott, Philadelphia
Dunner DL, Fieve RR (1978) The lithium ion: Its impact on diagnostic practice. In: Akiskal HS, Wells WL (eds) Psychiatric diagnosis: Exploration of biological predictors. SP Medical and Scientific Books, New York, pp 233–246
Folstein M, Folstein S, McHugh PR (1973) Clinical predictors of improvement after electroconvulsive therapy of patients with schizophrenia, neurotic reactions and affective disorders. Biol Psychiatry 7:146–152
Forssman H, Walinder J (1970) Lithium as an aid in psychiatric diagnostics. Acta Psychiatr Scand, Suppl 219:59–66
Freyhan FA (1957) Psychomotilität, extrapyramidale Syndrome und Wirkungsweisen neuroleptischer Therapie (Chlorpromazin, Reserpin, Prochlorperazin). Nervenarzt 28:504–509
Goodnick P, Meltzer H (1984) Treatment of schizoaffective disorders. Schizophrenia Bull 10, 1:30–48
Greenblatt M, Grosser GH, Wechsler H (1962) A comparative study of selected antidepressant medications and ECT. Am J Psychiatry 119:144–153
Greenspan D, Levin D (1985) Use of clonazepam in a patient with schizoaffective disorder. Am J Psychiatry 142:774–775
Hirsch SR (1983) The causality of depression in schizophrenia. Brit J Psychiatry 142:624–625
Hirschkowitz J, Casper R, Garver DL, Chang S (1980) Lithium response in good prognosis schizophrenia. Am J Psychiatry 137:916–920
Hordern A, Holt NF, Burt CG, Gordon WF (1963) Amitriptyline in depressive states. Brit J Psychiatry 109:815–825
Kammen DP van, Alexander PE, Bunney WE (1980) Lithium-treatment in postpsychotic depression. Brit J Psychiatry 136:479–485
Kantor SJ, Glassman AH (1977) Delusional depressions: Natural history and response to treatment. Brit J Psychiatry 131:351–360
Klein DF (1968) Importance of psychiatric diagnosis in prediction of clinical drug effect. Psychopharmacol 13:359–386
Klein DF, Rüther E (1983) Klinisch bedeutsame Wechselwirkungen der Psychopharmaka. In: Langer G, Heimann H (Hrsg) Psychopharmaka. Grundlagen und Therapie. Springer, Wien New York, S 617–635
Klein DF, Gittelman R, Quitkin F, Rifkin A (1981) Diagnosis and drug treatment of psychiatric disorders. Williams & Wilkins, Baltimore London
Marneros A, Tsuang MT (eds) (1986) Schizoaffective psychoses. Springer, Berlin Heidelberg New York Tokyo
McConaghy N (1970) Actuarial vs clinical prediction. Brit J Psychiatry 117:122
Meltzer HY, Cho HW, Carroll BJ (1976) Serum dopamine-β-hydroxylase activity in the affective psychoses and schizophrenia. Arch Gen Psychiatry 33:585–591
Menter RE, Mandel Mr (1979) The treatment of psychotic major disorder with drugs and electroconvulsive therapy. J Nerv Ment Dis 12:726–733
Möller HJ (1987) Konsequenzen aus der klinischen Psychopharmakologie für die nosologische und syndromatologische Klassifikation funktioneller psychischer Störungen. In: Simhandl C, Berner P, Luccioni H (Hrsg) Klassifikationsprobleme in der Psychiatrie. Medizinisch-pharmazeutische Verlagsgesellschaft, Purkersdorf, S 163–188
Möller HJ, Zerssen D von (1986) Depression in schizophrenia. In: Burrows GD, Norman TR, Rubinstein G (eds) Handbook of studies in schizophrenia. Part 1. Elsevier, Amsterdam, pp 183–191
Möller HJ, Schmid-Bode W, Cording-Tömmel C, Wittchen HU, Zaudig M, Zerssen D v (1988) Psychopathological and social outcome in schizophrenia vs. affective/schizoaffective psychoses and prediction of poor outcome in schizophrenia: Results from a 5–8 year follow-up. Acta Psychiatrica Scand 77:379–389
Möller HJ, Hohe-Schramm M, Cording-Tömmel C, Schmid-Bode W, Wittchen HU, Zaudig M, Zerssen D von (1989a) The classification of functional psychoses and its implications for prognosis. Brit J Psychiatry 154:467–472
Möller HJ, Kissling W, Stoll K-D, Wendt G (1989b) Psychopharmakotherapie. Ein Leitfaden für Klinik und Praxis. Kohlhammer, Stuttgart Berlin Köln

Nedopil N, Rüther E (1983) Psychopharmakatherapie bei schizoaffektiven Psychosen. In: Langer G, Heimann H (Hrsg) Psychopharmaka. Grundlagen und Therapie. Springer, Wien New York, S 467–476
Nelson IC, Bowers MB (1978) Delusional unipolar depression. Description and drug response. Arch Gen Psychiatry 35:1321–1328
Overall JE, Hollister LE, Meyer F (1964) Imipramine and thioridazine in depressed and schizophrenic patients: Are there specific antidepressant drugs? JAMA 189:605–608
Overall JE, Hollister LE, Johnson M (1966) Nosology of depression and differential response to drugs. JAMA 195:946–948
Overall JE, Hollister LE, Shelton J (1969) Broad-spectrum screening of psychotherapeutic drugs: Thiothixene as an antipsychotic and antidepressant. Clin Pharmacol Ther 10:36–43
Paykel ES (1977) Response to treatment and depressive classification. In: Burrows GD (ed) Handbook of studies on depression. Excerpta Medica, Amsterdam, pp 21–47
Pöldinger W, Sieberns S (1983) Depression-inducing and antidepressive effects of neuroleptics. Experiences with flupenthixol and flupenthixol decanoate. Neuropsychobiol 10:131–136
Pope HG, Lipinski JF (1978) Diagnosis in schizophrenia and manic-depressive illness. Arch Gen Psychiatry 35:811–828
Praag HM van (1978) Psychotropic drugs. A guide for the practitioner. Van Gorum, Amsterdam
Prusoff BA, Williams DH, Wiesman MM, Astrachan BA (1979) Treatment of secondary depression in schizophrenia. Arch Gen Psychiatry 36:569–575
Puech A, Lecrubier Y, Simon P (1984) Pharmacological classification of benzamides. Acta Psychiatr Scand [Suppl] 311:139–145
Raskin A, Schulterbrandt JG, Reating N, Chase C, McKeon JJ (1970) Differential response to chlorpromazine, imipramine, and placebo. A study of subgroups of hospitalized depressed patients. Arch Gen Psychiatry 23:164–173
Ries RK, Wilson L, Bokar JA, Chiles JA (1981) ECT in medication resistant schizoaffective disorders. Compr Psychiatry 33:167–173
Rifkin A, Quitkin F, Klein DF (1975) Akinesia, a poorly recognized drug induced extrapyramidal disorder. Arch Gen Psychiatry 32:672–674
Robertson MM, Trimble MR (1982) Major tranquilizers used as antidepressants. A review. J Affect Disord 4:173–193
Shopsin B, Johnson G, Gershon S (1971) Neurotoxicity with lithium: Differential drug responsiveness. Int Pharmacopsychiatry 5:170–182
Sicignano JR, Lichtenstein J (1978) Rediagnosis of schizophrenia as bipolar affective illness. Hosp Community Psychiatry 29:112–114
Simpson GM (1969) Experiences with thioxanthenes. Mod Probl Pharmacopsychiatry 2:76–79
Simpson GM, Watts TPS (1965) Antidepressant drugs. Am J Psychiatry 121:1028–1029
Simpson GM, Amin M, Angus JWS, Edwards JG, Hing Go S, Lee JH (1972) Role of antidepressants and neuroleptics in the treatment of depression. Arch Gen Psychiatry 27:337–345
Singh A (1984) Therapeutic efficacy of flupenthixol decanoate in schizoaffective disorder: A clinical evaluation. J Int Med Res 12:17–22
Siris SG, Kammen DP von, Docherty JP (1978) Use of antidepressant drugs in schizophrenia. Arch Gen Psychiatry 35:1368–1377
Small JG, Kellams JJ, Milstein V, Moore J (1975) A placebo controlled study of lithium combined with neuroleptics in chronic schizophrenic patients. Am J Psychiatry 132:1315–1317
Spiker DG (1981) Schizoaffective disease and atypical psychosis. Psychopharmacol Bull 17:75–78
Spiker DG, Hanin I, Perel JM, Cofsky AJ, Rossi AJ, Sorisio D (1982) Pharmacological treatment of delusional depressives. Psychopharmacol Bull 18:184–186
Spiker DG, Weiss JC, Dealy RS et al. (1985) The pharmacological treatment of delusional depression. Am J Psychiatry 142:430–436
Wells DA (1973) Electroconvulsive treatment for schizophrenia: A ten year survey in an university hospital psychiatric department. Compr Psychiatry 14:291–298

16 Schlafentzug bei schizoaffektiven Psychosen

B. Pflug

Schlafentzug für 1 Nacht wird als Therapiemaßnahme beim depressiven Syndrom eingesetzt. In der inzwischen sehr umfangreichen Literatur findet sich übereinstimmend, daß der antidepressive Effekt von Schlafentzug bei den endogenen Depressionen am deutlichsten ist (Zusammenfassung bei Kuhs u. Tölle 1986). Untersuchungen bei depressiven Syndromen anderer nosologischer Kategorien zeigten, daß ebenfalls Besserungen nach Schlafentzug beobachtet werden können, diese zum Teil jedoch weniger regelmäßig auftreten (Pflug u. Tölle 1971; Pflug 1973; Fähndrich 1981).

Im folgenden soll aus einer laufenden Studie zum Schlafentzug bei schizoaffektiven Psychosen Stellung genommen werden. Zwei kasuistische Beispiele werden dies illustrieren (Abb. 1 u. 2):

Ein Mann, 1943 geboren, geriet als freischaffender Autor 1982 während der Vorbereitung einer Photoausstellung in Paris in eine Psychose, die etwa 8 Wochen dauerte und gekennzeichnet war durch Derealisationserscheinungen, ängstliche Unruhe einerseits und teilweise gehobene Stimmungslage andererseits. Er meinte, andere hypnotisieren zu können, hörte seinen Freund reden und schlug in hochgradiger Erregung eine Fensterscheibe ein. Nach Abklingen der Psychose unter neuroleptischer Behandlung trat ½ Jahr später eine ausgeprägte gehemmt-depressive Verstimmung auf, die sich ebenfalls nach etwa 8 Wochen unter neurothymoleptischer Medikation zurückbildete. Viereinhalb Jahre ging es dem Patienten relativ gut. Im Juni/Juli 1988 trat wieder eine paranoid-halluzinatorische Psychose auf, in deren Verlauf er wähnte, ein Zauberer zu sein und von Industriespionen verfolgt zu werden. Er hatte u. a. zeitweise Größenideen und verhielt sich sehr gereizt, umtriebig und aggressiv. Mit einer neuroleptischen Medikation bildete sich das paranoid-halluzinatorische Syndrom zurück. Einen Monat später entwickelte sich ein schweres gehemmt-depressives Syndrom mit starker Antriebsverminderung, Schlaflosigkeit, mit Selbstvorwürfen und Zweifel an seiner Eigenschaft als Künstler und Familienvater. In dieser Phase, die insgesamt 10 Wochen dauerte, wurden 3 Schlafentzüge kombiniert mit einer neurothymoleptischen Behandlung eingesetzt. Die Schlafentzüge im Abstand von je 1 Woche bewirkten eine deutliche Besserung, v. a. des Antriebs, die jeweils 7 und 3 Tage anhielt. Nach dem letzten Schlafentzug fühlte er sich „wie aufgedreht" ohne Verbesserung der depressiven Stimmung, die sich erst 2 Tage nach diesem Schlafentzug aufzulockern begann. Nach der Entlassung ging es dem Patienten wechselnd, schließlich bat er zu Beginn einer erneuten Depression um stationäre Behandlung. Nachdem trotz Behandlung mit verschiedenen Antidepressiva das Krankheitsbild sich verschlechterte, wurden 2 Schlafentzüge im Abstand von einer Woche durchgeführt.

1. Schlafentzug: Am Tag vor Schlafentzug war ein quälendes Morgentief ausgeprägt. Der Patient klagte über innere Leere, Konzentrationsstörungen und, daß er nicht mehr sprechen könne. In der Schlafentzugsnacht, in der ihm das Wachsein nicht schwer fiel, wurde er lebhaft, sprühend, unterhielt die Mitpatienten und war am Morgen munter, zuversichtlich, hoffnungsvoll und zeichnete sich durch einen leichten Rededrang mit lauter Stimme aus. Am 2. Tag nach Schlafentzug kam es wieder zu einem Rückfall in die Depression mit innerer Unruhe, Enttäuschung, Rückzugsverhalten, Gefühl einer gedehnten Zeit und Hoffnungslosigkeit. Da sich keine Besserung einstellte, erfolgte ein 2. Schlafentzug.

2. Schlafentzug: Es fand sich eine deutliche Besserung nach einem Tiefpunkt zwischen 03.00 und 04.00 Uhr. Plötzlich kümmerte sich der Patient um Mitpatienten, war galant und redselig,

	Paranoid-halluzinatorisches Syndrom	Depressiv-gehemmtes Syndrom	Paranoid-halluzinatorisches Syndrom	Depressiv-gehemmtes Syndrom	Depressiv-gehemmtes Syndrom
	– Derealisation – Angst – Erregungszustand – Akustische Halluzinationen – Paranoide Gedanken – Zeitweise gehobene Stimmungslage	– Innere Unruhe – Rückzug – Antriebsverlust – Störungen der Ich-Identität – Tagesschwankungen	– Störungen der Ich-Identität – Gereizt – Umtriebig – Aggressiv – Größenideen – Paranoide Gedanken	– Störungen der Ich-Identität – Hyposomnie – Antriebsverlust – Starke Konzentrationsstörungen – Selbstvorwürfe – Latente Suizidalität – Tagesschwankungen	– Antriebsverlust – Sozialer Rückzug – Grübelzwang – Emotionale Leere – Mutistisches Verhalten – Schuldgefühle – Minderwertigkeitsgefühle – Lebensüberdruß – Tagesschwankungen
Therapie:	Haloperidol, Levomepromazin, Promethazin, Biperiden	Chlorimipramin, Haloperidol, Diazepam	Haloperidol, Promethazin, Levomepromazin, Chlorprothixen Biperiden	Imipramin, Haloperidol Chlorprothixen 3 Schlafentzüge	Desipramin, Amitriptylin, Dibenzepin, Haloperidol, Sulpirid 2 Schlafentzüge Lithiumeinstellung
	Mai/Juni 1982	Dezember/Januar 1982/83	Juli/August 1987	September/November 1987	August 1988
Diagnose:	Atypisch phasische Psychose	Psychotische Depression bei atypischer phasischer Psychose	Schizoaffektive Psychose	Schizoaffektive Psychose	Schizoaffektive Psychose

Abb. 1. Krankheitsverlauf einer schizoaffektiven Psychose. Patient V.L., 1943 geboren, Studium der Germanistik und Philosophie, Drehbuchautor, Freischaffender mit verschiedenen Jobs, verheiratet, 1 Tochter

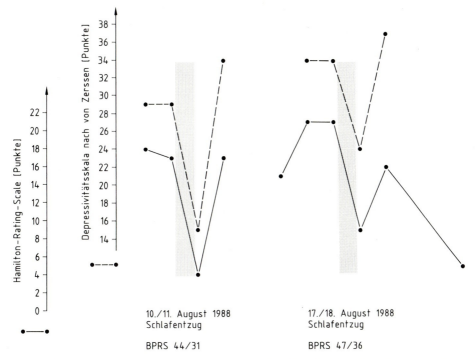

Abb. 2. Reaktion auf 2 Schlafentzüge. Patient V. L., vgl. Abb. 1. BPRS = Brief Psychiatric Rating Scale (Overall u. Gorham 1962). Fremdbeurteilung durch Hamilton-Rating-Scale (Hamilton 1960). Selbstbeurteilung durch Depressivitätsskala nach v. Zerssen (1973)

spielte Karten und Tischtennis, machte einen schwingungsfähigen Eindruck. Wiederum kam es am nächsten Tag zu einem Rückfall, der subjektiv stärker erlebt wurde als objektiv in der Einschätzung nach der Hamilton-Skala. Dann folgte in den weiteren Tagen eine kontinuierliche Besserung, so daß der Patient 1 Woche später entlassen werden konnte.

Dieser Patient reagierte auf die Schlafentzüge wie endogen depressive Patienten. Eine Aktivierung paranoid-halluzinatorischer Symptome wurde nicht beobachtet, bemerkenswert war eine deutliche Wirkung zunächst auf den Antrieb, später folgte die Stimmung nach.

Nach dem 1. Schlafentzug wurde dieser Patient auf Lithiumsalze eingestellt. Auf günstige Wirkungen der Kombination von Schlafentzug und Lithium wird von Baxter (1985) hingewiesen. Danach scheint die prophylaktische Lithiumeinstellung den Schlafentzugseffekt so zu stabilisieren, daß es nicht zu einem Rückfall kommt.

Das 2. Beispiel (Abb. 3 u. 4) betrifft einen 1967 geborenen Patienten, U. H., der mit 19 Jahren eine paranoid-halluzinatorische Psychose entwickelte, die mit einem deutlichen depressiv-ängstlichen Syndrom verknüpft war und ambulant behandelt wurde. Zwei Jahre später kam er mit einem ängstlich-depressiven Syndrom zur stationären Aufnahme, in welchem er sich gleichzeitig apathisch und voller innerer Unruhe schilderte.

Ein Schlafentzug verlief folgendermaßen: Die vorherigen Bedenken des Patienten, den Schlafentzug durchzustehen, bestätigten sich nicht. Er meisterte die Nacht erstaunlich gut. Etwa ab Mitternacht wirkte er für 2 h sehr entspannt, viel lebendiger, ruhig und ausgeglichen. Er selbst brachte zum Ausdruck, daß er sich auf einmal „sehr gut, wie früher" fühle. Etwa um 02.30 Uhr

	Paranoid-halluzinatorisches Syndrom	Depressiv-ängstliches Syndrom	Paranoid-halluzinatorisches Syndrom
	– Derealisation – Depersonalisation – Akustische Halluzinationen – Depressiv-ängstliches Bild – Interessen- und Antriebsverlust	– Anhedonie – Apathie – Interessenverlust – Gedankenkreisen – Derealisation – Innere Unruhe – Suizidgedanken – Tagesschwankungen von Stimmung und Antrieb	– Zustand nach Suizidversuch – Angst vor Kontrollverlust – Derealisation – Hyposomnie – Psychomotorische Unruhe – Akustische Halluzinationen – Beziehungsideen
Therapie:	Pimozid, Trifluoperazin + Tranylcypromin	Haloperidol, Lorazepam, Doxepin, Perphenazin, Biperiden Besserung unter Sulpirid 1 Schlafentzug	Clozapin, Pimozid, 1 Schlafentzug
	Sommer 1986	November/März 1987/88	April/August 1988
Diagnose:	Verdacht auf schizoaffektive Psychose	Schizoaffektive Psychose	Paranoid-halluzinatorische Schizophrenie

Abb. 3. Krankheitsverlauf einer schizoaffektiven Psychose. Patient U.H., 1967 geboren, Gymnasiast

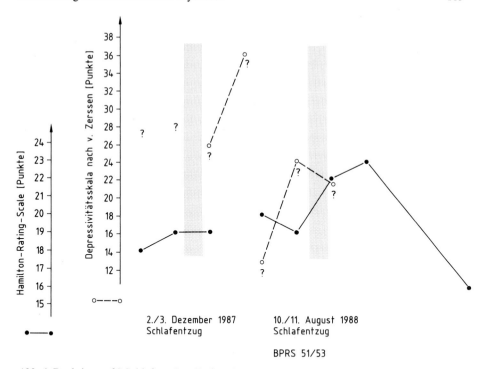

Abb. 4. Reaktion auf 2 Schlafentzüge. Patient U. H., vgl. Abb. 3. BPRS = Brief Psychiatric Rating Scale. Fremdbeurteilung durch Hamilton-Rating-Scale. Selbstbeurteilung durch Depressivitätsskala nach v. Zerssen. Fragezeichen: Werte einer durch den Patienten unzuverlässig und willkürlich benutzten Depressivitätsskala

wurde ein zunehmendes Abschlaffen beobachtet, es stellte sich eine Apathie ein, und der Patient begann dann, über Zwangsgedanken und zunehmende innere Unruhe zu klagen. Es traten Derealisationsphänomene auf. Dieser Zustand hielt den ganzen Tag über an und besserte sich auch in der Folgezeit nur langsam unter neurothymoleptischer Therapie bis zur Entlassung. Nachdem es ihm kurzfristig gutging, mußte er 7 Wochen später nach einem Suizidversuch unter dem Vollbild einer paranoid-halluzinatorischen Psychose wieder stationär aufgenommen werden. Ein Schlafentzug zeigte ihn in der Nacht um 01.00 Uhr und um 04.00 Uhr deutlich lebhaft und gelöster, am frühen Morgen jedoch verschlechterte sich die Stimmung, er wurde zunehmend agitierter, klagte über schiefe Gesichter der Mitpatienten, Herzrasen und Angst. Vier Tage später begann eine schnelle Remission, und der Patient konnte nach insgesamt 8 Tagen entlassen werden. Unter neuroleptischer Medikation ist er im weiteren Verlauf (2 Monate) stabil.

Auch bei diesem Patienten führte der Schlafentzug zu einer Steigerung des Antriebs, die nach kurzfristiger Besserung während der Nacht in ein agitiertes Syndrom überging. Inwieweit eine Remission 4 Tage später mit dem Schlafentzug zusammenhängt, kann nicht beurteilt werden. Hierzu gibt es noch zu wenige Verlaufsbeobachtungen.

In Tabelle 1 sind die Wirkungen des Schlafentzugs bei 10 Patienten mit schizoaffektiver Psychose zusammengefaßt dargestellt. Sieben Patienten, die neben paranoiden und halluzinatorischen Symptomen ein depressiv-gehemmtes Bild aufwiesen, profitierten vom Schlafentzug. Wiederholte Schlafentzüge zeigten ähnliche positive Effekte. Ebenfalls erheblich besserte sich eine Patientin, die de-

Tabelle 1. Übersicht über Wirkungen von Schlafentzug bei 10 Patienten mit schizoaffektiver Psychose

Patient	Syndrom	Schlafentzugseffekte (% Hamilton-Depressions-Skala)	
		1. SE	Weitere Schlafentzüge
L.D., weiblich, 57 Jahre	Depressiv – gehemmt – paranoid	−7	−7
A.R., männlich, 42 Jahre	Gehemmt – depressiv – paranoid – halluzinatorisch	−16	
A.S., weiblich, 58 Jahre	Gehemmt – depressiv – paranoid – halluzinatorisch	−67	−22 −22 −52
W.V., männlich, 33 Jahre	Gehemmt – depressiv – paranoid	−67	−75 −50
E.S., weiblich, 48 Jahre	Gehemmt – depressiv – paranoid	−45	
V.L., männlich, 45 Jahre	Gehemmt – depressiv (früher: paranoid – halluzinatorisch)	−76	−57
G.R., weiblich, 49 Jahre	Gehemmt – depressiv – paranoid; fraglich halluzinatorisch	−53 (3–4 Tage anhaltend)	−16
U.H., männlich, 21 Jahre	Depressiv – ängstlich – agitiert	0	
	Paranoid – halluzinat. – depressiv – agitiert	+16	
M.B., weiblich, 36 Jahre	Agitiert – depressiv – paranoid	+23	
H.S., weiblich, 27 Jahre	Depressiv – ängstlich – denkzerfahren, Coenästhesien	−43 (eine Woche anhaltend)	−24

pressiv-ängstlich und denkzerfahren war sowie über Koenästhesien klagte, jedoch keine paranoid-halluzinatorischen Symptome hatte. Die beiden Patienten mit depressiv-ängstlich-agitierter Symptomatik, kombiniert mit paranoiden und halluzinatorischen Symptomen, verschlechterten sich in ihrem Befinden am Tag nach Schlafentzug. Dies war auch die Beobachtung an einem Patienten, der vor Beginn dieser Studie eine agitierte Depression mit paranoiden und halluzinatorischen Symptomen hatte. Er ist in dieser Tabelle nicht enthalten.

Die Wirkung von Schlafentzug auf schizomanische Patienten konnten wir bisher nicht untersuchen.

Der Schlafentzug wirkt bei schizoaffektiven Patienten nicht einheitlich. Es scheint so zu sein, daß, je näher die Psychose im akuten Zustand der schizophrenen Symptomatik ist und ein ängstlich-agitiertes Verhalten mit paranoid-halluzinatorischen Symptomen sich ausprägt, desto geringer ein therapeutischer Effekt ist und mit der Gefahr einer Verstärkung der schizophrenen Symptomatik gerechnet werden muß. Schizophrene Patienten im Zustand einer postremissiven Depression jedoch zeigen keine Provokation produktiv-psychotischer Symptomatik durch Schlafentzug (Koranyi u. Lehmann 1960; Fähndrich 1982; Höchli et al. 1985). Gehemmt-depressive Syndrome bei schizoaffektiven Psychosen sprechen auf therapeutischen Schlafentzug am Tag danach gut an. Der Effekt ist mit dem bei den endogenen Depressionen vergleichbar. Der weitere Verlauf ist bei den einzelnen Patienten sehr unterschiedlich. Es kommen anhaltende Besserungen vor, meist jedoch Rezidive an den folgenden Tagen, die eine Wiederholung des Schlafentzugs erforderlich machen. Ebenfalls werden Besserungen beobachtet, die erst einige Tage nach Schlafentzug einsetzen.

Es erhebt sich die Frage, ob wir mit der Reaktion auf Schlafentzug bei schizoaffektiven Psychosen einen Prädiktor für die Differenzierung einer phasenprophylaktischen Behandlung entweder mit Lithiumsalzen oder neuroleptischer Langzeitmedikation gewinnen können. Dies würde heißen: Gute Reaktion spricht für größere Nähe zu affektiven Psychosen, hier wäre Lithium indiziert; Verschlechterung oder Auslösung eines paranoid-halluzinatorischen Syndroms belegt die größere Nähe zum schizophrenen Formenkreis mit der Indikation einer neuroleptischen Prophylaxe. Einen Hinweis ergeben die Beobachtungen Fähndrichs (1985, persönliche Mitteilung), daß durch den Schlafentzug schizophrene Symptome demaskiert und deutlicher hervortreten können, während der depressive Anteil sich vermindere.

Literatur

Baxter LR (1985) Can lithium carbonate prolong the antidepressant effect of sleep deprivation. Arch Gen Psychiat 42, 635
Fähndrich E (1981) Effects of sleep deprivation on depressed patients of different nosological groups. Psychiat Res 5:277–285
Fähndrich E (1982) Schlafentzugs-Behandlung depressiver Syndrome bei schizophrener Grunderkrankung. Nervenarzt 53:279–283
Hamilton M (1960) A rating scale for depression. J Neurol Neurosurg Psychiatr 23:56–62
Höchli D, Trachsler E, Lückner N v, Woggon B (1985) Partial sleep deprivation therapy of depressive syndroms in schizophrenic disorders. Pharmacopsychiat 18:134–135
Koranyi EK, Lehmann HE (1960) Experimental sleep deprivation in schizophrenic patients. Arch Gen Psychiat 2:534–544
Kuhs H, Tölle R (1986) Schlafentzug (Wachtherapie) als Antidepressivum. Fortschr Neurol Psychiat 54:341–355
Overall JE, Gorham DR (1962) The brief psychiatric rating scale. Psychol Rep 10:799–812
Pflug B (1973) Depression und Schlafentzug. Neue therapeutische und theoretische Aspekte. Habilitationsschrift, Tübingen
Pflug B, Tölle R (1971) Therapie endogener Depressionen durch Schlafentzug. Nervenarzt 42:117–124
Zerssen D von (1973) Selbstbeurteilungs-Skalen zur Abschätzung des „subjektiven Befundes" in psychopathologischen Querschnitt- und Längsschnittuntersuchungen. Arch Psychiat Nervenkr 217:299–314

Diskussion der Vorträge 14–16,
von Prof. Dr. Rüther, Prof. Dr. Möller und Prof. Dr. Pflug

Prof. Dr. K. Heinrich
Herr Rüther und Herr Möller, Sie haben in Frage gestellt, daß es eine Symptomprovokation durch Einwirkung von thymoleptischen Substanzen, Monaminoxidasehemmern, auf schizophrene Syndrome gibt. Dies betrifft jetzt nicht die schizoaffektiven Psychosen, sondern ganz ausdrücklich schizophrene Syndrome. Meiner Meinung nach gibt es hier ganz sicher eine Symptomprovokation.

Herr Klieser aus unserer Klinik hat doppelblind im Rahmen einer größeren Untersuchung Patienten ohne Berücksichtigung der Diagnose mit Plazebo, Haloperidol, Trazodon oder Amitriptylin behandelt. Er fand unter Amitriptylin bei 11 von 20 Fällen mit eindeutig diagnostizierter Schizophrenie eine Symptomprovokation, unter Trazodon dagegen nur in 1 Falle.

Wenn wir nun von Herrn Pflug hören, daß es bei schizoaffektiven Psychosen, die symptomatologisch dem schizophrenen Bild näher stehen, durch Schlafkarenz zur Symptomprovokation kommt, dann sehe ich darin das Tertium comparationis zur Symptomprovokation durch Antidepressiva.

Daß die reine und vorwiegend affektiv getönte schizoaffektive Psychose sozusagen einen autoprotektiven Mechanismus gegen die Möglichkeit einer Symptomprovokation enthält, haben Sie bei Ihren Fällen ebenfalls nachgewiesen. Dies entspricht auch der Erfahrung, daß es bei reinen endogenen Depressionen unter Thymoleptika nicht zur Symptomprovokation kommt. Ich meine also, daß alle diese Fakten doch für die Existenz einer Symptomprovokation sprechen.

Prof. Dr. E. Rüther
Ich habe das Phänomen der Symptomprovokation keineswegs in Frage gestellt. Wir haben es vielmehr selbst bei einer Untersuchung beobachtet, in der wir schizophrene Patienten, die sich schon weitestgehend im Residuum befanden und die kein Neuroleptikum mehr erhielten, die mäßig depressiv und adynam waren, mit Monaminoxidasehemmern behandeln. Ich bestreite also die Möglichkeit einer Symptomprovokation nicht.

Auf der anderen Seite behandeln wir sehr viele schizophrene Patienten mit Antidepressiva. Ich meine, wir sollten unsere Kollegen nicht so sehr davor warnen. Ich plädiere sogar eher dafür, Antidepressiva bei depressiven Schizophrenen häufiger zu versuchen.

Andererseits gibt es gerade bei schizoaffektiven Patienten depressive Symptome, die von einer schizophrenen und nicht von einer affektiven Erkrankung getragen werden. In diesen Fällen haben wir manchmal in der Tat den Eindruck, daß man mit Antidepressiva die depressive, adyname, apathische Symptomatik provoziert. Setzen wir dann das Antidepressivum für 2–3 Wochen ab, so sehen

Diskussionen

wir häufig, daß sich die Depression bessert. Ich glaube daher, daß es verschiedene Arten der Symptomprovokation gibt: Einmal in diesem rein produktiven Bereich, zum anderen aber auch in der Minussymptomatik.

Prof. Dr. K. Heinrich
Ich bin völlig Ihrer Meinung. Klieser hat im Rahmen seiner Untersuchung auch feststellen können, daß es durchaus auch eindeutig Schizophrene gibt, die durch sehr wirksame Antidepressiva wie Amitriptylin oder Imipramin nicht in den Zustand der Symptomprovokation hineingeraten, sondern deren schizophrene Symptomatik sich bessert.

Vielleicht gilt das auch für Ihre Vermutung, daß es die Affektivität ist, die dieses Syndrom bei Schizophrenen im Innersten zusammenhält. Es ist ja auch undenkbar, daß schizophrenes Erleben oder Verhalten ohne affektive Tönung vonstatten geht. Allerdings ist es fraglich, ob hier ein therapeutischer Ansatzpunkt besteht.

Prof. Dr. G. Huber
Selbstverständlich gibt es eine Symptomprovokation, Herr Heinrich. Nur ist ja bei schizoaffektiven Psychosen die schizophrene Symptomatik bereits vorhanden. Man kann sie also durch Antidepressiva gar nicht mehr provozieren. Man kann sie allerdings verstärken.

Uns geht es um die postremissiven Erschöpfungssyndrome, wie Herr Heinrich sie bezeichnet. Wir sprechen in diesem Zusammenhang von postpsychotischen Basisstadien, weil die Erkrankung nicht remittiert ist, sondern weitergeht mit diesen dynamischen und kognitiven Basisdefizienzen.

Wenn wir in diesem relativ frühen Stadium nach Remission der produktiven Psychose aktivierende Antidepressiva wie Desipramin oder Nortriptylin geben, dann können wir sehr oft für längere Zeit das dynamische Niveau stetig anheben. Wir haben mit diesem Vorgehen Erfahrungen an einigen 100 Patienten gesammelt. Dabei haben wir mitunter auch Symptomprovokationen in dem von Ihnen erwähnten Sinne gesehen. Aber höchstens in etwa 3–4% der Fälle.

Prof. Dr. H.M. Emrich
Ich glaube, daß es gerade auf dem Gebiet der Neuroleptikaforschung außerordentlich wichtig ist, die Interaktion zwischen Opioiden und Dopaminrezeptoren genauer zu studieren. Aus der Literatur ist mir bekannt, daß die Aktivierung der Dopaminrezeptoren durch Opioide zu einer Hemmung des dopaminergen Tonus führt. In Ihrem Dia war dagegen von einer Aktivierung dopaminerger Fasern die Rede.

Prof. Dr. E. Rüther
Das ist eine Frage der Dosierung. Je nach Dosierung lassen sich die Stereotypien in beide Richtungen beeinflussen. Tiere, die auf Apomorphin oder Amphetamin mit einer bestimmten Stereotypie reagieren, reagieren auch auf Opioide ähnlich. Verschiedene Pharmaka provozieren quasi dasselbe Verhaltensmuster.

Prof. Dr. B. Müller-Oerlinghausen
Wenn ich Herrn Möller richtig verstanden habe, ist bei den schizoaffektiven Psychosen, von denen hier gesprochen wurde, über eine Symptomprovokation unter der Gabe von Antidepressiva offenbar nichts bekannt. Gilt das auch für Monaminoxidasehemmstoffe? In unserer Klinik wird kein schizoaffektiver Patient mit Monaminoxidasehemmstoffen behandelt.

Noch eine Bemerkung zum Einsatz von Clozapin bei schizoaffektiven Psychosen: Ich erinnere mich an 2 Patienten, wo wir bei der Einleitung einer Lithiumprophylaxe zusätzlich ein Neuroleptikum brauchten. Wir haben wirklich alles versucht, aber es ging nur mit einer Kombination von Lithium plus Clozapin in niedriger Dosis. Damit waren diese beiden Patienten ausgezeichnet versorgt. Auf der anderen Seite haben wir mit dieser Kombination, allerdings in der Akutbehandlung mit höheren Dosierungen, die beiden einzigen großen Krampfanfälle gesehen.

Prof. Dr. H.-J. Möller
Zur Frage der MAO-Hemmer: In diesen Studien, insbesondere bei den retrospektiven, kamen vereinzelt auch MAO-Hemmer zur Anwendung. Auch in diesen Fällen wurde nichts über eine Symptomprovokation gesagt. Es trifft aber zu, daß eine Provokation der schizophrenen Symptomatik bei schizophrenen Psychosen am ehesten unter MAO-Hemmern beschrieben worden ist – bei Schizophrenen, wohlgemerkt.

Prof. Dr. U.H. Peters
Herr Pflug, haben Sie nie beobachtet, daß eine schizodepressive Störung in eine schizomanische Störung umgeschlagen ist und dann auch eine solche geblieben ist? Ich habe im Laufe der Jahre eine ganze Reihe solcher Fälle gesehen.

Prof. Dr. B. Pflug
Ich habe weder eine Provokation noch einen Wechsel in einem schizomanischen Zustand gesehen. In einem solchen Falle hätten wir nochmals einen Schlafentzug probiert.

Dr. B. Bandelow
Zur Frage der Symptomprovokation unter Antidepressiva möchte ich an eine Untersuchung von Prusov et al. erinnern: Sie behandelten 35 schizophrene Patienten mit depressiven Symptomen, die auf Perphenazin eingestellt waren, zusätzlich mit Amitriptylin oder Plazebo. In der Amitriptylingruppe gingen zwar die depressiven Symptome signifikant zurück, es traten allerdings mehr Denkstörungen auf als in der Gruppe, die nur Perphenazin und Plazebo erhalten hatte. Das ist allerdings die einzige Studie, die mir dazu bekannt ist.

Prof. Dr. H.-J. Möller
Das sind aber Skalendaten, die dort auf statistische Signifikanz geprüft wurden. Wenn man aber von Symptomprovokation spricht, dann denkt man natürlich an das Entstehen einer floriden schizophrenen Psychose. Die Skalenunterschiede, die dort herauskommen, mögen zwar statistisch signifikant sein, sie sind aber bei näherer Betrachtung klinisch sicherlich nicht relevant.

Diskussionen

Dr. Ruh
Herr Rüther, verwenden Sie Neuroleptikakombinationen, speziell Clozapin plus andere Stoffgruppen, auch bei Verträglichkeitsproblemen? Wir haben das in einem Fall versucht und haben unter niedriger Dosierung ein malignes neuroleptisches Syndrom gesehen. Besteht da möglicherweise ein erhöhtes Risiko?

Prof. Dr. E. Rüther
Wir kombinieren auch bei schizoaffektiven Psychosen stark potente Neuroleptika mit niederpotenten Neuroleptika zur Sedierung, weil wir nicht der Meinung sind, daß man stark potente Neuroleptika so hoch dosieren soll, bis man eine Sedation erreicht.

Wir haben soweit wie möglich mit Clozapin allein therapiert, aber häufig reicht das nicht aus, zumindest dann nicht, wenn man nicht, wie es unsere amerikanischen Kollegen tun, über 600 mg hinausgehen möchte.

Ich kenne weder persönlich noch aus der Literatur einen einzigen Fall eines malignen neuroleptischen Syndroms unter einer Kombination mit Clozapin, und sei sie noch so niedrig. Zur Frage des Risikos dieser Kombination kann ich daher nichts sagen.

Prof. Dr. A. Marneros
Sie haben allerdings kürzlich gezeigt, Herr Rüther, daß die Kombination von Clozapin mit Benzodiazepinen in anderer Hinsicht gefährlich sein kann. Sie haben vier Fälle mit einer Atemdepression unter dieser Kombination vorgestellt, von denen einer tödlich verlief.

Dr. L. Diehl
Ich bin überrascht, Herr Rüther, daß Sie Clozapin an zweiter Stelle genannt haben. Ich halte das für recht ungewöhnlich, denn es gibt ja eine ganze Menge anderer Möglichkeiten. Bei uns wird Clozapin an letzter Stelle eingesetzt. Wir haben eine Patientin, die trotz einer hohen Dosis von einem Gramm Clozapin täglich in Kombination mit Lorazepam und einem anderen schwachpotent sedierenden Neuroleptikum plus bisher 14 Elektrokrampfbehandlungen nicht remittiert.

Prof. Dr. E. Rüther
Eine tägliche Dosis von mehr als 600 mg Clozapin mg in Kombination mit einem starkpotenten Neuroleptikum führt nicht zu einer Sedierung, sondern zu einer sehr starken Erregung. Bei langsamer Dosissteigerung mit einem starkpotenten Neuroleptikum plus hochdosiertem Clozapin kommt es zu schwersten Unruhezuständen und Erregungen. Das sollte man auf jeden Fall vermeiden.

Dies war eine Auswertung von schizoaffektiven Psychosen. Da steht in einer Klinik, die sich nach praktischen Gesichtspunkten richtet, Clozapin an zweiter Stelle, trotz des möglicherweise erhöhten Agranulozytoserisikos. Ich will damit aber keine Empfehlung aussprechen, sondern in beschreibe lediglich die Realität. Ich glaube, wir brauchen ein Präparat, von dem wir wissen, daß es extrem selten extrapyramidale Nebenwirkungen auslöst. Gerade bei schizophrenen und schizoaffektiven Patienten, die mit motorischen, fast katatoniformen Zuständen reagieren und zu extrapyramidalen Nebenwirkungen neigen, müssen wir mit Neuroleptika sehr zurückhaltend sein. Wir brauchen aber auch eine sedative und eine starke neuroleptische Komponente. In diesen Fällen bietet sich Clozapin an oder eine Kombination aus starkpotenten und niederpotenten Neuroleptika.

Prof. Dr. J. Angst
Sind vielleicht trotz aller pharmakologischen Unterschiede im Grunde doch alle Neuroleptika gleich wirksam hinsichtlich ihrer antidepressiven Komponente? Gibt es verläßliche Studien zu dieser Frage? Stimmt es wirklich, daß beispielsweise Thioridazin, Levomepromazin oder Carbipramin gegen die ängstlich-depressive Komponente der Schizophrenie besonders wirksam sind, wie immer behauptet wird? Was sehen Sie in der Praxis? Bevorzugen Sie einzelne Substanzen?

Prof. Dr. E. Rüther
Meiner Meinung nach gibt es zu dieser Frage keine wirklich aussagekräftige Studie. Meine Hypothese ist, daß die antidepressive Wirkung auch bei Neuroleptika durch eine Blockade der noradrenergen Rezeptoren zustande kommt. Deswegen bevorzuge ich Neuroleptika, die in dieser Hinsicht besonders aktiv sind. Es wäre vielleicht lohnend, dieser Hypothese an einer gut ausgewählten Population nachzugehen. Man könnte beispielsweise prüfen, ob Flupentixol anders antidepressiv wirkt als Orap, das ja fast keine noradrenerge Komponente besitzt. In der Klinik meine ich zu sehen, daß diese Vermutung stimmt.

Clozapin interagiert mit zahlreichen Rezeptorentypen. Es wirkt antiserotonerg, antidopaminerg und stark im noradrenergen System. Es könnte also durchaus auch antidepressiv wirken. Ich glaube aber, diese antidepressive Wirkung unterscheidet sich von der anderer Antidepressiva.

Prof. Dr. B. Müller-Oerlinghausen
In der Praxis werden Neuroleptika vielfach miteinander kombiniert. Hier besteht offenbar eine Diskrepanz zur Literatur. Meines Wissens gibt es keine einzige Studie, die den besseren Effekt einer Neuroleptikakombination gegenüber den entsprechenden Monotherapien belegt.

Prof. Dr. E. Rüther
Die Crux ist, daß die Dosierung nicht adjustiert wird. Vergleicht man beispielsweise ein Neuroleptikum mit einer Kombination von Lithium plus Neuroleptikum, dann müßte man in der Kombination die Dosierung des Neuroleptikums reduzieren, wobei allerdings nicht klar ist, um wieviel. An diesem Mangel kranken praktisch alle Untersuchungen mit Neuroleptikakombinationen. Wir glauben aus unserer Erfahrung, daß Kombinationen in bestimmten Fällen besser wirksam sind – wir wissen es aber nicht.

Prof. Dr. U.H. Peters
Zur Frage eines malignen neuroleptischen Syndroms unter Clozapin haben wir kürzlich die Literatur analysiert. Wir haben keinen einzigen Fall finden können, wo unter Clozapin ein malignes neuroleptisches Syndrom aufgetreten ist.

Prof. Dr. E. Rüther
Das überrascht mich nicht. Weltweit wurde bisher noch nicht einmal ein Parkinsonoid unter Clozapin beobachtet.

17 Lithium in der Prophylaxe schizoaffektiver Psychosen
Erste Ergebnisse der Berliner Lithium-Katamnese

B. MÜLLER-OERLINGHAUSEN, K. THIES und J. VOLK [1]

17.1 Einleitung

Seit 1967 wurden in der Berliner Lithiumkatamnese über 400 Patienten rezidivprophylaktisch behandelt und die Verläufe der Behandlungen dokumentiert (Müller-Oerlinghausen 1977). Standen in den ersten Jahren die Fragen nach der rezidiv-prophylaktischen Wirksamkeit des Lithiums bei den klassischen Indikationen der bipolaren und auch unipolaren affektiven Psychosen im Vordergrund des wissenschaftlichen Interesses, so veränderten sich die Schwerpunkte mit dem zunehmenden Wissen um die Wirksamkeit dieser Behandlung. Zum einen wurde die differenzierte Erfassung und Analyse des Verlaufs der Behandlung immer wichtiger (Müller-Oerlinghausen et al. 1988; Volk u. Müller-Oerlinghausen 1988), zum anderen bot sich die Lithiumprophylaxe auch für andere rezidivierende psychische Erkrankungen mit affektiven Störungen an, insbesondere für Patienten mit der Diagnose schizoaffektive Psychose.

Bekanntlich schwanken die Literaturangaben über die Wirksamkeit von Lithium bei schizoaffektiven Psychosen erheblich. Während einige Autoren eine vergleichbare prophylaktische Wirksamkeit wie bei rein affektiven Verläufen feststellten (Rosenthal et al. 1980), fanden andere Autoren einen geringeren Lithiumeffekt (Angst et al. 1970) oder konnten kaum einen Nutzen der Lithiumtherapie feststellen (Perris u. Smigan 1983). Ein Grund für diese widersprüchlichen Ergebnisse liegt in der Verwendung von verschiedenen Klassifikationssystemen, so daß vermutlich sehr unterschiedliche Patientengruppen untersucht wurden. In dieser Situation erschien es uns sinnvoll, retrospektiv die über lange Zeit engmaschig erhobenen Daten einer kleinen Zahl schizoaffektiver Patienten aus der Berliner Lithium-Katamnese auszuwerten und mit solchen anderer langzeitbehandelter Katamnese-Patienten zu vergleichen.

17.2 Methodik und Ergebnisse

Die hier beschriebenen Patienten erfüllen die ICD-9-Kriterien für eine schizoaffektive Psychose (ICD-Diagnose 295.7). Außerdem erfüllten sämtliche 15 Patienten während mindestens einer Phase im Krankheitsverlauf die RDC-Kriterien, wobei lediglich 1 Patient unipolar schizodepressiv war und die übrigen 14 Patienten wenigstens eine den RDC-Kriterien genügende schizomanische Phase aufwiesen. Von diesen 14 Patienten hatte wiederum nur 1 Patient weder depressive noch

---

[1] mit Unterstützung der Deutschen Forschungsgemeinschaft (DFG) (Mu 477/5-2).

schizodepressive Phasen, so daß bei 13 von 15 untersuchten Patienten ein echter bipolarer Verlauf der Erkrankung vorliegt.

Von allen Patienten wurde bei jedem Katamnesebesuch der psychische und somatische Befund nach dem AMP-System (Scharfetter 1974) erhoben. Wir konnten somit von den 15 Patienten mit der Diagnose schizoaffektive Psychose insgesamt 351 AMP-Befunde der ersten 3 Behandlungsjahre auswerten. Hierbei interessierte uns besonders, ob und wenn ja in welchem Ausmaß diese Patienten schizophrene Symptome im Verlauf der Lithiumbehandlung zeigten.

Hierzu wurden die Häufigkeiten der 29 Items des schizophrenen Syndroms nach Woggon u. Dittrich (1979) berechnet. Es zeigte sich, daß in 82% aller AMP-Belege (288 von 351) kein einziges, in weiteren 13% (47 von 351) lediglich eines dieser Symptome dokumentiert worden war. Lediglich in 5% (16 von 351) der AMP-Belege waren 2 oder mehr Symptome dieses Syndroms dokumentiert.

Selbst wenn man nur diejenigen AMP-Belege betrachtet, die während eines Rezidivs erhoben wurden, sind in 60% der AMP-Belege keine Symptome des schizophrenen Syndroms vorhanden. Die 3 häufigsten Symptome, die bei den übrigen AMP-Belegen vorkommen, sind „affektstarr", „affektiv inadäquat" und „gespannt".

Bei den folgenden Auswertungen interessierte uns v. a. die Frage, ob sich Patienten mit schizoaffektiven Psychosen hinsichtlich des Verlaufs der Behandlung von Patienten mit unipolaren oder bipolaren affektiven Psychosen unterscheiden.

Es sei zunächst eine Patientengruppe betrachtet, die aus 91 Patienten besteht, von denen alle mehr als 3 Jahre kontinuierlich mit Lithium behandelt worden waren:

	n	Anteil Frauen in Prozent	Alter bei Behandlungsbeginn
Unipolar	17	70,6	47,4 ($\pm 10,1$)
Bipolar	59	62,7	42,9 ($\pm 12,7$)
Schizoaffektiv	15	47,1	37,3 ($\pm 11,0$)
Gesamt	91	61,5	42,8 ($\pm 12,2$)

Patienten mit schizoaffektiven Psychosen sind bei Behandlungsbeginn im Durchschnitt 5 Jahre jünger als Patienten mit bipolarer und 10 Jahre jünger als Patienten mit unipolarer Diagnose (statistisch nicht signifikant auf dem 5-%-Niveau bei einfaktorieller Varianzanalyse).

Der Frauenanteil ist in der schizoaffektiven Gruppe deutlich geringer als in den anderen Gruppen (statistisch nicht signifikant auf dem 5-%-Niveau mittels Chi-Quadrat-Test).

Bezüglich des Verlaufs der Behandlung zeigte sich, daß die Patienten während der ersten 3 Jahre der Behandlung im Durchschnitt 8- bis 9mal pro Jahr Kontakt mit der Katamnese hatten. Hier gibt es keine Unterschiede zwischen den diagnostischen Gruppen.

Als nächstes wurden die Zeiten ermittelt, in denen sich die Patienten in einem freien Intervall befanden. Als freies Intervall wurden hierbei die Zeiträume definiert, in denen sich die Patienten nicht in stationärer psychiatrischer Behandlung befanden und in denen die Patienten ambulant keine relevante psychotrope Zusatzmedikation erhielten (z. B. Antidepressiva, Neuroleptika oder eine höhere als die individuelle rezidiv-prophylaktische Lithiumdosis).

Die kumulierte Dauer der freien Intervalle (als Prozentsatz der gesamten Behandlungszeit) ergab keine Unterschiede zwischen den diagnostischen Gruppen:

	% der Behandlungszeit im freien Intervall
Unipolar	91,3 ($\pm$12,5)
Bipolar	93,0 ($\pm$9,2)
Schizoaffektiv	93,3 ($\pm$6,1)

Unsere Patienten waren also zu über 90% der Behandlungszeit in einem freien Intervall.

Betrachtet man nun die Unterschiede zwischen den diagnostischen Gruppen hinsichtlich der Qualität der freien Intervalle, so wird auch dort deutlich, daß Patienten mit schizoaffektiven Psychosen durchschnittlich keinen schlechteren Verlauf haben als die Patienten der anderen Gruppen. Wir benutzten hierfür als relativ einfaches Maß die durchschnittliche Häufigkeit von Symptomen, die während der freien Intervalle anhand des AMP-Systems dokumentiert worden waren:

	Durchschnittliche Häufigkeit von AMP-Symptomen
Unipolar	5,33
Bipolar	4,83
Schizoaffektiv	3,77

Patienten mit schizoaffektiven Psychosen haben im Durchschnitt die geringsten AMP-Werte. Die Unterschiede sind allerdings statistisch nicht signifikant auf dem 5-%-Niveau bei einfaktorieller Varianzanalyse.

Anhand einer anderen Auswertung, bei der sämtliche aktuellen Patienten des Jahres 1982 berücksichtigt wurden, können nähere Aussagen über die Struktur und Verteilung von Rezidiven bei den diagnostischen Gruppen gemacht werden. Wir unterscheiden hierbei Rezidive der Schwere 3 (stationäre Behandlung), Schwere 2 (Erhöhung der Medikation) und Schwere 1 (Rezidiv ohne Änderung der Medikation).

Hinsichtlich der Morbidity-Indices [Produkt aus Rezidivdauer und Rezidivschwere (1–3) bezogen auf den jeweiligen Beobachtungszeitraum] ergeben sich zwischen den diagnostischen Gruppen keine statistisch signifikanten Unterschiede (Müller-Oerlinghausen et al. 1988). Dasselbe gilt für die Häufigkeit von aufgetretenen Rezidiven, wenn diese Rezidive nicht bezüglich des jeweiligen Schweregrades differenziert werden. Führt man jedoch eine derartige Differenzierung durch, so ergeben sich hinsichtlich der Häufigkeit von leichten Rezidiven keine

Unterschiede zwischen den diagnostischen Gruppen. Bei den Häufigkeiten der mittelschweren und stationären Rezidive unterscheiden sich die Gruppen jedoch: Patienten mit schizoaffektiven Psychosen haben weniger mittelschwere, jedoch mehr stationäre Rezidive als Patienten mit unipolaren affektiven Psychosen. Die Werte der schizoaffektiven Gruppe ähneln hier sehr stark denen der bipolaren Gruppe.

17.3 Diskussion

Bei der von uns untersuchten Patientengruppe fanden sich zwischen den Patienten mit bipolaren und schizoaffektiven Psychosen bezüglich des Krankheitsverlaufes unter Lithiumtherapie keine signifikanten Unterschiede. Bei beiden Gruppen war der Verlauf gleichermaßen günstig. Die Daten zum Krankheitsverlauf vor Beginn der Lithiumprophylaxe sind für die oben beschriebene Gruppe noch nicht vollständig ausgewertet. Bei früheren Untersuchungen fanden sich jedoch in der Berliner Lithium-Katamnese keine signifikanten Unterschiede zwischen den diagnostischen Gruppen der bipolaren und schizoaffektiven Patienten bezüglich der Krankheitsdauer und der Anzahl der Rezidive vor Beginn der Lithiumtherapie.

Wenn man die hier untersuchten Patienten mit den schizoaffektiven Patientengruppen anderer Autoren vergleicht, so handelt es sich um eine Auswahl mit günstiger Prognose in bezug auf die Lithiumresponse. So stellte Maj (1988) in einer prospektiven Studie fest, daß von einer heterogenen schizoaffektiven Patientengruppe diejenigen Subgruppen die beste Lithiumresponse zeigten, die eine schizomanische Phase nach RDC und einen bipolaren Verlauf der Erkrankung hatten. Bei 87% unserer Patienten sind diese beiden prognostisch günstigen Kriterien gegeben.

Vergleicht man unsere relativ kleine Stichprobe mit den großen schizoaffektiven Patientengruppen von Angst et al. (1980) und Marneros et al. (1988), so finden sich bezüglich vieler Parameter erstaunlich gute Übereinstimmungen, aber auch einige Unterschiede. Auch in unserer Gruppe sind die schizoaffektiven Patienten etwas jünger als die bipolaren und deutlich jünger als die unipolar depressiven Patienten. Bei der Geschlechtsverteilung besteht Übereinstimmung insofern, als der Frauenanteil bei den rein affektiven Erkrankungen höher ist als bei den schizoaffektiven.

Ein Unterschied zu der von Angst et al. (1980) beschriebenen Patientengruppe besteht darin, daß dort auch Patienten aufgenommen wurden, die nicht die zur ICD-Diagnose 295.7 (schizoaffektive Psychose) gehörigen Kriterien der Phasenhaftigkeit und der guten Remissionsneigung erfüllten. Da in die Berliner Lithium-Katamnese nur Patienten aufgenommen wurden, die nach dem Vorverlauf diese ICD-Kriterien erfüllten, haben wir insgesamt eine prognostisch günstigere Patientengruppe mit geringer Chronifizierungstendenz. Dies ist eine mögliche Erklärung dafür, daß bei schizoaffektiven Patienten keine geringere Zahl von Vollremissionen als bei bipolaren Patienten festgestellt werden konnte: Im freien Intervall unterscheiden sich die beiden Gruppen weder in der Menge der verordneten psychotropen Zusatzmedikation noch im Ausmaß der psychopathologischen AMP-Symptomatik.

Die Beobachtung von Marneros et al. (1988), daß die Mehrheit der Patienten einen polymorphen Krankheitsverlauf aufweist, trifft auch für unsere Patienten zu: Bei wenigstens 8 der 15 Patienten sind sowohl rein affektive als auch schizoaffektive Phasen aufgetreten. Da zur Zeit nicht für alle Patienten genaue psychopathologische Befunde aus der Zeit vor der Aufnahme in die Katamnese vorliegen, können noch keine exakten Prozentwerte angegeben werden.

Unsere Ergebnisse unterstützen somit auch die Beobachtungen von Rosenthal et al. (1980) und Maj (1988), daß bei Patienten mit eindeutig bipolarem Verlauf das Vorkommen psychotischer Symptome die rezidiv-prophylaktische Response auf eine Lithiumbehandlung nicht verringert.

Literatur

Angst J, Weis P, Grof P, Baastrup PC, Schou M (1970) Lithium prophylaxis in recurrent affective disorder. Br J Psychiat 116:604–614

Angst J, Felder W, Lohmeyer B (1980) Course of schizoaffective psychoses: Results of a follow up study. Schizophr Bull 6:579–585

Maj M (1988) Lithium prophylaxis of schizoaffective disorders. A prospective study. J Aff Dis 14:129–135

Marneros A, Rohde A, Deister A, Fimmers R, Jünemann H (1988) Long-term course of schizoaffective disorders. Part III: Onset, type of episodes and syndrome shift, precipitating factors, suicidality, seasonality, inactivity of illness, and outcome. Eur Arch Psychiatr Neurol Sci 237:283–290

Müller-Oerlinghausen B (1977) 10 Jahre Lithium-Katamnese. Nervenarzt 48:483–493

Müller-Oerlinghausen B, Kossmann B, Volk J, Hermann H (1988) Characteristics of recurrencies during ten years of lithium prophylaxis. In: Birch NJ (ed) Lithium: Inorganic pharmacology and psychiatric use. IRL Press, Oxford, pp 145–146

Perris C, Smigan L (1983) The use of lithium in the long term morbidity suppressive treatment of cycloid and schizoaffective psychoses. VII.th World Congress of Psychiatry, Vienna vol 3. Pharmacopsychiatry, pp 375–380

Rosenthal NE, Rosenthal LN, Stallone E, Dunner DL, Fieve RR (1980) Toward the validation of RDC schizoaffective disorder. Arch Gen Psychiat 37:804–810

Scharfetter C (1974) AMP-System. Mod Probl Pharmacopsychiatr 7:64–66

Volk J, Müller-Oerlinghausen B (1988) Quality of interepisodic periods in manic-depressive patients under lithium long-term treatment. Pharmacopsychiat 21:426–427

Woggon B, Dittrich A (1979) Konstruktion übergeordneter AMP-Skalen: „manisch-depressives" und „schizophrenes Syndrom". Int Pharmacopsychiat 14:325–337

18 Alternativen zur Lithiumprophylaxe der schizoaffektiven Psychosen

H. M. Emrich

18.1 Einleitung

Nicht nur die rein affektiven Psychosen im Sinne der monopolaren oder bipolaren endogenen Depression, sondern auch die schizoaffektiven Psychosen gehören zu der Gruppe von Erkrankungen, deren Therapie seit Einführung der Lithiumbehandlung und insbesondere der Lithiumprophylaxe (Cade 1949; Baastrup u. Schou 1967) wesentlich verbessert wurde. Zwar sind die therapeutischen Wirkungen, wie in der Arbeit von Müller-Oerlinghausen (vgl. Kap. 17, S. 191) gezeigt, nicht so günstig wie bei den rein affektiven Psychosen, jedoch ist die therapeutische Wirkung von Lithium, zumindest im Sinne einer Basismedikation, gesichert. Die Gründe, dennoch nach Alternativen zur Lithiumprophylaxe der schizoaffektiven Psychosen zu suchen, basieren einerseits auf der Beobachtung, daß nur ein Prozentsatz von ca. 60% der Patienten mit schizoaffektiven Psychosen in ausreichender Weise auf Lithium anspricht, zum anderen darin, daß eine Reihe von subjektiven und medizinischen Nebenwirkungen der Lithiumtherapie (Diabetes insipidus, Fingertremor, Strumaentwicklung, Gewichtszunahme etc.) Probleme der Compliance mit sich bringen, die immer wieder zum unerwünschten Absetzen des Präparates führen können. In den letzten Jahren hat es sich gezeigt, daß verschiedene Antikonvulsiva als Alternativen und/oder Adjuvantien der Lithiumprophylaxe nicht nur der affektiven, sondern auch der schizoaffektiven Psychosen verwendet werden können. Hierbei haben sich 2 Entwicklungslinien herauskristallisiert: Die eine geht zurück auf Beobachtungen an dem GABAergen Antikonvulsivum Valproat bzw. dessen Amidierungsprodukt Dipropylacetamid (Lambert et al. 1966), die klinische Hinweise darauf ergaben, daß diese Substanzen sowohl als Monotherapeutika als auch in Kombination mit Lithium sowohl akut antimanische als auch prophylaktische Wirkungen ausüben. Die weitere Entwicklung, insbesondere von Valproat in der Kombination mit Lithium wurde in den letzten Jahren (aufbauend auf den Untersuchungen von Lambert) vorangetrieben (Emrich et al. 1980, 1983, 1985; Pużyński u. Kłosiewicz 1984; Vencovský et al. 1984).

Eine andere, unabhängige Entwicklungslinie bezieht sich auf japanische Arbeiten der Arbeitsgruppe von Okuma et al. (1973), die auf der Grundlage von Beobachtungen von Takezaki u. Hanaoka (1971) zeigten, daß Carbamazepin sowohl akut antimanisch als auch prophylaktisch bei affektiven Psychosen wirksam ist. Diese Untersuchungen wurden durch Doppelblindstudien von Ballenger u. Post (1980) sowie Post et al. (1983) im National Institute of Mental Health (NIMH) in den USA bestätigt, was einen internationalen Boom in der Prüfung von Carbamazepin als Adjuvans bzw. Alternative zu Lithium bei affektiven Störungen zur Folge hatte (Übersicht: Emrich 1989a, b). Diese beiden Entwicklungen sollen im folgenden skizziert werden, im Hinblick auf die Besonderheiten der Therapieprobleme bei Patienten mit schizoaffektiven Psychosen.

18.2 Dipropylacetamid/Valproat-Therapie

In der ersten Veröffentlichung zu diesem Thema im Jahre 1966 beschrieben Lambert et al. neben einer antikonvulsiven Wirkung von Dipropylacetamid einen psychotropen Effekt bei Stimmungsschwankungen, wobei noch nicht im eigentlichen Sinne affektive Psychosen, sondern mehr Stimmungsschwankungen bei affektiver Labilität gemeint sind, darüber hinaus bei Impulsivität, Irritabilität von Patienten mit Charakterneurosen. Erst seit 1968 werden die Wirkungen bei Zyklothymien beschrieben und dann im Jahre 1975 eingehender diskutiert. 1984 beschrieb Lambert innerhalb einer gemischten Gruppe von insgesamt 244 Fällen auch 18 Fälle mit "dysthymic schizophrenia", von denen sich 4 nicht besserten und 14 einen geringen bis deutlichen therapeutischen Effekt nach Behandlung mit Dipropylacetamid zeigten. Pużyński u. Kłosiewicz (1984) beschrieben 15 Patienten mit affektiven Psychosen, von denen 5 Fälle als schizoaffektiv klassifiziert wurden. Es handelte sich um eine Langzeitstudie über 26–51 Monate. Die Behandlung mit Dipropylacetamid erzielte bei den Patienten mit schizoaffektiven Psychosen sehr deutliche prophylaktische Effekte, die sich sowohl auf die Intensität, als auch auf die Häufigkeit affektiver bzw. schizoaffektiver Phasen bezog. Die Wirkungen waren allerdings etwas weniger stark ausgeprägt als bei den Patienten mit rein affektiven Psychosen. McElroy et al. gaben 1987 eine umfassende Übersicht über die Verwendung von Valproat bei psychiatrischen Erkrankungen. Die Autoren kommen zu dem Schluß, daß Valproat bei Patienten mit affektiven und schizoaffektiven Psychosen eine sinnvolle Ergänzung zum bisherigen therapeutischen Arsenal in der Psychiatrie darstellt. Die Autoren geben darüber hinaus eine Übersicht über insgesamt 36 Patienten, die retrospektiv hinsichtlich ihrer Ansprechrate auf Valproat in der Akuttherapie untersucht wurden. Bei 17 bipolaren rein affektiven Psychosen sprachen 6 sehr deutlich auf die Therapie an, und nur 4 Fälle zeigten keinerlei Therapieeffekt. Bei den schizoaffektiven Patienten (n=9) sprachen 44% mäßiggradig und 56% nicht auf die Therapie an, während unter den schizophrenen Patienten überhaupt kein Responder beobachtet wurde.

Eigene Untersuchungen: Bei der eigenen Untersuchung (Emrich et al. 1985) handelte es sich um 12 Problempatienten mit affektiven bzw. schizoaffektiven Psychosen, die nur unzureichend oder gar nicht auf die Lithiumtherapie angesprochen hatten. Die Patienten wurden über einen Zeitraum von 1½–6½ Jahre mit Valproat (in einem Fall mit Dipropylacetamid) prophylaktisch behandelt, wobei die bisher gegebene unwirksame Lithiumprophylaxe in verringerter Dosis weitergeführt wurde. In Tabelle 1 ist eine Übersicht über die Phasenabstände vor der Kombinationsbehandlung wiedergegeben im Vergleich mit den phasenfreien Intervallen bzw. Phasenabständen während der Kombinationsbehandlung. Dabei kommt es zu einem Anstieg um den Faktor 4,1. Dieser Unterschied ist auf dem 0,5-%-Niveau signifikant (Wilcoxon-Test, 2seitig). Trennt man nun die vorlie-

Tabelle 1. Valproat/Dipropylacetamidprophylaxe

Phasenabstand vor der Behandlung (Monate)	Rückfallfreier Zeitraum während der Behandlung (Monate)
9	78
10	32
5	66
10	54
19	30
12	48
7	42
11	18
12	30
15	18
3	30
7	48
$\bar{x} = 10{,}0 \pm 4{,}3$	$\bar{x} = 41{,}2 \pm 18{,}5$

$p < 0.005$ (Wilcoxon, 2seitig).

Tabelle 2. Valproate/Dipropylacetamidprophylaxe

ICD-Nr. 296.1, 296.2, 296.3		ICD-Nr. 295.7	
Phasenabstand vor der Behandlung (Monate)	Rückfallfreier Zeitraum während der Behandlung (Monate)	Phasenabstand vor der Behandlung (Monate)	Rückfallfreier Zeitraum während der Behandlung (Monate)
9	78	10	32
10	54	5	66
7	42	19	30
11	18	12	48
3	30	12	30
7	48	15	18
$\bar{x} = 7{,}8 \pm 2{,}9$	$\bar{x} = 45{,}0 \pm 20{,}7$	$\bar{x} = 12{,}2 \pm 4{,}7$	$\bar{x} = 37{,}3 \pm 17{,}0$
$p < 0{,}025$ (Wilcoxon, 2seitig)		$p < 0{,}03$ (Wilcoxon, 2seitig)	

gende Behandlungsgruppe in 2 Untergruppen, eine solche mit rein affektiven Psychosen und eine solche mit schizoaffektiven Psychosen (Tabelle 2), so zeigt sich, daß der Therapieeffekt bei den rein affektiven Störungen noch deutlicher zum Tragen kommt (Anstieg des Phasenintervalls von im Mittel 7,8 Monaten auf 45 Monate, Faktor 5,8), während bei den schizoaffektiven Psychosen der Anstieg geringer ist (von 12,2 Monaten auf 37,3 Monate, Faktor 3,0). Diese Ergebnisse sind in Übereinstimmung mit den Befunden von Pużyński u. Kłosiewicz (1984) einerseits und McElroy et al. (1987) andererseits: In ähnlicher Weise wie Lithium führt auch Valproat bei Patienten mit schizoaffektiven Psychosen zwar zu prophylaktischen Wirkungen; diese sind aber nicht so ausgeprägt wie bei rein affektiven

Psychosen, und somit kann Valproat (bzw. Dipropylacetamid) allein oder in Kombination mit Lithium lediglich als Basismedikation bei schizoaffektiven Psychosen angesprochen werden. Für die therapeutische Praxis empfiehlt es sich, eine solche Behandlung bei Patienten mit ungünstigen Verläufen unter der Lithiumbehandlung als Basismedikation durchzuführen, diese aber je nach Veränderung der Psychopathologie durch akute psychopharmakotherapeutische Maßnahmen wie adjuvante Neuroleptikagaben bzw. Antidepressivagaben zu ergänzen.

Hinsichtlich der Risiken der Valproat/Dipropylacetamidtherapie ist in den letzten Jahren immer wieder auf die „fatale toxische Hepatopathie" hingewiesen worden (Willmore et al. 1978; Suchy et al. 1979; Schmidt 1982). Ein Frühindikator für das Auftreten der „fatalen Hepatopathie" scheint eine Ammoniakerhöhung zu sein. Deshalb sollte in den ersten Wochen, insbesondere bei jugendlichen Patienten, der Blutammoniakspiegel gemessen werden. Außerdem sind regelmäßig die Transaminasen zu kontrollieren. Die Valproatunverträglichkeit ist allerdings außerordentlich selten: Rechnet man die weltweit bekannten $1{,}3 \cdot 10^9$ Behandlungstage (ca. 700 000 Patienten in Dauertherapie) bei einer Tagesdosis von ca. 900 mg/d in eine Risikorelation um, so kommt man auf eine Größenordnung von 1 Fall mit fataler toxischer Hepatopathie pro 50 000 Therapiefälle. In 2 neueren Übersichten wird gezeigt, daß die Häufigkeit dieser Nebenwirkung bei Patienten der Altersstufe von über 2 Jahren außerordentlich gering ist und daß seit Einführung einer strikten Kontrolle der Leberwerte unter der Valproatbehandlung diese Nebenwirkung nur noch außerordentlich selten beobachtet wird (Gram u. Bentsen 1985; Dreifuss et al. 1987). Die therapeutischen Richtlinien der Valproatprophylaxe sind grundsätzlich dieselben wie bei der Epilepsiebehandlung (vgl. Emrich et al. 1984). Die Dosierung von Valproat sollte in der Größenordnung von 900–1 500 mg/d liegen.

18.3 Carbamazepinprophylaxe

Die Carbamazepinprophylaxe – entweder als Monotherapie oder als Kombinationsbehandlung Lithium plus Carbamazepin – stellt eine besonders wichtige und international inzwischen in vielen Studien erprobte Alternative zur Lithiumlangzeittherapie der affektiven und schizoaffektiven Psychosen dar. Basierend auf den Arbeiten von Takezaki u. Hanaoka (1971) untersuchten Okuma et al. seit 1973 in systematischer Weise an einer Fülle von Patienten mit vorwiegend bipolaren affektiven Psychosen sowohl die akute als auch die prophylaktische Wirkung von Carbamazepin. Diese Untersuchungen fanden allerdings erst nach den eingehenden Doppelblindstudien der Gruppe um Post (Ballenger u. Post 1980; Post et al. 1984) weltweite Beachtung, und es gibt inzwischen eine große Anzahl sowohl kontrollierter als auch offener Studien über die therapeutische Wirksamkeit von Carbamazepin bei affektiven Störungen. In einer Übersichtsarbeit von Strömgren u. Boller (1985) sind Literaturangaben über 203 Patienten zusammengestellt. Die derzeit international bekannten Ergebnisse zeigen, daß etwa 70% der Fälle hinsichtlich des manischen Syndroms zu einem guten bis sehr guten prophylaktischen Therapieergebnis bei Carbamazepinbehandlung kommen, während diese

Zahlen hinsichtlich der depressiven Verstimmungen mit 65% etwas niedriger ausfallen. Dabei hat sich in mehreren Untersuchungen gezeigt, daß diejenigen Patienten, die auf Lithium nur unzureichend ansprechen, durchaus Carbamazepinresponder sein können und vice versa (Übersichten: Ballenger 1988; Emrich 1989a, b; Emrich u. Dose 1988).

Im hier vorliegenden Kontext geht es aber im wesentlichen nicht um das therapeutische Ansprechen von Patienten mit rein affektiven Störungen, sondern darum, sich eine Übersicht über die Therapiemöglichkeiten unter Verwendung von Carbamazepin bei Patienten mit schizoaffektiven Psychosen zu verschaffen. Hier ist die Anzahl der bekannt gewordenen Daten noch recht gering.

In einer 1986 erschienenen Studie untersuchten Placidi et al. die Wirkung von Carbamazepin im Vergleich zu Lithium bei 83 Patienten mit affektiven, schizoaffektiven und schizophrenen Psychosen. Die Autoren beobachteten dabei, daß bei Patienten mit „klassischer bipolarer Psychose" ($n=54$) die Drop-out-Rate unter Carbamazepin höher war als unter Lithium, während umgekehrt bei Patienten mit schizophreniformen Begleitsymptomen ($n=29$) die Drop-out-Rate unter Carbamazepin hochsignifikant niedriger war als unter Lithium. Dies kann als Hinweis darauf gewertet werden, daß gerade bei Problemfällen mit schizoaffektiven Psychosen Carbamazepin eine besonders günstige prophylaktische Wirkung hat, die möglicherweise derjenigen von Lithium überlegen ist. Eine neueste multizentrische Studie (Okuma et al. 1989) über die akute Therapiewirkung von Carbamazepin bei Patienten mit affektiven ($n=103$), schizoaffektiven ($n=26$) und schizophrenen Psychosen ($n=54$) kommt zu folgenden Ergebnissen: Rechnet man gute und sehr gute Besserungen zusammen, so kommt man bei den affektiven Psychosen auf 73%, bei den schizoaffektiven Psychosen auf 61% und bei den Schizophrenien auf 56% Besserungen. Rechnet man allerdings die geringgradigen Besserungen hinzu, so schneiden die Patienten mit schizoaffektiven Psychosen sogar noch besser ab, als diejenigen mit rein affektiven Störungen. Da in der Lithiumprophylaxe schizoaffektive Patienten immer deutlich schlechtere Prophylaxeergebnisse zeigen als rein affektiv Gestörte, sprechen diese Zahlen auch dafür, wie bereits die Studie von Placidi et al. (1986) gezeigt hat, daß gerade schizoaffektive Patienten eine solche Gruppe darstellen, die prophylaktisch besonders gut auf Carbamazepin ansprechen dürfte. Zu diesem Ergebnis kommen auch eigene Untersuchungen an bisher 12 Patienten mit affektiven ($n=6$) und schizoaffektiven ($n=6$) Psychosen, die als Problemfälle der Lithiumprophylaxe entweder wegen Nonresponse oder wegen starker Lithiumnebenwirkungen auf Carbamazepin bzw. auf eine Kombination von Lithium (in erniedrigter Dosierung) und Carbamazepin eingestellt worden waren (vgl. Emrich 1989a). Wie in Tabelle 3 dargestellt, kommt es bei den Patienten mit rein affektiven Psychosen (linke Spalten) unter der Carbamazepinbehandlung zu einer signifikanten Verbesserung des Phasenkalenders, die aber bei den Patienten mit schizoaffektiven Psychosen (rechte Spalten der Tabelle) stärker ausgeprägt ist. Da Carbamazepin auch als Adjuvans zur neuroleptischen Therapie schizophrener Patienten verwendet werden kann (Dose et al. 1987; siehe auch Klein et al. 1984), ist es plausibel, daß gerade Patienten mit schizoaffektiven Psychosen therapeutisch besonders stark von der Carbamazepinprophylaxe profitieren. Allerdings ist das vorliegende Datenmaterial noch nicht ausreichend, um hinsichtlich dieser Frage zu einer abschließenden

Tabelle 3. Carbamazepinprophylaxe

ICD-Nr. 296.2, 296.3, 296.6		ICD-Nr. 295.7	
Phasenabstand vor der Behandlung (Monate)	Rückfallfreier Zeitraum während der Behandlung (Monate)	Phasenabstand vor der Behandlung (Monate)	Rückfallfreier Zeitraum während der Behandlung (Monate)
11	59	17	30
11	28	13	60
6	11	13	48
10	42	4	36
6	12	10	54
30	30	16	47
$\bar{x} = 12,3 \pm 9,0$	$\bar{x} = 30,3 \pm 18,3$	$\bar{x} = 12,2 \pm 4,7$	$\bar{x} = 45,8 \pm 11,1$
$p < 0,05$ (Wilcoxon, 2seitig)		$p < 0,03$ (Wilcoxon, 2seitig)	

Wertung zu kommen. Dasselbe gilt auch für die Problematik, ob derzeit bei Problemfällen mit schizoaffektiven Psychosen eine Monotherapie mit Carbamazepin oder eine Kombinationsbehandlung Carbamazepin/Lithium zu empfehlen ist. Nach der Übersicht von Ballenger (1988) ergeben sich aus einigen Studien durchaus Hinweise darauf, daß die Kombinationsbehandlung Lithium/Carbamazepin in einigen Fällen von therapieresistenten affektiven Psychosen durchaus Besserungen in den Fällen erbringen kann, in denen die jeweiligen Monotherapien unwirksam sind. Hinsichtlich der schizoaffektiven Psychosen gibt es hierüber noch keine gesicherten Erkenntnisse. Es scheint also eine durchaus interessante Zukunftsperspektive zu sein, bei therapieresistenten Fällen von schizoaffektiven Psychosen auch die Kombinationsbehandlung Carbamazepin/Lithium probatorisch einzusetzen.

Therapierichtlinien: Grundsätzlich sind für die Carbamazepinbehandlung von Patienten mit schizoaffektiven Psychosen dieselben Therapierichtlinien zu verwenden, wie dies bei der Verwendung von Carbamazepin in der Neurologie (Epilepsien, Trigeminusneuralgie etc.) zutrifft (vgl. Sillanpää 1981). Besondere Risiken der Carbamazepinbehandlung bestehen in den bei ca. 20% der Patienten auftretenden allergischen Hautreaktionen, die zur Dosisreduktion oder zum Absetzen zwingen können. Wenn bei einem Patienten die Carbamazepinbehandlung aus psychiatrischen Gründen besonders indiziert erscheint, sollte der Versuch gemacht werden, durch Umsetzen auf ein Retardpräparat, durch Dosissenkungen und Zusatzbehandlungen mit einem Antihistaminikum sowie Lokalbehandlung der Haut anfängliche Schwierigkeiten zu überwinden. Falls dies nicht möglich ist, muß abgesetzt und Lithium bzw. Valproat als Alternative erwogen werden. Die carbamazepininduzierte Leukopenie ist eine häufige Nebenwirkung der Carbamazepinbehandlung, weshalb die Leukozytenzahlen in regelmäßigen Abständen gemessen werden sollten. Dasselbe gilt für die Kontrolle der Leberwerte, wobei eine Erhöhung der Gamma-GT als eine regelhaft auftretende Enzyminduktion interpretiert werden kann.

Zusammenfassend kann gesagt werden, daß sowohl die Valproattherapie als auch die Behandlung mit Carbamazepin eine aussichtsreiche Zukunftsperspektive für eine Basismedikation als Alternative zur Lithiumprophylaxe schizoaffektiver Psychosen darstellen.

Literatur

Baastrup PC, Schou M (1967) Lithium as a prophylactic agent. Its effect against recurrent depressions and manic-depressive psychosis. Arch Gen Psychiatry 16:162–172

Ballenger JC (1988) The clinical use of carbamazepine in affective disorders. J Clin Psychiatry 49 (4. Suppl):13–19

Ballenger JC, Post RM (1980) Carbamazepine in manic-depressive illness: A new treatment. Am J Psychiatry 137:782–790

Cade JFJ (1949) Lithium salts in the treatment of psychotic excitement. Med J Aust 36:349–352

Dose M, Apelt S, Emrich HM (1987) Carbamazepine as adjunct of antipsychotic therapy. Psychiatry Res 22:303–310

Dreifuss FE, Santilli N, Langer DH, Sweeney KP, Moline KA, Menander KB (1987) Valproic acid hepatic fatalities: A retrospective review. Neurology 37:379–385

Emrich HM (1989a) Carbamazepin-Behandlung als Alternative oder als Zusatztherapie zur Lithium-Prophylaxe bei Problemfällen mit affektiven und schizoaffektiven Psychosen. In: Müller-Oerlinghaus B, Haas S, Stoll KD (Hrsg) Carbamazepin in der Psychiatrie. Thieme, Stuttgart S 146–152

Emrich HM (1989b) Antiperiodika. In: Burchard JM (Hrsg) Nutzen und Risiken pharmakologischer Behandlungen in der Psychiatrie. Münchner Wissenschaftliche Publikationen (im Druck)

Emrich HM, Dose M (1988) Klinische Aspekte der pharmakologischen Langzeittherapie affektiver Störungen. In: Zerssen D von, Möller H-J (Hrsg) Affektive Störungen. Springer, Berlin Heidelberg New York Tokyo, S 209–220

Emrich HM, Zerssen D von, Kissling W, Möller H-J, Windorfer A (1980) Effect of sodium valproate on mania. The GABA hypothesis of affective disorders. Arch Psychiat Nervenkr 229:1–16

Emrich HM, Altmann H, Dose M, Zerssen D von (1983) Therapeutic effects of GABA-ergic drugs in affective disorders. A preliminary report. Pharmacol Biochem Behav 19:369–372

Emrich HM, Stoll K-D, Müller AA (1984) Guidelines for the use of carbamazepine and of valproate in the prophylaxis of affective disorders. In: Emrich HM, Okuma T, Müller AA (eds) Anticonvulsants in affective disorders. Excerpta Medica, Amsterdam, pp 211–214

Emrich HM, Dose M, Zerssen D von (1985) The use of sodium valproate, carbamazepine and oxcarbazepine in patients with affective disorders. J Affect Disord 8:243–250

Gram L, Bentsen KD (1985) Valproate: An updated review. Acta Neurol Scand 72:129–139

Klein E, Bental E, Lerer B, Belmaker RH (1984) Carbamazepine and haloperidol v placebo and haloperidol in excited psychoses. Arch Gen Psychiatry 41:165–170

Lambert PA, Carraz G, Borselli S, Carrel S (1966) Action neuropsychotrope d'un nouvel antiépileptique: Le Dépamide. Ann Med Psychol (Paris) 1:707–710

Lambert PA, Borselli S, Midenet J, Baudrand C, Marcou G, Bouchardy M (1968) L'action favorable du Dépamide sur l'évolution à long terme des psychoses maniaco-dépressives. Comptes Rendu du Congrès de Psychiatrie et de Neurologie de langue Française, 66ème session. Clermont-Ferrand, 1968:489–493

Lambert PA, Carraz G, Borselli S, Bouchardy M (1975) Le dipropylacétamide dans le traitement de la psychose maniaco-dépressive. L'Encéphale I:25–31

Lambert PA (1984) Acute and prophylactic therapies of patients with affective disorders using valpromide (dipropylacetamide). In: Emrich HM, Okuma T, Müller AA (eds) Anticonvulsants in Affective Disorders. Excerpta Medica, Amsterdam, pp 33–44

McElroy S, Keck PE, Pope HG Jr (1987) Sodium valproate: Its use in primary psychiatric disorders. J Clin Psychopharmacology 7:16–24

Okuma T, Kishimoto A, Inoue K, Matsumoto H, Ogura A, Matsushita T, Nakao T, Ogura C (1973) Antimanic and prophylactic effects of carbamazepine (Tegretol) on manic depressive psychosis. A preliminary report. Folia Psychiat Neurol Jpn 27:283–297

Okuma T, Yamashita I, Takahashi R et al. (1989) Clinical efficacy of carbamazepine in affective, schizoaffective, and schizophrenic disorders. Pharmacopsychiat 22:47–53

Placidi GF, Lenzi A, Lazzerini F, Cassano GB, Akiskal HS (1986) The comparative efficacy and safety of carbamazepine versus lithium: A randomized, double-blind 3-year trial in 83 patients. J Clin Psychiatry 47:490–494

Post RM, Uhde TW, Ballenger JC, Squillace KM (1983) Prophylactic efficacy of carbamazepine in manic-depressive illness. Am J Psychiatry 140:1602–1604

Post RM, Ballenger JC, Uhde TW, Bunney WE Jr (1984) Efficacy of carbamazepine in manic-depressive illness: Implications for underlying mechanisms. In: Post RM, Ballenger JC (eds) Neurobiology of mood disorders. Williams & Wilkins, Baltimore, pp 777–818

Pużyński S, Kłosiewicz L (1984) Valproic acid amide in the treatment of affective and schizoaffective disorders. J Affect Disord 6:115–121

Schmidt D (1982) Zur Hepatoxität von Valproat. In: Grosdanoff P, Hess R, Schnieders B, Ueberberg H (Hrsg) Zur Problematik der arzneimittelbedingten Hepatoxizität. AMI-Berichte 1:102–104

Sillanpää M (1981) Carbamazepine. Pharmacology and clinical uses. Acta Neurol Scand 64, Suppl 88

Strömgren LS, Boller S (1985) Carbamazepine in the treatment and prophylaxis of manic-depressive disorder. Psychiatric Dev 4:349–367

Suchy FJ, Balistreri WF, Buchino JJ et al. (1979) Acute hepatic failure associated with the use of sodium valproate. New Engl J Med 300:962–966

Takezaki H, Hanaoka M (1971) The use of carbamazepine (Tegretol) in the control of manic-depressive psychoses and other manic-depressive states. Clin Psychiatry 13:173–183

Vencovský E, Souček K, Kabeš J (1984) Prophylactic effect of dipropylacetamide in patients with bipolar affective disorders. In: Emrich HM, Okuma T, Müller AA (eds) Anticonvulsants in affective disorders. Excerpta Medica, Amsterdam, pp 66–67

Willmore LJ, Wilder BJ, Bruni J, Villarreal HJ (1978) Effect of valproic acid on hepatic function. Neurology 28:961–964

Diskussion der Vorträge 17 und 18
von Prof. Dr. Müller-Oerlinghausen und Prof. Dr. Emrich

Prof. Dr. E. Rüther
Herr Müller-Oerlinghausen, gibt es brauchbare Kriterien dafür, wann man bei der Behandlung von Schizophrenen am besten mit einer Zusatzmedikation anfängt und welcher Art diese sein sollte?

Und eine Frage an Herrn Emrich: Erhielten die Carbamazepinpatienten keine Zusatzmedikation?

Prof. Dr. B. Müller-Oerlinghausen
Mir ist aus der Literatur keine allgemein empfohlene Vorgehensweise bezüglich Zeitpunkt und Art der Zusatzmedikation bekannt. Das entscheidet der behandelnde Arzt von Fall zu Fall selbst. Die Zahl der Patienten, die eine Zusatzmedikation und eine Lithiumlangzeitprophylaxe erhalten, ist sicher hoch. Ob das berechtigt ist, das ist eine andere Frage. Ich kann deswegen nur sagen, wie wir vorgehen und wie unsere Ergebnisse sind.

Wenn ein Patient hypomanisch wird, versuchen wir zunächst, den Lithiumspiegel zu erhöhen. Unter Umständen ist es aber schon zu spät, weil der Patient bereits so hypomanisch ist, daß er seine Tabletten nicht mehr nimmt. In diesem Falle ist es sicher sinnvoll, gleich ein Neuroleptikum zu geben, weil man damit die Chance verbessert, die Dosiserhöhung des Lithiums durchzusetzen und einen Rückfall zu vermeiden.

Die Verwendung von Antidepressiva als Zusatzmedikation ist zwar allgemein üblich, doch existieren kaum Belege für den therapeutischen Nutzen dieses Vorgehens. Allerdings gibt es Hinweise darauf, daß die zu häufige und kritiklose Zugabe von Antidepressiva ein "rapid cycling" auslösen kann. Wir gehen deswegen mit Zusatzmedikationen möglichst sparsam um. Bei unseren bipolaren Patienten konnten wir im Verlauf von zehn Jahren bei gleicher prophylaktischer Wirksamkeit nicht nur die Lithiumdosis, sondern auch die Zusatzmedikation signifikant reduzieren.

Könnte es sein, Herr Emrich, daß man bei einer Monotherapie schizoaffektiver Psychosen mit Carbamazepin, also ohne Lithium, doch öfter zusätzliche Neuroleptika braucht als unter Lithiumprophylaxe? Wir haben 12 Patienten mit schizoaffektiven Psychosen, die eine Monotherapie mit Carbamazepin erhalten, davon 9 seit mindestens 1 Jahr. Sechs dieser 9 Patienten erhalten ständig Neuroleptika, 2 bekommen sie zeitweilig. Nur 2 dieser Patienten kommen ohne Neuroleptika aus.

Prof. Dr. H.M. Emrich
Dazu kann ich wenig sagen, weil wir nicht diese Vergleichsmöglichkeit haben. Unsere Lithiumambulanz ist bei weitem nicht so groß wie Ihre. Wir haben ledig-

lich diese 6 Patienten. Von diesen erhalten 2 eine Zusatzmedikation. Wir wissen über die Therapie der schizoaffektiven Psychosen mit Carbamazepin im Grunde noch relativ wenig.

Dr. Sieberns
Herr Müller-Oerlinghausen, in zahlreichen Arbeiten wird über neurotoxische Nebenwirkungen bei kombinierter Anwendung von Neuroleptika und Lithium berichtet. In prospektiven Untersuchungen, z. B. mit Haloperidol, hat man derartige Nebenwirkungen nicht gesehen. Wie hoch ist das neurotoxische Risiko bei kombinierter Anwendung von Neuroleptika und Lithium? Welche zusätzlichen Faktoren sind dabei eventuell von Bedeutung?

Prof. Dr. B. Müller-Oerlinghausen
Die dazu vorliegenden Befunde sind sehr widersprüchlich, wohl weil es hier auch auf gewisse Unterschiede in der Art und Weise ankommt, wie Patienten bei uns und in den Staaten behandelt und geführt werden. Die ursprünglichen Beobachtungen von Cohen – und darauf zielen die meisten Arbeiten, die dieses Risiko herausgestellt haben – betreffen die akute antimanische Behandlung mit Lithium und Haloperidol. Spätere Untersuchungen kamen zu anderen Resultaten. Bastrup hat bei einer Zusammenstellung aller seiner Fälle keine neurotoxischen Nebenwirkungen der Kombination gesehen.

Arbeiten von Spring lenkten den Verdacht auf mittel- und schwachpotente Neuroleptika wie Thioridazin. Diese Neuroleptika bergen ein gewisses neurotoxisches Risiko infolge ihrer anticholinergen Wirksamkeit. Man muß auch berücksichtigen, daß in vielen amerikanischen Arbeiten Lithium oder auch Haloperidol für unser Verständnis ziemlich hoch dosiert wurde. Aber selbst, wenn man diese Arbeiten außer acht läßt, so scheint es doch einige Patienten zu geben, die aufgrund einer hirnorganischen Vorschädigung oder aufgrund von unbekannten Faktoren auf die Kombination von Lithium und Neuroleptikum, unter Umständen aber auch schon auf Lithium allein, hinsichtlich einer Neurotoxizität tatsächlich besonders empfindlich reagieren. Insgesamt ist es nach meinem Eindruck eher ein Problem bei älteren, hirnorganisch vorgeschädigten Patienten. Es gibt allerdings auch vereinzelte Fälle von neurotoxischen Erscheinungen bei jüngeren Patienten und normalen neuroleptischen Dosen.

Dr. Fabra
Herr Emrich, Sie sagten, daß Sie bei der Carbamazepinmonotherapie ungefähr antiepileptische Dosen anstreben. Dosieren Sie auch höher, wenn die Wirkung ausbleibt? Bis zu welchen Dosen haben Sie Erfahrungen?

Prof. Dr. H.M. Emrich
Wir dosieren bis zu einem Plasmaspiegel von 12 µg/ml. Psychotische Patienten vertragen eine relativ schnelle Anflutung von Carbamazepin in der Regel ohne Probleme. Nichtpsychotische Patienten muß man dagegen sehr vorsichtig über Wochen aufdosieren.

Nach unseren Erfahrungen kann man akut manische oder schizomanische Patienten mit Carbamazepinsuspension innerhalb von 2–3 Tagen bis auf Plasmaspiegel von etwa 12 µg/ml aufdosieren. Wir sehen dabei eine sehr rasche antimanische Wirkung, im Grunde ohne Nebenwirkungen. Wenn man nach dem Nebenwirkungsprofil dosiert, dann darf man die Dosis nur so weit steigern, bis eine leichte Benommenheit oder Gangunsicherheit auftritt.

Dr. Fabra
Bei einer antiepileptischen Therapie würde man aber mit der Dosis wohl doch noch weiter hinaufgehen, bevor man ein Therapieversagen annimmt.

Prof. Dr. H.M. Emrich
Aber nicht wesentlich höher. Es gibt Epileptologen, die bis zu 16 µg/ml hinaufgehen, in Ausnahmefällen vielleicht auch bis zu 20 µg/ml.

Prof. Dr. Ch. Eggers
Wie gehen Sie bei der Reduktion der Dosis vor? Bei der epileptischen Medikation schleicht man ja sehr vorsichtig aus, um keine Krampfanfälle zu provozieren, zumindest im Kindesalter, v. a. in der Pubertät.

Prof. Dr. H.M. Emrich
Wir reduzieren die Dosis ebenfalls sehr langsam und vorsichtig. Merkwürdigerweise gibt es aber immer wieder auch Patienten, die ihre Tabletten schlagartig selbst absetzen, ohne daß etwas passiert.

Prof. Dr. E. Rüther
Es gibt Hinweise darauf, daß Lithium die Plasmakonzentration von Neuroleptika beeinflußt. Haben Sie unterschiedliche hohe Serumspiegel bei Patienten mit und ohne konkomitante Lithiumtherapie feststellen können?

Dr. Bjørndal
Bei den mit Lithium behandelten Patienten liegen die Zuclopenthixolspiegel im Durchschnitt deutlich höher. Ich kann allerdings nicht sagen, ob dies auf die gleichzeitige Lithiumgabe zurückzuführen ist.

Prof. Dr. E. Rüther
Bekanntlich steigt die Nebenwirkungsinzidenz von Neuroleptika bei gleichzeitiger Lithiumgabe. Wir haben beispielsweise festgestellt, daß sich bei konstantem Haloperidol-Plasmaspiegel und steigender Lithiumkonzentration das EEG verschlechtert. Auch extrapyramidalmotorische Symptome nehmen zu. Möglicherweise verstärkt sich das Krankheitsgefühl der manischen Patienten, wenn sie vermehrt Nebenwirkungen spüren.

Dr. Dencker
Die Kombination von Lithium und Neuroleptika ist im Rahmen der Erhaltungstherapie weltweit sehr gebräuchlich. Ihre Ergebnisse scheinen zwar eher gegen eine solche Kombination zu sprechen, doch ist zu bedenken, daß Ihre Untersuchung relativ wenige Patienten umfaßt. Die Vermutung von Herrn Rüther könnte durchaus zutreffen.

19 Stand und Perspektiven der Erforschung schizoaffektiver Störungen

A. Marneros

19.1 Einleitung

„Den" Stand der Forschung der schizoaffektiven Psychosen wie auch der affektiven, schizophrenen und organischen Psychosen gibt es nicht. Es gibt Standpunkte, es gibt Befunde, es gibt Beobachtungen, es gibt Forschungsergebnisse, und es gibt Tendenzen. Ein Standpunkt, der all die verschiedenen Strömungen, die divergierenden Befunde, die abweichenden Tendenzen in sich vereinigt, ist in der Wissenschaft kaum vorstellbar.

Einige Befunde, einige Facetten des Wissensstandes über die schizoaffektiven Psychosen sollen noch einmal zusammengefaßt dargestellt werden.

Wie schon in Kap. 1 gesagt, ist die systematische Erforschung der schizoaffektiven Psychosen recht jung, obwohl das Konzept der schizoaffektiven Psychosen selbst ein recht altes Konzept ist. Beobachtungen und Darstellungen von Kahlbaum bis zur Kraepelianischen Ära waren grundlegend, aber sie betreffen v. a. deskriptive und Observationsansätze. Die große unschätzbare Arbeit, die die deskriptive Psychopathologie, die beobachtende klinische Forschung geleistet hat und noch leistet, hat sicherlich den Grundstein unserer heutigen Forschung gelegt. Aber durch die Entwicklung der Forschung, v. a. nach Beginn der neuen Pharmakotherapieära, nach dem Einsatz von Neuroleptika, Thymoleptika, Lithium, Carbamazepin, Valproat und anderen Substanzen in der Therapie, nach den Entdeckungen im Bereich der biologischen Psychiatrie und der Genetik, waren neue Forschungsansätze möglich und nötig. Für die schizoaffektiven Psychosen kam dieser Punkt Ende der 60er, Anfang der 70er Jahre. Trotzdem hat dieser junge Forschungsbereich einiges vorzuweisen. Aber v. a. hat er viele offene Fragen, die auf Antwort drängen, die für junge Forscher reizvoll und einladend sind. Junge Forscher, die nach dem Grundprinzip Kurt Schneider's forschen, nämlich: Adogmatisch, pragmatisch, neutral!

19.2 Diagnosestellung

Man kann heute davon ausgehen, daß die Diagnose der schizoaffektiven Psychosen nicht nach weiten Kriterien gestellt werden darf und sich nicht nur auf querschnittsdiagnostische Merkmale stützen darf. Wenn eine schizophrene Symptomkonstellation – definiert nach anerkannten engen operationalistischen Kriterien, wie etwa nach DSM-III oder RDC – von einer depressiven oder maniformen Symptomatik begleitet wird, reicht das noch nicht aus, um die Diagnose „schizoaffektive Psychose" zu rechtfertigen. Es scheint, daß nur eine melancholische

Symptomkonstellation – wie z. B. in "Melancholic Type of Major Depression" von DSM-III-R, RDC oder anderen Systemen mit ähnlichen symptomatologischen Kriterien definiert – oder eine manische Symptomatik, die die Kriterien der endogenen Manie erfüllt – definiert z. B. nach den Kriterien der zitierten Systeme – die Stellung der Diagnose „schizoaffektive Psychose" rechtfertigt. Es bestehen signifikante Differenzen zwischen Psychosen mit einer schizophrenen Symptomatik, die von einer melancholischen bzw. manischen Symptomkonstellation, wie definiert, begleitet sind, und schizophrenen Symptomkonstellationen, die mit einer anderen, sog. „einfachen" Depressivität oder „einfachen" maniformen Symptomatik einhergehen (Marneros et al. 1986, 1988 c).

Eine breite Definition der schizoaffektiven Psychosen beinhaltet die Gefahr, daß viele Psychosen, die nichts anderes sind als Schizophrenien, zu Unrecht als schizoaffektiv klassifiziert werden. Dies ist einer der wesentlichen Gründe, warum in vielen Studien über schizoaffektive Psychosen viele voneinander abweichende Ergebnisse zu finden sind. Studien, die einen weiten Begriff der schizoaffektiven Psychosen anwenden mit weit definierter affektiver Komponente, wie etwa mit der Major Depression in DSM-III, den Research Diagnostic Criteria (Spitzer et al. 1978) oder den St. Louis-Criteria (Feighner et al. 1972), erfassen auch Psychosen, die nicht schizoaffektiv sind, sondern einfach reine schizophrene Psychosen. Umgekehrt liegt natürlich bei der Anwendung eines breiten Schizophreniebegriffes die Gefahr darin, daß Psychosen, die als Schizophrenien diagnostiziert werden, nichts anderes sind als schizoaffektive Psychosen. Dies trifft z. B. auf die großen klassischen Schizophreniestudien zu, wie etwa die Studie von M. Bleuler (1972), von Ciompi u. Müller (1976), die Untersuchungen von Huber et al. (1979), wie übrigens auch die Autoren selbst teilweise zugeben. Dies kann einen großen Teil der Differenzen zwischen den erwähnten Studien und neuen Untersuchungen erklären, die operationalistische Definitionen mit engen Kriterien anwenden. Man kann davon ausgehen, daß bei Schizophreniestudien mit breitem Schizophreniebegriff über 20% der untersuchten Patienten schizoaffektive Patienten sein können.

Eng diagnostizierte schizoaffektive Psychosen stellen die Voraussetzung nicht nur für zuverlässige Forschung, sondern auch für die richtige therapeutische Strategie und die richtige langfristige Prophylaxe dar.

Der zweite Aspekt, der bei der Definition der schizoaffektiven Psychosen mitberücksichtigt werden muß, ist der *longitudinale Aspekt*. Wie schon Angst (1986) betont hat und wie wir andernorts empirisch überprüft und bestätigt haben (Marneros et al. 1986, 1988 a, b, 1989 a–c), war eine der wesentlichen Schwächen der bisherigen Konzepte der schizoaffektiven Psychosen die alleinige Berücksichtigung des Querschnittsbildes für die Diagnose. Longitudinale Studien zeigen jedoch, daß die schizoaffektiven Psychosen polymorph sind (Marneros et al. 1988 b). Das heißt, daß ihre Majorität mehr als 1 Episodentyp in ihrem Verlauf zeigt. Von ganz besonderer Bedeutung sind die sog. *sequentiellen Formen*. Es handelt sich um psychopathologische Verlaufsformen, die mal eine schizophrene, mal eine melancholische oder manische Symptomatik aufweisen. Es sind die Verläufe, die schon früher die Frage aufgeworfen haben: „Wohin mit diesen Psychosen, die heute schizophren und später melancholisch sind?" Es scheint, daß diese sequentielle Form der schizoaffektiven Psychosen sich von der konkurrenten Form nicht unterscheidet. Übrigens tendieren die sequentiellen schizoaffektiven Psychosen, d. h. also Psychosen mit schizophrenen und affektiven Episoden im Wechsel, dazu, im langjährigen Verlauf in konkurrente Formen überzugehen, d. h. auch schizoaffektive Episoden zu haben. Die rein sequentiellen schizoaffektiven Psychosen, die nie eine schizoaffektive konkurrente Symptomatik gezeigt haben, sind nach unseren Untersuchungen eine Seltenheit (in der Köln-Studie nur 4%, Marneros et al. 1988 b).

Beobachtungen über die Bedeutung des longitudinalen Verlaufes der schizoaffektiven Psychosen sind relativ neu, so daß die meisten Systeme die Diagnostik noch auf Indexaufnahmen stützen. Es hat aber keinen Sinn, zwischen Schizodepression und Schizomanie zu vergleichen, Therapiestrategien für die Schizodepression und die Schizomanie zu entwickeln, wenn diese Querschnittsdiagnostik nur eine Indexbedeutung, eine momentane Bedeutung hat. Vielmehr ist es angebracht, genau wie bei den affektiven Psychosen (Angst 1987) von unipolaren und bipolaren Formen schizoaffektiver Psychosen zu sprechen, die sicherlich verschiedene therapeutische und prophylaktische Strategien benötigen (vgl. Kap. 5, S. 47; Marneros et al. 1989 a–c). Daraus ergibt sich, daß neben den engen Kriterien der Diagnose schizoaffektive Psychose auch die Berücksichtigung des longitudinalen Aspektes conditio sine qua non für das Diagnostizieren einer schizoaffektiven Psychose ist.

19.3 Verlauf der schizoaffektiven Psychosen

Es kann als gesichert gelten, daß die schizoaffektiven Psychosen rekurrent sind. Sie haben in der Regel einen polyphasischen Verlauf, das bedeutet mit durchschnittlich mehr als 3 Episoden. Die schizoaffektiven Psychosen verlaufen ähnlich wie die affektiven Psychosen: Bipolare Formen haben in dem Sinne einen schlechteren Verlauf, da sie viel mehr Rezidive haben als unipolare Verläufe (Marneros et al. 1989 a, b; vgl. auch Kap. 5, S. 47). Die Zykluslänge, das ist also die Zeit zwischen dem Beginn einer Episode bis zum Beginn der nächsten, nimmt mit der Zahl der Episoden ab, das bedeutet, daß eine Episode zu einem schnelleren nächsten Rezidiv prädestiniert. Je älter der Patient bei Erstmanifestation ist, desto schneller erfolgt das 2. Rezidiv. Es scheint, daß Patienten in höherem Lebensalter ab dem 70. Lebensjahr inaktiv werden in bezug auf psychotische Manifestationen. Alle diese Befunde haben jedoch nur einen gruppenstatistischen Wert. Es gibt nämlich starke individuelle Variationen. Man kennt Patienten, die auch nach ihrem 80. Lebensjahr immer weiter psychotische Remanifestationen zeigen, aber man kennt Patienten, die jünger als 50 Jahre sind und trotzdem seit 20 und mehr Jahren kein Rezidiv mehr hatten. Der Einsatz von Lithium, Carbamazepin oder auch Valproat kann Zahl, Häufigkeit und Intensität von Episoden günstig beeinflussen (siehe Kap. 17, S. 191 und Kap. 18, S. 197).

19.4 Ausgang schizoaffektiver Psychosen

Es darf auch als gesichert gelten, daß der Ausgang der schizoaffektiven Psychosen, gruppenstatistisch gesprochen, günstig ist. Es darf dabei jedoch nicht vergessen werden, daß die Bezeichnung „günstiger Ausgang" eine Bezeichnung ist, die aus dem Vergleich der schizoaffektiven mit den schizophrenen Psychosen entstanden ist. Es bedeutet in der Regel einen günstigeren Ausgang als bei den Schizophrenien. Das darf aber nicht darüber hinwegtäuschen, daß viele der schizoaffektiven Patienten doch irgendeine Art von Residuum und Behinderung haben – wie auch die Beiträge von Deister et al. und Steinmeyer et al. (vgl. Kap. 7, S. 67 und Kap. 8, S. 73) gezeigt haben: natürlich in viel leichterer Form und mit viel weniger sozialen Konsequenzen als bei den Schizophrenien. Die schizoaffektiven Psychosen besitzen in bezug auf Ausgang eine Mittelstellung zwischen Schizophrenien und affektiven Psychosen.

19.5 Suizidgefahr bei schizoaffektiven Psychosen

Der relativ günstige psychopathologische und soziale Ausgang der schizoaffektiven Psychosen wird von einer anderen Tatsache getrübt, nämlich von der hohen Suizidgefahr. Wenn man lange Verläufe der schizoaffektiven Psychosen beobachtet, dann findet man, daß die Majorität der Patienten mit schizoaffektiven Psychosen mindestens einmal im Verlauf ernsthaft suizidal war (Rohde u. Marneros 1989 und hier Kap. 10, S. 95). Die Suizidalität bei schizoaffektiven Psychosen ist in der Regel mit der Episode selbst verbunden, und nur in seltenen Fällen handelt es sich um eine Intervallsuizidalität. Vor allem schizodepressive Episoden sind am häufigsten mit einer suizidalen Symptomatik belastet. Es scheint, daß das Zusammentreffen von einer melancholischen und einer schizophrenen Symptomatik eine gefährliche „suizidogene" Mischung darstellt.

19.6 Genetik schizoaffektiver Psychosen

Wie der Beitrag von Propping zeigt (vgl. Kap. 13, S. 137), steht die genetische Erforschung der schizoaffektiven Psychosen noch am Anfang.

Es scheint, daß das Morbiditätsrisiko für Psychosen insgesamt bei Verwandten von schizoaffektiven Patienten höher ist als bei Verwandten von schizophrenen und affektiven Patienten. Zerbin-Rüdin (1986) kam zu der Schlußfolgerung, daß die atypischen Psychosen, also alle Psychosen, die nicht eindeutig dem schizophrenen oder dem affektiven Formenkreis zuzuordnen sind, am häufigsten psychische Störungen in der Familie aufweisen. In unserer Studie fanden wir, daß 68% der schizoaffektiven Patienten mindestens 1 Angehörigen mit einer psychiatrischen Erkrankung hatten, während das bei den Schizophrenien in 42% der Fall war. Interessanterweise findet man am häufigsten in der Familie von Patienten mit schizoaffektiven Psychosen affektive Störungen, aber auch schizophrene Psychosen an 2. oder 3. Stelle, wenn die schizoaffektiven Psychosen mitberücksichtigt werden. Im Gegensatz dazu die reinen Schizophrenien, bei denen die affektiven Psychosen in der Familie die große Ausnahme sind.

19.7 Biologie der schizoaffektiven Psychosen

Die biologische Forschung der schizoaffektiven Psychosen steckt ebenfalls noch in den Kinderschuhen (Meltzer 1986). Das hat einmal mit der noch nicht sehr ergiebigen biologischen Forschung der Psychiatrie allgemein zu tun. Es hat aber auch mit den schizoaffektiven Psychosen selbst zu tun: Sie stellen nicht nur einen neuen Forschungsbereich dar, sondern bisher fehlten auch gut definierbare Untergruppen. Die breit gefaßte Diagnose der schizoaffektiven Psychosen war ein großes Hindernis für zuverlässige Ergebnisse der biologischen Forschung. Einige Psychosen, die als schizoaffektiv von Biologen untersucht worden waren, hätten mit engen Kriterien als Schizophrenie diagnostiziert werden müssen und andere als reine affektive Psychosen. Nach den Darstellungen der Befunde von Meltzer kann man jedoch davon ausgehen, daß die biologische Verwandtschaft zwischen affektiven und schizoaffektiven Psychosen viel größer ist als zwischen schizoaffektiven und schizophrenen Psychosen.

19.8 Schlußbemerkungen

Im ersten Kapitel dieses Buches ist von dem theoretischen Ärgernis und der klinischen Realität schizoaffektiver Psychosen die Rede gewesen. Das vorliegende Buch beschäftigt sich vorwiegend mit der klinischen Realität schizoaffektiver Psychosen. Bei der Konzipierung dieses Buches war von Anfang an klar, welche Prioritäten gesetzt werden mußten. Wir haben bei unseren longitudinalen Untersuchungen viele Einzelschicksale kennengelernt. Jeder von den inzwischen 300 Patienten, die wir untersucht haben, bei denen wir den Einfluß der Erkrankung auf sein Leben rekonstruiert haben, hatte nicht nur eine Krankengeschichte anzubieten, sondern v. a. ein langes menschliches Schicksal. Aus dieser Erfahrung heraus stand von Anfang an fest, wie die Priorität zu setzen ist. Praktische Hinweise, praktische Konsequenzen mußten der Schwerpunkt sein, das war ganz klar. Es war klar, daß es über den Streit der Gelehrten hinaus, über Meinungsverschiedenheiten, über Etikettierungen und Umetikettierungen hinaus, viele, viele Menschen gibt, die nicht weiter Opfer einer babylonischen Psychiatrie sein dürfen.

Aber über den Gewinn hinaus, der nur für den behandelnden Arzt, für den Kliniker, für den Patienten selbst einer solchen Betrachtungsweise entspringt, hat die theoretische forschende Psychiatrie einen großen Gewinn, wenn sie aus der Perspektive „Realität" das „Ärgernis" schizoaffektive Psychosen weiter erforscht.

Literatur

American Psychiatric Association (1980) Diagnostic and statistical manual of mental disorders, 3rd edition. APA, Washington DC

American Psychiatric Association (1987) Diagnostic and statistical manual of mental disorders, 3rd edition (revised). APA, Washington DC

Angst J (1986) The course of schizoaffective disorders. In: Marneros A, Tsuang MT (eds) Schizoaffective psychoses. Springer, Berlin Heidelberg New York Tokyo, pp 63–93

Angst J (1987) Verlauf der affektiven Psychosen. In: Kisker KP, Lauter H, Meyer JE, Müller C, Strömgren E (Hrsg) Psychiatrie der Gegenwart, Bd 5: Affektive Psychosen. Springer, Berlin Heidelberg New York Tokyo, S 115–136

Bleuler M (1972) Die schizophrenen Geistesstörungen im Lichte langjähriger Kranken- und Familiengeschichten. Thieme, Stuttgart

Ciompi L, Müller C (1976) Lebensweg und Alter der Schizophrenen. Eine katamnestische Langzeitstudie bis ins Senium. Springer, Berlin Heidelberg New York

Feighner JP, Robins E, Guze SB, Woodruf RA, Winokur G, Munoz R (1972) Diagnostic criteria for use in psychiatric research. Arch Gen Psychiatry 26:57–63

Huber G, Gross G, Schüttler R (1979) Schizophrenie. Springer, Berlin Heidelberg New York Tokyo

Marneros A, Rohde A, Deister A, Risse A (1986) Schizoaffective disorders: The prognostic value of the affective component. In: Marneros A, Tsuang MT (eds) Schizoaffective psychoses. Springer, Berlin Heidelberg New York Tokyo, pp 155–163

Marneros A, Deister A, Rohde A, Jünemann H, Fimmers R (1988a) Long-term course of schizoaffective disorders. Definitions, methods, frequency of episodes and cycles. Eur Arch Psychiatr Neurol Sci 237:264–275

Marneros A, Rohde A, Deister A, Jünemann H (1988b) Syndrome shift in long-term course of schizoaffective disorders. Eur Arch Psychiatr Neurol Sci 238:97–104

Marneros A, Deister A, Rohde A (1988c) Quality of affective symptomatology and its importance for the definition of schizoaffective disorders. Psychopathology 22:152–160

Marneros A, Deister A, Rohde A, Staab B (1989a) Unipolar and bipolar schizoaffective disorders. A comparative study. Part I: Definitions, methods and sociodemographic features. Eur Arch Psychiatr Neurol Sci 238 (im Druck)

Marneros A, Rohde A, Deister A (1989b) Unipolar and bipolar schizoaffective disorders. A comparative study. Part II: Course. Eur Arch Psychiatr Neurol Sci 238 (im Druck)

Marneros A, Deister A, Rohde A (1989c) Unipolar and bipolar schizoaffective disorders. A comparative study. Part III: Long-term outcome. Eur Arch Psychiatr Neurol Sci 238 (im Druck)

Meltzer HY (1986) Biological studies of nosology of the major psychoses: A status report on the schizoaffective disorders. In: Marneros A, Tsuang MT (eds) Schizoaffective psychoses. Springer, Berlin Heidelberg New York Tokyo

Rohde A, Marneros A, Deister A (1989) Schizoaffective disorders and suicided behaviour. A long-term follow-up study. In: Kreitman N, Platt S (eds) Proceedings of the Second European Symposium on Suicidal Behaviour. Edinburgh, University Press

Spitzer RL, Endicott J, Robins E (1978) Research diagnostic criteria: Rationale and reliability. Arch Gen Psychiatry 35:773–782

Zerbin-Rüdin E (1986) Schizoaffective and other atypical psychoses: The genetical aspect. In: Marneros A, Tsuang MT (eds) Schizoaffective psychoses. Springer, Berlin Heidelberg New York Tokyo, pp 225–231

Sachverzeichnis

Abstieg, beruflicher s. soziale Konsequenzen
–, sozialer s. soziale Konsequenzen
Achsensyndrome 61
Affekt, Begriff 7–15, 16–17
–, –, historische Entwicklung 7–15
–, –, – –, Deutschland 11–12, 14–15
–, –, – –, England 12–13
–, –, – –, Frankreich 13–14
–, –, – –, Italien
–, –, DSM–III 17
–, –, ICD–9 16
Affektive Psychosen
– –, diagnostische Kriterien 28
– –, Morbiditätsrisiko 139
– –, Mortalität 52
– –, Prophylaxe 4, 62–65
– –, –, Carbamazepin 4
– –, –, Lithium 4, 61–65, 192–194
– –, Suizidalität 52
– –, Syndromprofile 163
– –, Therapie 161
– –, – mit Carbamazepin 197
– –, – mit Schlafentzug 179, 185
– –, – mit Valproat 198–200
– –, Verlauf 47–54
Angst-Glückspsychose (Leonhard) 30, 34
Antidepressiva s. Prophylaxe
– s. Therapie
Ausgang (s. a. Prognose) 52–53, 55, 59, 67–71, 73–80, 211–212
–, Begriff 67
–, Bonner Kriterien 69
–, Disability Assessment Schedule 69–70
–, Global Assessment Scale 53, 69
– im Kindes- und Jugendalter 129–131, 132
–, Prädiktoren 55, 73–80

Behinderung 69–70, 77
Berliner Lithiumkatamnese 191–195
Biologie 213
Bouffée delirante 29–30, 34

Cycloide Psychosen s. Zykloide Psychosen

Definition 21–23, 210
–, enge 21, 210

–, breite 21, 210
Diagnose 21–23, 25–27, 165–166, 209–210
–, longitudinaler Aspekt 22–23, 210
Diagnostische Kriterien, DSM–III 21
– –, DSM–III–R 21
– –, Kendell 21
– –, RDC 21
– –, St.-Louis 21
– –, WHO 21
– Stabilität 47

Elektrokrampftherapie s. Therapie
Emotionspsychopathologie 7–18
Episode, Definition 89, 97–98
–, diagnostische Kriterien 25–27
–, – –, manisch-depressive 26
–, – –, manische 26
–, – –, melancholische 26
–, – –, paranoide 25
–, – –, schizodepressive 26–27
–, – –, schizomanisch-depressive 27
–, – –, schizomanische 27
–, – –, schizophrene 25
–, – –, uncharakteristische 27
Episodendauer
– im Kindes- und Jugendalter 124–125
Episodenzahl 49–50, 90
– im Kindes- und Jugendalter 124–125
Erkrankungsrisiko 138
Erregtgehemmte Verwirrtheit (Leonhard) 30
Erstmanifestationsalter 49

Familiäre Belastung 139–141, 126–128, 132
– – mit Suiziden 127, 132
Frühberentung s. soziale Konsequenzen

Genetische Befunde 139, 212
– Beratung 137–142
– Modellvorstellungen 140
Gießen-Test 110–117

Häufigkeit im Kindes und Jugendalter 131
Historische Entwicklung 1–3, 31, 34
– –, Bleuler 2
– –, Kahlbaum 1
– –, Kasanin 3, 31, 34

Historische Entwicklung, Kraepelin 2
– –, Schneider 2–3
Humangenetik 137–142

Inaktivität der Psychose 92, 211

Kausalanalyse s. LISREL-Analyse
Kinder- und Jugendpsychiatrie 119–134
Klassifikation 47
Köln-Studie 49, 52, 53, 67–71, 89–92, 96–106
Konkordanzraten 139–140
Kontinuum, psychotisches 4, 53
Konzept 5, 18, 60–61, 165–166
–, Wiener Schule 60–61
Kriterien s. diagnostische Kriterien

LISREL-Analyse 73–80
Lithium s. Prophylaxe
– s. Therapie

Marker, genetische 141–142
Minnesota Multiphasic Personality
 Inventory (MMPI) 110–117
Molekulargenetik 141
Morbiditätsrisiko 139
Morbidity-Index 193
Mortalität 97
Motilitätspsychose (Leonhard) 30

Neuroleptika s. Prophylaxe
– s. Therapie

Paranoide Psychosen, diagnostische
 Kriterien 28
Persönlichkeit im Kindes- und Jugendalter
 128–129, 131
–, prämorbide 109–117, 128–129, 131
–, schizoide 115
–, Typus melancholicus 111, 115
Phasendauer 51
Polydiagnostischer Ansatz 57–60, 166
Prävalenzraten 155
Prodrom, zyklothymes 126
Prognose (s. a. Ausgang) 55–61, 67–71
– im Kindes- und Jugendalter 129–131, 132
Prophylaxe 4, 61–65, 154–155, 191–195
– mit Carbamazepin 4, 197, 200–203
– mit Kombinationen 197, 202
– mit Lithium 4, 61–65, 154–155, 191–195, 197
– – , Alternativen 197–203
– mit Neuroleptika 154–155
– mit Valproat 197, 198–200, 203
Psychodynamik im Kindes- und Jugendalter 134

Psychopharmakologie, nosologischer Ansatz
 160–165
–, syndromatologischer Ansatz 160–165

Residuum 52–53, 69, 77, 132, 212
Rezidivschwere, unter Lithium 193–194
Rohrschach-Verfahren 110–117
Rückfallhäufigkeit 51, 59

Schizoaffektive Psychosen, Forschung,
 moderne operationalisierte 4
– –, –, Stand der 209–213
– –, –, zukünftige 4, 209–213
– –, bipolar 47–53, 58, 92, 109–117, 211
– –, unipolar 47–53, 58, 92, 159–176, 165–166, 109–117, 211
Schizodepression, s. schizoaffektive Psychose, unipolar
Schizomanie, s. schizoaffektive Psychose, bipolar
Schizophrenie, Ausgang 67–71, 73–80
–, diagnostische Kriterien 27–28
–, familiäre Belastung 126
– im Kindes- und Jugendalter 120–126, 131
–, Morbiditätsrisiko 139
–, Persönlichkeit
–, – im Kindes- und Jugendalter 128–129
–, Prognose
–, – im Kindes- und Jugendalter 129–131, 132
–, Residuum 69
–, soziale Konsequenzen 70–71
–, Syndromprofile 163
–, Therapie 161, 162
Schlafentzug 179–185
–, Kombination mit Lithium 181
Soziale Entwicklung s. soziale Konsequenzen
– Konsequenzen 70–71
Suizidalität 52, 95–106, 212
–, Einflußfaktoren 98–102
–, –, Episodentyp 100–101
–, –, Geschlecht 98–99, 102
–, –, Polarität 99–100
–, –, soziodemographische Faktoren 98, 101–102
–, –, Verlaufsfaktoren 98
– im Intervall 105
–, Methode 105
–, statistische Evaluation 97–98
–, – –, Konfigurations-Frequenz-
 Analyse 103–105
Symptomatologie, affektive, diagnostische
 Bedeutung 22, 23
–, –, therapeutische Bedeutung 165–166
–, depressive
–, –, Therapie 152–154, 157, 159–176

Sachverzeichnis

– im Kindes- und Jugendalter 121–125, 131–133
–, manisch-depressive
–, –, Therapie 154
–, manische 22, 23, 47
–, –, Therapie 150–152, 157, 197
–, melancholische 21, 23
–, schizophrene 21
Syndromprofile 163, 164
Syndromwandel 51

Therapie (s. auch Prophylaxe) 149–154, 159–176
– mit Antidepressiva 153–154, 156–157, 159–176
– mit Carbamazepin 197
–, Elektrokrampftherapie 167, 171–173
– mit Kombinationen 151–152, 153–154, 176
– mit Lithium 150–152, 156–157, 171, 173, 175
– mit Neuroleptika 149–154, 156–157, 161–162, 168, 173, 175
– mit Schlafentzug 179–185
– mit Valproat 197, 198–200

Verlauf 47–54, 56–61, 89–92, 95, 193, 194, 211
–, episodisch 59
–, chronisch 59
– im Kindes- und Jugendalter 121–125, 129–131, 132–133
–, monophasisch 89
–, oligophasisch 89
–, polyphasisch 89
Verlaufstypen, affekt dominant 47
–, –, Morbiditätsrisiko 140
–, konkurrent 22, 23, 210

–, monomorph 22, 211
–, polymorph 23, 195, 211
–, schizodepressiv 47–53, 56
–, schizodominant 47
–, –, Morbiditätsrisiko 140
–, schizomanisch 47–53, 56
–, sequentiell 22, 23, 210
Vesana typica circularis 1

Wiener Psychosenverlaufsprojekt 57–62

Zürich-Studie 48–53
Zwischen-Fall (Schneider) 2–3, 97
Zykloide Psychosen
– –, Ausgang 37–39
– –, Beginn 33
– –, Begriff 29–32
– –, Diagnostische Kriterien
– –, – –, ICD-10 31, 33
– –, – –, Perris 17, 32
– –, Einteilung (Leonhard) 30
– –, Historische Entwicklung 29–32
– –, – –, Kleist 30
– –, – –, Leonhard 30–31
– –, Konzept 29–32, 35–41
– –, –, prognostische Validität 36–39
– –, –, Persönlichkeit 39
– –, Prognose 37, 39
– –, Residuum 38
– –, Symptomatik 32–34
– –, Therapie 39–40
– –, Verlauf 33, 37–38, 40
Zyklus 49–51, 90
–, Definition 90
Zykluszahl 90
Zykluslänge 90, 211